Das BioRegulatorische InjektionsKonzept

(BRIK)

Bernhard Deipenbrock
Maren Schmidt

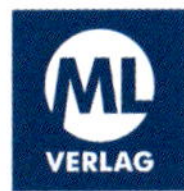

2. Auflage 2018

Druck: Generál Nyomda Kft., H-6727 Szeged

Titelbild: © Africa Studio – Fotolia

www.ml-buchverlag.de

ISBN: 978-3-947566-74-7

Inhaltsverzeichnis

Vorwort zur 2. Auflage

Der Plan für dieses Buch entstand bei beiden Autoren/innen aus der Idee, traditionelle naturheilkundliche Verfahren mit ihren eigenen langjährigen Erfahren aber auch neuesten Erkenntnissen zu kombinieren und es verständlich und praxisnah sowohl erfahrenen Therapeuten als auch „Anfängern" zu vermitteln.

Das ist gelungen und ich freue mich für meine Kollegen über die große Resonanz und damit verbunden über die 2. Auflage. Einige Mittel wurden ergänzt und das Buch auf einen aktuellen Stand gebracht.

Es ist ein gelungenes Handbuch für den praktischen Alltag des naturheilkundlichen Therapeuten und es zeigt, dass die Arbeit mit invasiven Maßnahmen, wenn sie qualifiziert eingesetzt werden, sehr wohl auch in die Hände von Heilpraktikern gehört.

November 2018
Prof. Dr. sc. phil. Manfred A. Eichel

Vorwort

Wohl keine medizinischen Therapiemöglichkeiten sind so vielfältig und zum Teil auch unübersichtlich, wie die in der Naturheilkunde. Die ursprünglich klassischen Formen der Behandlung stützten sich einmal auf Licht, Luft, Wasser, Bewegung und Ernährung. Doch durch den Zeitgeist und neue Erkenntnisse wurden viele Methoden immer mehr ergänzt oder auch verdrängt. Alles muss schneller und effektiver gehen, das ist auch der Anspruch unserer Patienten. Nicht immer passen die neuen Methoden in das Gefüge der Naturheilkunde.

Die beiden Autoren wollen in dem vorliegenden Buch dem Anspruch gerecht werden, ganzheitliche Therapiekonzepte auf unterschiedlichen Ebenen einzusetzen, um so einen möglichst effektiven Heilungsprozess zu forcieren. Dazu haben sie verschiedene Ansätze zu einer Injektionsmethode unter dem Aspekt der Bioregulation mit dem Namen BRIK zusammengefasst. Regulative Medizin beinhaltet vor allem die Beseitigung von Störfeldern. Viele Störfelder, die z. B. in der Lebensweise, in psychischen Belastungen oder der Umwelt ihre Ursache haben, können nicht direkt ausgeschaltet werden. Der Prozess der Gesundung muss unterstützt werden durch Entgiftung des Körpers, Entsäuerung, Stimulierung des Immunsystems usw. Wo Regulation einen tiefergreifenden Ansatz benötigt, ist die Methode (BRIK), richtig eingesetzt, eine wirksame Hilfe um Lebensqualität zu verbessern. Neben der Beseitigung von Störfeldern soll BRIK auch symptomatische Ersthilfe leisten. Ersthilfe ist eng mit dem Schmerzphänomen verbunden. „Nur wer mir schnell hilft, hilft mir wirklich", war schon Goethes Meinung. Einen schmerzgepeinigten Menschen zu helfen ist nicht nur ein medizinischer Erfolg, sondern bringt durch Verbreitung dieser Tatsache auch weitere Patienten in unsere Praxen. Heilung im Sinne der Naturmedizin heißt immer Aktivierung der Selbstheilungskräfte. „Die wirksamste Medizin ist die natürliche Heilkraft, die im Inneren eines Jeden von uns liegt", sagte schon vor 2000 Jahren der Arzt Hippokrates von Kos.

Durch die richtige Mittelwahl und das Finden der entsprechenden Injektionsstellen wird die Umstimmung im Körper angefacht und unterstützt. Im vorliegenden Buch werden diese Prozesse und die Herangehensweise sehr praktisch erklärt und anschaulich durch zahlreiches Bildmaterial untermauert. Ergänzende Begleittherapien unterstützen den ganzheitlichen Ansatz von BRIK. Das Buch ist so gehalten, dass die Methode sofort in der Praxis eingesetzt werden kann. Ein interessanter und gelungener Ansatz für alle ganzheitlichen Therapeuten.

Prof. Dr. sc. phil. Manfred A. Eichel

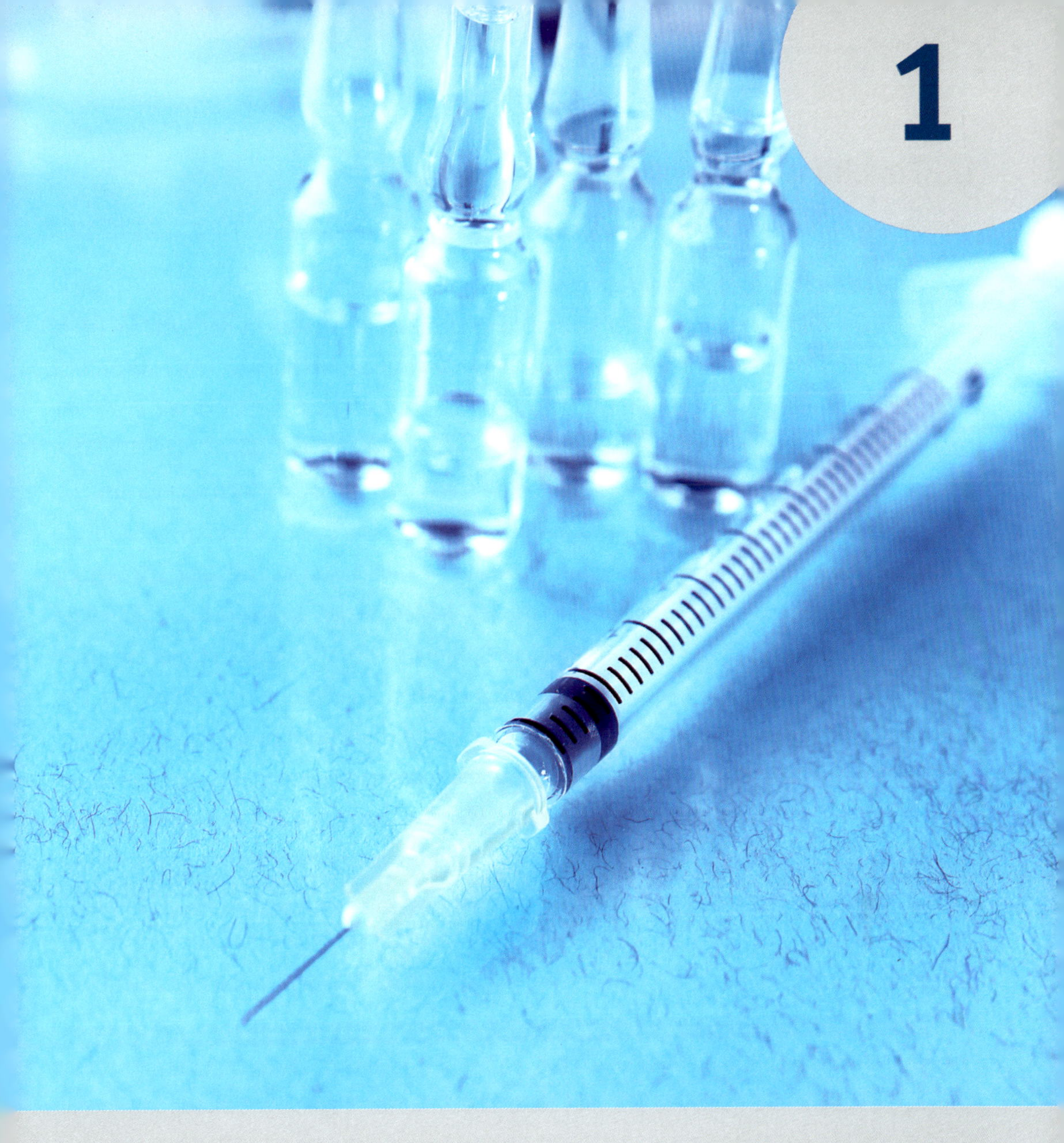

1

Einleitung

1. Einleitung

„Für die Krise in der Humanmedizin gibt es eine Medizin: das Humane" (Dr. G. Uhlenbruck)

Die moderne Regulationsmedizin betrachtet den Menschen als funktionelle Einheit: Krankheitssymptome sind Ausdruck einer Gesamtstörung, das Fließgleichgewicht der Systeme ist ins Stocken geraten, durch Aktivierung der körperlichen Regulationsfähigkeit soll die Homöostase wieder ermöglicht werden. Therapeut und Patient müssen die causa der Krankheit erkennen, damit Heilung einzuleiten ist. Das bioregulatorische Injektionskonzept ist keine neue Therapie, sondern es verbindet praxiserprobte Einzeltherapien wie Homöosiniatrie, Akupunktur und die unterschiedlichen klassischen Injektionsformen zu einem ganzheitlichen, wirkungsvollen Instrument, das schnell erlernbar und im täglichen Praxisalltag einsetzbar ist. Es stellt eine Erweiterung und Effektivierung der Methoden der bioregulatorischen Medizin dar. Komplexe Krankheitsbilder, chronifizierte Beschwerden aber auch funktionelle Störungen, die oft durchs Netz der klinischen Medizin fallen, verlangen vom erfolgreichen, ganzheitlichen Therapeuten Kenntnisse der Entwicklung von Krankheiten. Nur wer die Krankheit versteht, sieht auch den in ihr verborgenen Heilungsweg. Entstanden ist BRIK aus der Erfahrung der unterschiedlichen Ansprechbarkeit der Gewebestrukturen und Systeme des regulierenden oder in seiner Regulation gestörten Patienten. Viele Gründe sprechen für den Einsatz von Injektionen in der naturheilkundlichen Praxis: Mit der Injektionsnadel erreichen wir biophysikalisch und pharmakologisch unmittelbar die extrazelluläre Matrix (Grundsubstanz), die nach den Forschungsergebnissen der Regulationsmedizin als zentraler Informationsort den Ausgangspunkt der therapeutischen Methoden darstellt, die die Eigenregulation anstoßen können. Als Alternative zur oralen Multimedikation beim multimorbiden Patienten können Resorptionsbarrieren umgangen werden. Injektionstherapien weisen eine hohe Compliance seitens des Patienten auf und fördern die Patientenbindung. Schnelle lokale Wirkung kann durch zielgerichtete Anwendung in die Körperregion erreicht werden. Mit zusätzlichen weiteren Applikationen in Reflexzonen, Triggerpunkte, Dermatome und Akupunkturpunkte nutzen wir die unterschiedlichen Ebenen der individuellen Ansprechbarkeit und potenzieren den therapeutischen Effekt (Bürgi Prinzip). Viele naturheilkundliche Therapie-Ansätze (Homöopathie, Akupunktur, Neuraltherapie...) lassen sich effektiv und einfach kombinieren. Injektionen können intracutan, subcutan, periartikulär, intramuskulär, intravenös, oder infiltrativ verabreicht werden. Jede Injektionsvariante hat besondere wirkbedingte Anwendungsbereiche. Die Ampullen-Präparate der biologischen Medizin sind in jeglicher Form injizierbar und im Prinzip mischbar (s. 2.8). Dadurch eröffnet sich die Möglichkeit, patientenindividuell gemäß dem jeweiligen Krankheitsbild die optimale konzeptionelle Vorgehensweise zu erarbeiten und umzusetzen.

1.1 Das Buch

„Die häufigste Lüge in der Medizin: es wird nicht weh tun" (Gerhard Kocher)

Das Buch ist ein Plädoyer für die von Vielen gefürchtete und abgelehnte Spritze: so mancher hat vielleicht selbst unliebsame Erfahrungen mit „Stechern" gemacht, die prägend sein können, was die Einstellung zum invasiven Verfahren angeht, ob aktiv oder passiv. Umso dringlicher ist unser Anliegen, die vielfältigen Möglichkeiten des Spritzeneinsatzes in der Naturheilpraxis ins rechte Licht zu rücken, die regulative Kraft der Injektion zu veranschaulichen und unsere Praxiserfahrungen mit diesem konzeptionellen Arbeiten zu vermitteln. Injektion ist zunächst Handwerk, dessen Fähigkeit gelernt sein will und welches durch täglichen Einsatz zur Perfektion gebracht werden kann. Man sollte sie lieben, um ihre Möglichkeiten kreativ einzusetzen, sie ist keine Waffe, sie ist ein wirkungsvolles Instrument bei der Realisierung biologischer Regulationsbemühungen. Daher nimmt die Beschreibung der Injektionstechnik ihren erforderlichen Raum ein. Lege artis, „nach den Regeln der Kunst", entsprechend den wissenschaftlichen Standards und gesetzlichen Regeln zu arbeiten, ist genereller Anspruch und muss hier besonders streng gesehen werden.

Wir sind auch der Meinung, dass das Rad nicht neu erfunden werden muss. Es gibt eine Reihe von Injektionstherapien, die ihre Geschichte, ihre Wirkung und ihre Berechtigung haben. Die Kenntnis dieser unterschiedlichen Modelle macht es dem Praktiker, an den wir uns wenden, eventuell leichter, unser Konzept als praxistauglich, umsetzbar und erfolgreich zu begreifen.

Die Injektionen werden nicht um ihrer selbst willen gegeben oder weil wir Therapeuten so gerne zur Spritze greifen: Unser Konzept basiert auf der Erkenntnis, dass die Regulationsmedizin einen Paradigmenwechsel in der Medizin eingeläutet hat: dem Körper wird die Fähigkeit zur Selbstheilung zuerkannt. Die Spritze ist Impulsgeber. Die Grundsätze der bioregulatorischen Medizin werden erläutert, um den Stellenwert von Regelung und Regulation in unserem Konzept zu erkennen.

Schmerz ist anfangs Wegweiser: den Patienten führt er in die Praxis, uns führt er im Idealfall zur zugrunde liegenden Störung. Verselbstständigt er sich, wird er zur eigenen Störung: das Phänomen des Schmerzes wird im Buch aufgegriffen und aus verschiedenen Perspektiven beleuchtet. Last but not least bringen wir unsere Erfahrungen mit dem bioregulatorischen Injektionskonzept in Wort und Bild zur Kenntnis, in der Hoffnung, dass Anregung und Anleitung zum segensreichen Einsatz in der Praxis führen. Prof. Hartmut Heine liefert mit seinem Lehrbuch der biologischen Medizin einen Einblick in die Grundlagenforschung. Reine Theorie ist nicht auf den Patienten anwendbar, reine Empirie kann zu subjektiven Glaubensätzen und Dogmatisierungen führen. In der Kombination entsteht lehrbares Wissen. Wir möchten BRIK verstanden wissen als fundiertes Therapiekonzept für den Praxisalltag. Das Buch soll als Einführung, Lehrbuch, Atlas und Nachschlagewerk für den Praktiker nutzbar sein: eine Synthese von Homöopathie, Homöosiniatrie, Neuraltherapie und allgemeiner Injektionstherapie aus der Praxis für die Praxis.

1.2 Das BioRegulatorische InjektionsKonzept (BRIK)

„Um zu genesen musst du viel Schmerzhaftes ertragen" (Ovid)

BRIK ist definiert als Methode der bioregulatorischen Medizin, als Terminus für ein Konzept zur Anwendung von Injektionen in spezielle Punkte, Gewebe und Zonen des Körpers, um die Bioregulation zu unterstützen. Ziel des Konzeptes ist es, die Autoregulation des Körpers wieder herzustellen. Injektionen in Akupunkturpunkte, Segmente, Somatotope oder bestimmte Gewebestrukturen sollen als physiologischer Reiz beim Patienten eine Reaktion in Richtung Regulation hervorrufen. Die klinische Wirkung des BRIK ist das Resultat einer Interaktion des Körpers mit dem Medikament (medikamentöser Effekt) und dem Akt des Nadelstichs in die Punkte oder Gewebe (Injektions-Effekt).

Die therapeutische Strategie des BRIK beinhaltet 3 Schlüssel-Fragen:

Was wird injiziert? Wo wird injiziert? Wie wird injiziert?

BRIK ist eine injektionsbasierte Technik, bei der spezielle Biotherapeutika in spezielle Zonen, Punkte und Gewebe appliziert werden. Diese Biotherapeutika sind vorwiegend Homöopathika – bei einigen Krankheitsbildern kommen Vitamine substituierend zum Einsatz. Neben der Wahl des Medikaments ist die Frage des Injektionsortes gleichrangig wichtig. Erst dadurch erfährt das Medikament zusätzlich eine Dimension der Wirkung. Die Art der Injektion löst unterschiedliche neuromodulative Effekte aus.

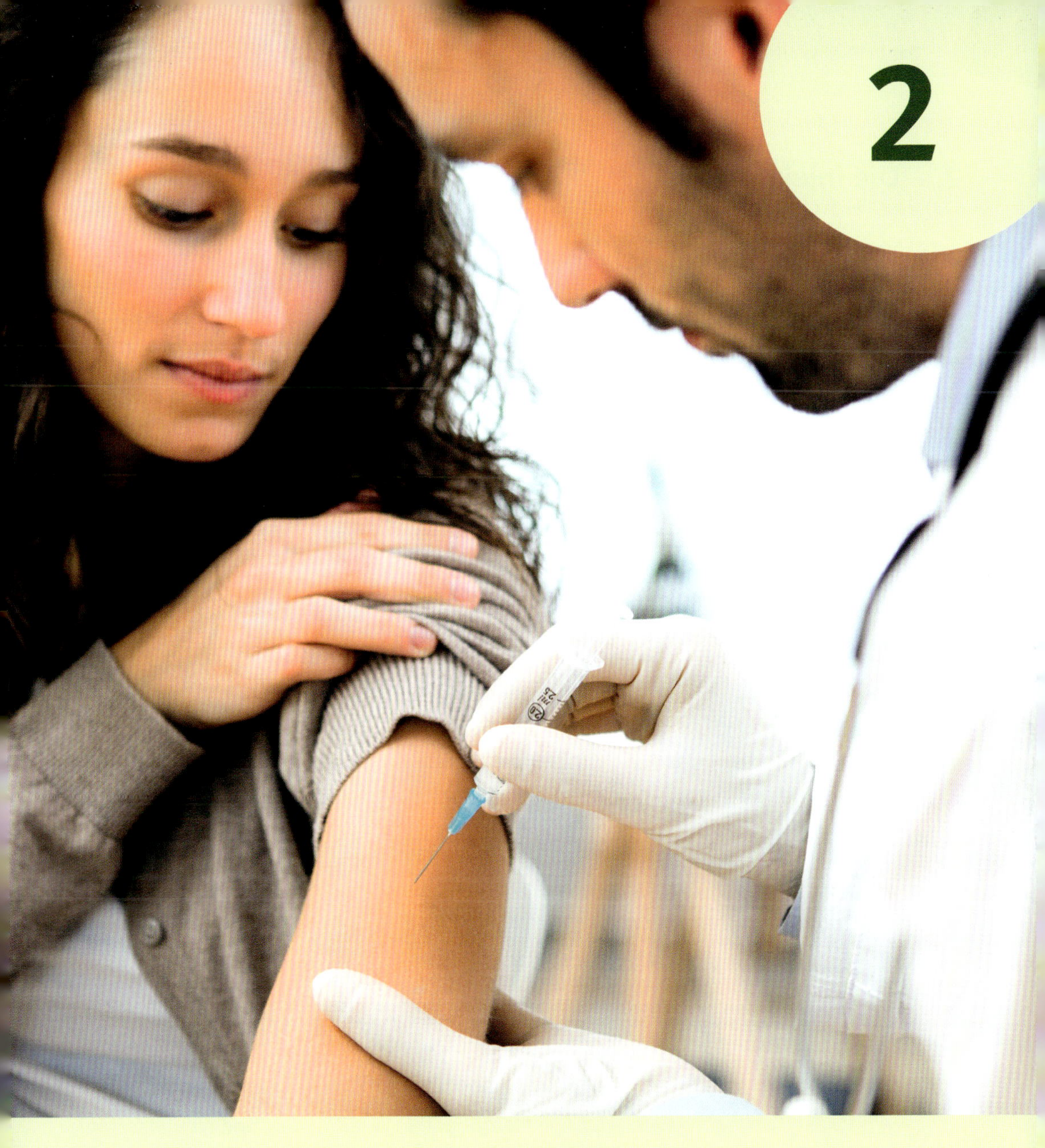

2

Die Injektion

2. Die Injektion

„Die Injektion ist ein Bestechungsversuch am Wehrlosen" (Ralph Beller)

2.1 Warum Injektionen?

Neben der oralen Einnahme von Medikamenten, der Inhalation oder der Einreibung stellen Injektionen eine weitere und sehr effektive Möglichkeit dar, arzneiliche Wirkstoffe gezielt einzusetzen. Als sogenannte invasive Therapieform muss die Injektion im Einzelfall aber immer begründet sein. D. h., wenn die Injektion z. B. der oralen Applikationsform gegenüber keinen Vorteil bietet, soll die orale Gabe bevorzugt werden, da in diesem Fall die Injektion einen unnötigen Eingriff darstellt. Umgekehrt macht die Injektion immer dann Sinn, wenn der Magen-Darm-Kanal bewusst umgangen werden muss. Erfordert ein Beschwerdebild einen schnellen und/oder lokalen Wirkungseintritt so ist die Injektion eine Methode der Wahl. Eine längerfristige Depotwirkung kann erzielt werden und über die Reflexzonen ist es möglich, verschiedene Reaktionsebenen anzusprechen. Ein Großteil der Patienten, vor allem diejenigen, die von chronischem Leid Geplagten, sind durch orale Multimedikation und Probleme der Polypharmazie dankbar für Alternativen. Injektionen, Infusionen überhaupt alle Formen invasiver Behandlungsmethoden erfreuen sich einer hohen Compliance seitens des Patienten, vorausgesetzt sie sind „handwerklich" geschickt und gekonnt eingesetzt. Der Seriencharakter eines Injektions-Behandlungs-Konzeptes wie BRIK fördert die Patientenbindung und erlaubt permanente Verlaufsbeobachtungen. Die Injektion verbindet physikalische und pharmakologische Effekte, die sich in ihrer Wirkung vervielfachen können. Darauf wird weiter unten noch ausführlicher eingegangen. Mit dem BRIK eröffnen sich einfache und effektive Kombinationsmöglichkeiten ausgewählter regulativer Heilverfahren wie Homöopathie, Akupunktur und Neuraltherapie.

Warum Injektionen?

- Umgehung von Resorptionsbarrieren
- schnelle lokale Wirkung
- Depotwirkung
- Ansprechbarkeit verschiedener Reaktionsebenen
- Alternative zu oraler Multimedikation und Polypharmazie
- hohe Compliance und Patientenbindung
- Kombination von biophysikalischem und pharmakologischem Effekt
- Kombinationsmöglichkeit von Homöopathie, Akupunktur, Neuraltherapie…

2.2 Die Technik der Injektion

Injektionen sind das „Markenzeichen“ des Therapeuten, der nach dem BRIK arbeitet. Die Qualität der Handhabung und Fertigkeit ist entscheidend für die Compliance aber auch für die Sicherheit und Wirksamkeit. Fundierte Injektionskurse werden von den Heilpraktiker-Verbänden angeboten. Eine solide Grundausbildung vermittelt die notwendigen Grundkenntnisse, die Übung macht den Meister. Dazu an dieser Stelle zur Erinnerung für den Geübten und als Leitfaden für den Ungeübten die Technik und die Anwendungsgebiete der gängigsten Injektionen, so wie sie auch für das BRIK zum Einsatz kommen. Die Wahl der Injektionsart ist vom erwünschten bzw. erreichbaren Effekt abhängig. Auf jeden Fall ist vorher zu prüfen, für welche Applikationsart das vorgesehene Ampullenpräparat zugelassen ist (s. Aufdruck auf der Verpackung und der Ampulle!).

2.2.1 Intracutane Injektion (i.c.)

Technik:

Der Einstich erfolgt im flachen Winkel zur Hautoberfläche; um Faltenbildung vor der Kanülenspitze zu vermeiden, ist die Haut gegenläufig zu straffen. Die Einstichtiefe beträgt ca. 0,5 bis 1 mm, dabei soll der Kanülenschliff nach oben zeigen, damit die Flüssigkeit nicht nach unten gepresst wird und die unteren Hautschichten verdichtet. Bei korrekter Applikation in (und nicht unter) die Haut entsteht die charakteristische weißliche „Orangenhaut-Quaddel“ – evtl. mit einem kleinen roten Hof als Zeichen einer vegetativen Reaktion.

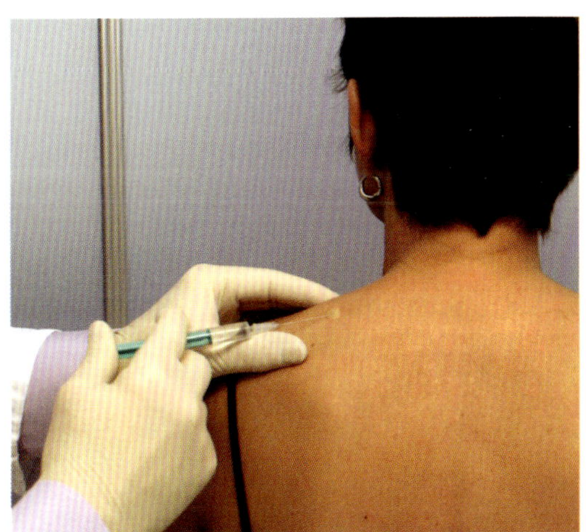

Intracutane Injektion

Anwendungsgebiete:

Intracutane Reiztherapie („Quaddelbehandlung“):

Dabei werden meist sog. Umstimmungspräparate (z. B. Ameisensäure) aber auch organotrope (homöopathische / phytotherapeutische) Präparate in ausgewählte Hautareale injiziert (Reflexzonen, Headsche Zonen), um dort über den sog. cutiviszeralen Reflexweg Impulse „nach innen“ zu setzen (z. B. Lebermittel in die Leberzone, Nierenmittel in die Nierenzone am Rücken, Rheumamittel um das schmerzende Gelenk usw.).

Injekto-Akupunktur / Homöosiniatrie:

Die Injektion eines geeigneten Mittels in geeignete Akupunkturpunkte verstärkt sowohl die Wirkung des Mittels als auch die Wirksamkeit der Akupunktur im Sinne eines Synergismus.

Geeignet sind die Ohrakupunkturpunkte, prinzipiell alle TCM-Körperpunkte, die Voglerschen sowie die Druckpunkte nach Weihe. Dem Einwand, AP-Nadeln würden tiefer gestochen, lässt sich folgendes gegenüberstellen: Die AP-Nadel wird durch das subepitheliale Bindegewebe bis an / in das Gefäß-Nervenbündel eines Faszienkanals gestochen. Die Injektion wirkt eher flächig auf die Ausläufer dieses Gefäß-Nervenbündels, u. a. den Meissnerschen Körperchen im subepithelialen Bindegewebe über dem Faszienkanal. Das „Zielgebiet" ist aber das gleiche.

Neuraltherapie:

Lidocain oder Procain (bis max. 2 % und nur für die i.c.-Anwendung zugelassen!) als alleinige Anwendungsform z. B. in der Schmerztherapie. Durch die gute Erreichbarkeit und das direkte Ansprechen der in der Haut vorhandenen Rezeptoren lässt sich eine schnelle Wirkung erzielen.

Testquaddel als Verträglichkeitstest für evtl. allergieauslösende Präparate (Procain): dabei würde innerhalb weniger Minuten ein zunehmend größer werdender roter Hof um die Einstichstelle entstehen – als lokales Zeichen für eine verstärkte Histamin-Ausschüttung.

In diesem Fall kann lokal gekühlt und Calcium oral gegeben werden. Natürlich ist dieses getestete Präparat dann für weitere Anwendungen ungeeignet!

2.2.2 Subcutane Injektion (s.c.)

Technik:

Der Einstich erfolgt im stumpfen Winkel, fast senkrecht zur Hautoberfläche; die Einstichtiefe beträgt ca. 1 bis 3 mm, dabei soll der Kanülenschliff (= Öffnung) nach oben zeigen, damit die Flüssigkeit nicht nach unten gepresst wird und das Unterhautgewebe verdichtet; bei korrekter Applikation unter die Haut entsteht je nach Injektionsmenge eine mehr oder minder sichtbare Beule unter der Haut (ohne Quaddelbildung).

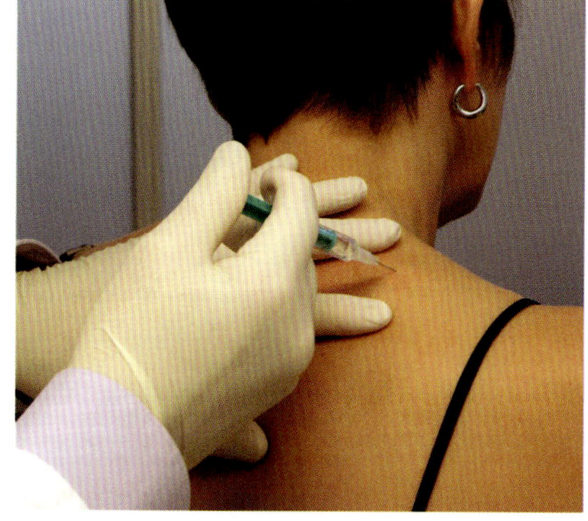

Subcutane Injektion

Anwendungsgebiete:

Depotwirkung:

Da das subcutane Bindegewebe im Gegensatz zum Muskel nicht so stark durchblutet ist, eignet sich diese Applikationsform besonders gut, wenn Resorption und Wirkung über einen längeren Zeitraum (Stunden bis Tage) vorhalten sollen. D. h., ein dort deponiertes Mittel wird langsamer abgebaut und verstoffwechselt.

Milieu-, Immunmodulation:

Durch den „besonderen Draht" zur Matrix (Grundsystem nach PISCHINGER), der wichtigsten regulativ wirkenden Gewebeart, entfalten umstimmende Präparate z. B. zur Allergiebehandlung, vegetativen Stabilisierung aber auch Nosoden-, Mistelpräparate, Lymphmittel u. a. m. ihre modulierenden Fähigkeiten im subcutanen Bereich besonders nachhaltig.

2.2.3 Intramuskuläre Injektion (i.m.)

Technik:

Cave: die dorsale glutaeale Injektion in den oberen äußeren Quadranten darf nicht mehr durchgeführt werden und wird in der Rechtsprechung als Behandlungsfehler eingestuft! Methode der Wahl: Ventroglutaeale Injektion nach v. HOCHSTETTER. Dabei wird in das vordere ventrale Drittel der Musculi glutaei medius und minimus injiziert. Diese Technik ist beim stehenden Patienten aber auch in Bauch-, Rücken- und Seitenlage möglich. Größere Gefäße und Nerven können dort nicht getroffen werden.

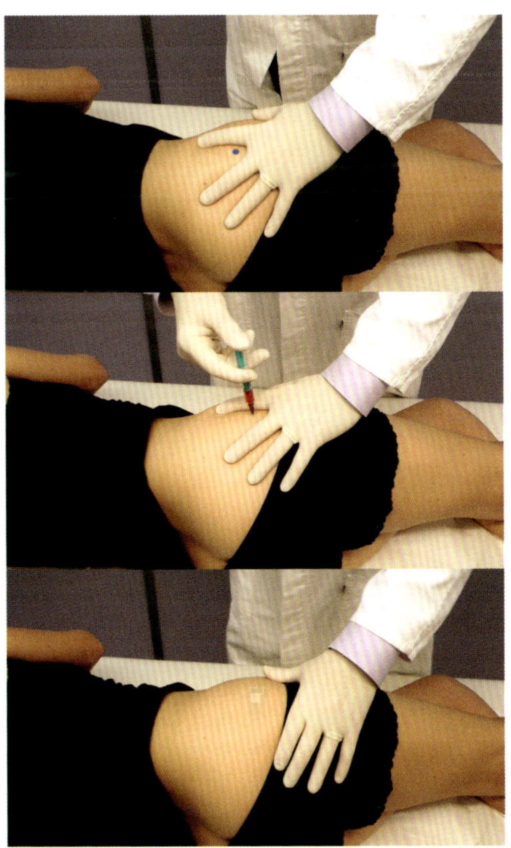

Intramuskuläre Injektion

Vorgehen:

Um den Injektionsort zu bestimmen, legt man die Hand über dem Trochanter auf die Hüfte des Patienten und tastet mit gespreiztem Zeige- und Mittelfinger den vorderen oberen Darmbeinstachel und den oberen Rand des Beckenkamms. Der geeignete Injektionsort liegt in dem Dreieck zwischen dem Zeige- und Mittelfinger. Die Stichrichtung ist senkrecht zur Hautoberfläche, 2 bis 3 cm tief – bei dicken Speckschichten auch tiefer. Um eine versehentliche intravasale Applikation auszuschließen, muss vor der Injektion aspiriert werden. Der Applikationsort soll in jedem Fall im Muskel und nicht im Fettgewebe liegen, da es sonst zu Gewebereizungen, Verkapselungen und Entzündungen kommen kann.

Anwendungsgebiete:

Durch die gute Durchblutung des Muskelgewebes kann ein dort deponiertes Medikament relativ zügig und gleichmäßig diffundieren, resorbiert werden und entsprechend nachhaltig wirken. Deshalb ist diese Applikationsform besonders gut geeignet für die Substitutionstherapie (z. B. Vit.-B-Präparate), bei der die Magen-Darm-Passage wegen Unverträglichkeiten, Resorptionsstörungen usw. bewusst umgangen werden soll. Dies trifft auch für viele Organpräparate zu, die im Gegensatz zur oralen Applikation kontrollierter dosiert eingesetzt werden können und die Zielorgane besser auf dem Blutweg erreichen (z. B. Leber, Nieren, Gehirn, Herz…). Weiterhin bei Präparaten zur Immunmodulation, bei denen in relativ kurzer Zeit ein entsprechender Blutpegel erreicht werden soll bzw. die durch den zusätzlichen Reiz einer Eigenblutbehandlung (s. u.) in der Wirkung verstärkt werden können.

Kontraindikationen:

Darniederliegender Kreislauf; Blutungsneigung (Marcumar-Patienten); gelähmte, entzündlich veränderte Muskeln (nach Schlaganfall, Myositis)

Komplikationen:

Schmerzen durch Nervenreizung, Hämatom durch Gefäßverletzung, Patient kollabiert: meist banal und vegetativ bedingt, kann aber trotzdem „durchmarschieren"!

Die Möglichkeiten und Fähigkeiten zur Notfallversorgung müssen auf jeden Fall gegeben sein!

2.2.4 Intravenöse Injektion (i.v.) / Blutentnahme

Die peripher-venöse Punktion einer Armvene ist die einfachste und sicherste Technik zur Blutentnahme, Injektion und Kurzzeit-Infusion.

Technik:

In der Regel punktiert man die oberflächlichen Venen von Ellenbeuge, Unterarm oder Handrücken. Auf die Punktion der V. basilica in der Innerseite der Ellenbeuge sollte wg. der Nähe zur Arteria brachialis und zum Nervus medianus verzichtet werden. Vorzugsweise ist der liegende Patient zu punktieren, da der entsprechende Arm meist besser fixiert werden kann.

Nach Anlegen der Staubinde soll die entsprechende Vene gut sicht- und tastbar sein. Dabei die Stauung nicht zu fest anlegen – es soll ja nur venös und nicht arteriell gestaut werden. Nach entsprechender Desinfektion wird die Haut neben und unterhalb der Einstichstelle fixiert und die Vene im Gefäßverlauf punktiert. Dabei gibt es verschiedene Techniken: Einstich im spitzen oder stumpfen Winkel, direkt von oben oder indirekt von etwas seitlich. Das ist Übungssache und hängt im Wesentlichen von der individuellen Gefäß-Konstellation ab. Nach der Punktion wird die Kanüle noch etwas weiter in das Gefäß vorgeschoben und dort so fixiert, dass die Kanülenöffnung nicht an der Venenwand anliegt – das kann durch einen freien Rückfluss beim Aspirieren kontrolliert werden. Für die i.v.-Injektion wird nun der Stau gelöst und das Medikament langsam injiziert. Ist die Applikation mehrerer Ampullen vorgesehen, können diese vorzugsweise über einen Butterfly nacheinander gegeben werden. Für die Blutentnahme bleibt der Stau bestehen bis die Abnahmegefäße gefüllt sind, danach wird entstaut. Der Durchmesser der Kanüle für die Blutentnahme sollte nicht zu klein gewählt werden, damit das Blut möglichst frei fließen kann und keine Hämolyse stattfindet, die die Messwerte beeinflussen kann. Danach wird die Kanüle/Butterfly zügig dem Gefäßverlauf entsprechend entfernt – ohne an der Innenwand „entlang zu schrammen" und die Einstichstelle einige Minuten mit einem Tupfer komprimiert. Damit keine Hämatome entstehen, soll der Arm dabei gestreckt bleiben und nach oben zeigen – nicht anwinkeln lassen! Um das Gefäß physiologisch von innen abdichten zu lassen, muss der Blutfluss gegeben sein. D. h., es darf nicht so stark komprimiert werden, dass die Venenwände aufeinander liegen und das Gefäß komplett zugedrückt wird. Bei Patienten, die zu Nachblutungen neigen (Bindegewebsschwäche, Marcumar-Patienten), wird ein Druckverband angelegt (zwei entsprechend gefaltete Tupfer mit Klebeband fixieren) – bei den anderen reicht ein Pflaster (prinzipiell empfehlenswert ist ein hypoallergenes Pflaster).

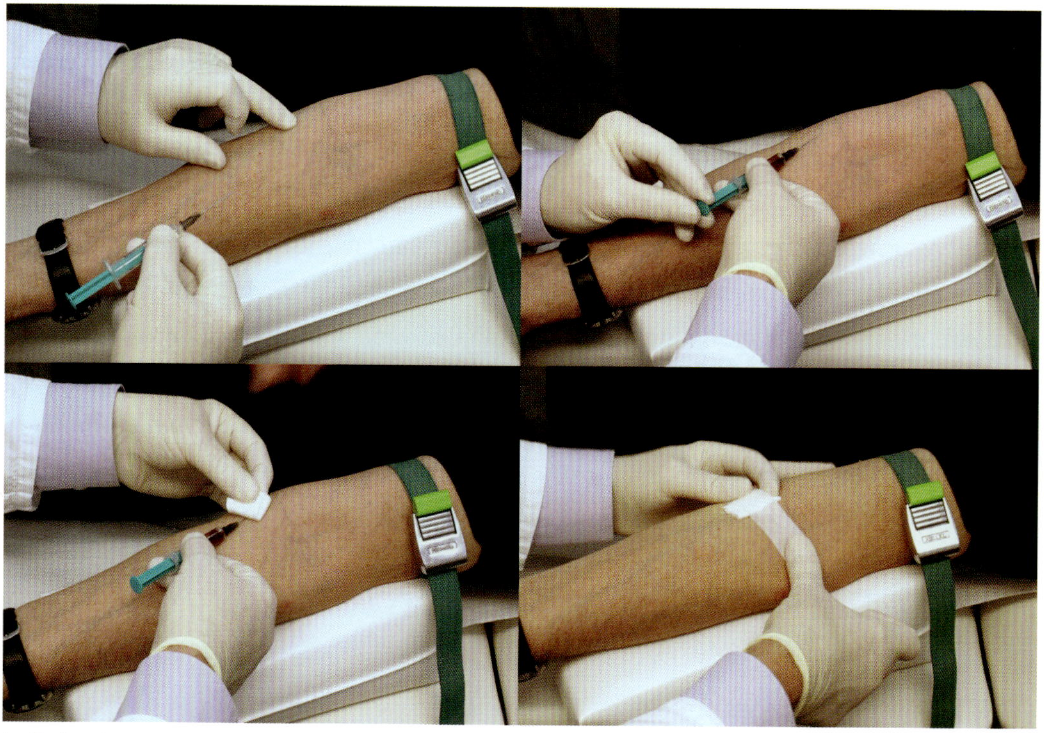

i.v.Spritze 1–4

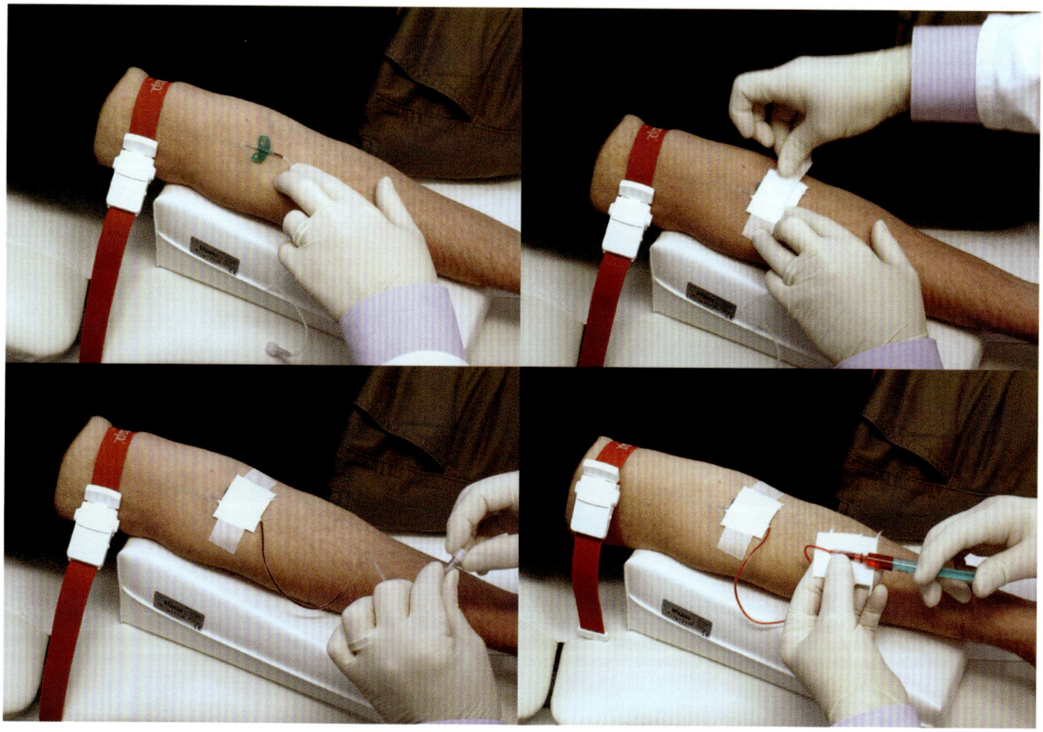

Butterfly 1–4

Anwendungsgebiete:

Vor der intravenösen Therapie kann man bei Bedarf die Punktionsnadel/Butterfly auch zur Blutentnahme für die Blut-Labor-Bestimmungen nutzen. Durch den direkten Zugang zum Blutgefäßsystem können hier alle Therapieschienen bedient werden, bei denen es auf schnellen Wirkungseintritt ankommt und der Magen-Darm-Kanal umgangen werden soll: Durchblutungsstörungen, Schmerzen, Herz-Kreislauf-Erkrankungen, psycho-vegetative Krisen, akute Infekte, Substitution bei akuten Mangelerscheinungen... Mehrere, in der Spritze nicht mischbare Ampullenpräparate können langsam und einfach hintereinander gegeben werden.

Komplikationen:

Vene durchstochen: Staubinde lösen, Nadel entfernen, Kompression.

Schmerzen durch paravenöse Injektion (Blutaspiration nicht mehr möglich): bei wässrigen, physiologischen Präparaten Nadel entfernen; bei hoch konzentrierten, evtl. lokal reizenden Medikamenten besteht die Gefahr einer Nekrosebildung – daher sofort über die noch liegende Nadel physiologische NaCl-Lösung zur Verdünnung hinterher spritzen / infiltrieren.

Über Nacht Occlusivverbände mit Lymphsalben anlegen.

Wegen der Gefahr einer – wenn auch meist vegetativ bedingten – Herz-Kreislauf-Reaktion sei auch an dieser Stelle nochmals an die Notwendigkeit einer Notfallausbildung erinnert!

2.2.5 Infusionen

Technik:

Der Patient sollte eine entspannte Sitzhaltung einnehmen können, um größere Lagewechsel während der Infusion zu vermeiden. Es gibt 2 wesentliche Varianten der Infusion:

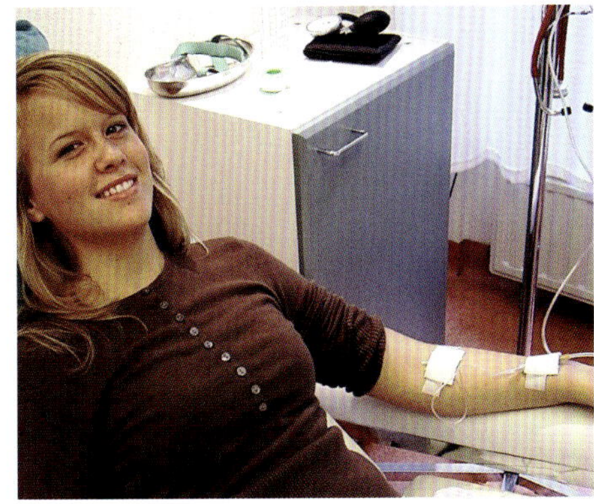

Vitamin-C-Infusion

1. Die Kurzzeit-Infusion (z. B. die Vitamin-C-Hochdosis-Infusion) bei der die Vitamin-C-Lösung zusammen mit der NaCl-Trägersubstanz innerhalb 15 bis 20 min. infundiert wird; zusätzliche Medikamente sollten nicht der Infusions-Lösung beigemischt werden, sondern können separat über den venösen Zugang nacheinander langsam injiziert werden.

2. Die Dauertropfinfusion, die überwiegend im klinischen Bereich mit spezieller Indikation zum Einsatz kommt und unterschiedliche Verweilkanülen erfordert.

Anwendungsgebiete:

Immer dann, wenn schnell hohe Wirkstoffkonzentrationen im Blut erreicht werden müssen, ist die Infusion die Methode der Wahl. Ebenso, wenn die Therapie des Herz-Kreislauf-Systems, des Blutes selber oder die Gefäßwände das therapeutische Ziel darstellen und/oder das Blut als Transportmedium zur Therapie physiologisch stärker durchbluteter Organe (Gehirn, Leber, Herz…) genutzt werden soll.

Komplikationen:

versehentliche paravenöse Infiltration – Versorgung wie unter i.v.-Injektion beschrieben.

2.2.6 Eigenblutinjektionen

Technik:

Für die Eigenblutinjektion wird Blut aus der Armvene entnommen, die Einstichstelle mit Tupfer und Stauriemen komprimiert und das Blut mit neuer Kanüle intramuskulär auf der gegenüberliegenden Seite wieder injiziert und die Injektionsstelle mit Pflaster versorgt. Hier ist zügiges Arbeiten erforderlich, da das Blut sonst in der Spritze gerinnt! Zum Schluss ist der Stauriemen auf der Armvene zu entfernen und durch ein Pflaster zu ersetzen. Bei der Eigenblutbehandlung haben sich etliche Varianten etabliert – was immer wieder zu Diskussionen führt: die empfohlene Menge variiert zwischen 0,2 und 5 ml; der Rhythmus zwischen 1x pro Monat und 3x pro Woche; es kann Nativblut mit und ohne Zusätze verwendet werden; man kann das Blut mit sterilem Aqua destilata lysieren (Hämolyse), um die Inhaltsstoffe der Erythrozyten frei zu setzen; es kann Eigenblut für die orale Verwendung homöopathisch aufbereitet werden…

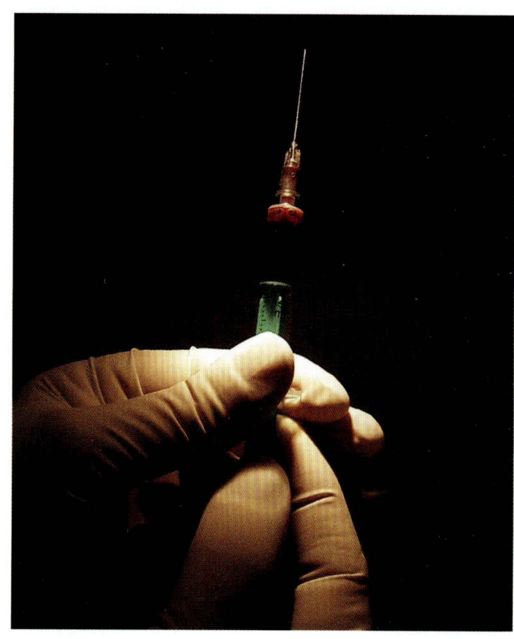

Eigenblut

Anwendungsgebiete:

Die Eigenblutbehandlung (EB) wird i. d. R. als Therapie zur Immunmodulation angewendet.

Durch den Reiz des „künstlichen Hämatoms" werden die Abwehrmechanismen (zellulär und humoral) angeregt, moduliert und trainiert. Wenn das anfangs – eben wg. eines geschwächten Immunsystems – noch nicht so recht klappen sollte, dann passiert nichts Schlimmes, da der „Fremdkörper" (künstliche Blutung im Muskel) ja aus körpereigenen Zellen und Bestandteilen besteht – auch bei „verzögerter Bearbeitung" lokal keine überschießenden oder entzündlichen Reaktionen hervorruft und in aller Ruhe immunologisch abgearbeitet werden kann. Die therapeutische Wirkung lässt sich durch den Zusatz homöopathischer und/oder phytotherapeutischer Immunmodulatoren verstärken bzw. modulieren. Welche Mittel verwendet werden, hängt von der individuellen Konstitution und der augenblicklichen Reaktionslage des Patienten ab: ist eine starke Stimulation bei einem reaktionsstarren aber robusten Patient erforderlich (Echinacea, Sulfur...) mit der „Gefahr der Erstverschlimmerung" oder muss sehr sanft moduliert werden bei einem Patienten, der konstitutionell, reaktions- und krankheitsgeschwächt ist. Die Autoren empfehlen folgende Vorgehensweise: Eine Kuranwendung mit insgesamt 8 bis 10 Injektionen; Blutmenge ansteigend von 0,5 über 1,0 und 1,5 bis 2,0 ml – evtl. mit Zusatz (s. o.); die ersten 4 Behandlungen im Abstand von 1 Woche, dann alle 2 Wochen; eine orale Begleittherapie mit entsprechenden Konstitutions-, Lymphmitteln, Probiotika und die Substitution von Vitalstoffen ist im Einzelfall durchaus sinnvoll.

Die EB versteht sich als eine Impulstherapie, bei der es nicht auf die Blut-Menge und Intensität („je häufiger, desto besser") ankommt. Der intramuskulär gesetzte Reiz muss vom Immunsystem auch angemessen verarbeitet und beantwortet werden können – das ist zeitabhängig. Wenn möglich, sollte die EB auch prophylaktisch eingesetzt werden – wenn der Patient schon in einer Akutphase ist, könnte eine zusätzliche Stimulation kontraindiziert sein!

2.2.7 Intraarterielle Injektion (i.a.)

Zur Punktion eignen sich Gefäße mit ausreichendem Kaliber und guter Erreichbarkeit – z. B. die Aa. femoralis.

Anwendungsgebiete:

Durchblutungsstörungen in den unteren Extremitäten, die in naturheilkundlichen Konzepten z. T. mit Sauerstoff- und Ozon- (Gas-) Injektionen behandelt werden. Für diese Technik ist eine entsprechende praktische Ausbildung erforderlich! Die Punktion anderer Gefäßregionen bleibt den klinischen Spezialisten vorbehalten.

Komplikationen:
Ausgedehnte Hämatome durch Verletzung/Durchstechen der Arterie;

Thrombose durch Intimaverletzung – meist bei arteriosklerotischer Vorschädigung;

Cave: bei Verletzung regional infizierter Lymphknoten kann sich ein Abszess entwickeln!

2.2.8 Intraartikuläre Injektionen

Die Gelenk-Punktionen und -Injektionen sollten der Orthopädie vorbehalten bleiben.

Diese Eingriffe erfordern neben einer klaren Indikation eine entsprechend strenge Asepsis (Sterilraum!), die in naturheilkundlichen Praxen i. d. R. nicht gegeben ist. Für die naturheilkundlichen Interventionen haben sich Kombinationen aus intracutanen Injektionen und Infiltrationen an die Gelenkkapsel und den Halteapparat nach den Kriterien der Neuraltherapie (s. u.) als ausreichend wirksam erwiesen und stellen eine echte Alternative zu den orthopädisch-schulmedizinischen Konzepten dar.

2.2.9 Neuraltherapie / Injektionen mit Lokalanästhetika

Seit dem 1.4.2006 sind Lokalanästhetika gem. Arzneimittelverschreibungsverordnung (AMVV) verschreibungspflichtig! Ausnahme: Lidocain und Procain bis 2 % und nur für die intracutane (i.c.) Anwendung, d. h., Heilpraktiker können diese Lokalanästhetika nur noch intracutan (i.c./ als Quaddel) injizieren. Tiefer gehende Injektionen wie die „große Neuraltherapie" nach Huneke oder auch Infiltrationen als Mischinjektion mit anderen Ampullenpräparaten sind nicht mehr zulässig!

Für den Einsatz von Lidocain/Procain bietet sich aber nach wie vor die i.c.-Anwendung im Rahmen einer Segment-/Reflexzonen-Therapie an. Wir empfehlen die Verwendung von 2-ml-Ampullen und raten von den großen Stechflaschen ab: erstens sind dort Konservierungsmittel beigemischt, die zu Unverträglichkeitsreaktionen führen können und zweitens dürfen die angebrochenen Gebinde nicht über längere Zeit verwendet werden, müssen also zügig aufgebraucht werden. Drittens muss zur Entnahme ein sogenannter Sterilfilter eingesetzt werden, das Einsetzen und Belassen einer Entnahmekanüle mit offenem Konus ist nicht zulässig!

Anwendungsgebiete:
Insbesondere die i.c.-Injektionen an Akupunkturpunkte (Injekto-Akupunktur, Homöosiniatrie, BRIK) haben sich sehr gut bewährt. Durch die Kombination pharmakologischer Wirkungen mit energetischen Impulsen über den Akupunktur-Punkt wird eine Wirkungsverstärkung bzw. De-

potwirkung im Sinne eines synergistischen Effekts erreicht. So lassen sich durch den neuraltherapeutischen Einsatz von Lidocain/Procain über eine gezielte Areal-, Segment-/Reflexzonen-Therapie auch innere Organe positiv beeinflussen.

Bei Erkrankungen des Bewegungsapparates z. B. sind Kombinationen aus intracutaner Neuraltherapie und anschließender Infiltrationen durch die Quaddel hindurch an den Halteapparat (Sehnenansatz, Gelenkspalt) u./o. in Myogelosen (paravertebral, Schulter, Hüfte, Knie...) mit organotropen Ampullen-Präparaten sinnvoll.

Vorgehensweise:

1. mit Lidocain oder Procain intracutane (i.c.) Quaddeln setzen: z. B. an der Wirbelsäule 2 Querfinger (QF) paravertebral; Schulter: vor/über Bizepsansätze und hinter den Gelenkspalt / unter Akromion;

Hüfte: über Trochanter und ISG-Gelenk; Knie: 4x um die Kniescheibe herum, innen und außen über Gelenkspalt

2. mit einer zweiten Spritze und neuen Kanüle geeignete Organ-/Funktionsmittel durch die Quaddel hindurch subcutan (s.c.) oder i.S. einer Infiltration injizieren: Lymphmittel, „Rheumamittel“ ...

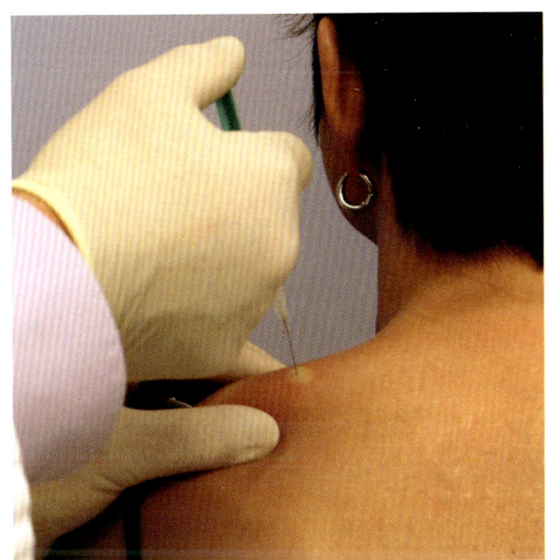

Durch die Quaddel intramuskulär

Durch diese 2-phasige Vorgehensweise reduzieren sich die Schmerzsensationen bei Injektionen in die Tiefe auf ein Minimum.

2.3 Spritzen und Kanülen

Es hat sich als praktikabel erwiesen, lediglich Spritzen mit kleinem Volumen einzusetzen (1 ml, 2 ml, 5 ml). Kleine Spritzen gewähren ein besseres Gefühl und erleichtern die Kontrolle bei der Injektion. Die 2-ml-Spritze ist die gängigste Größe, entspricht sie doch auch dem Volumen der meisten Injektionsampullen.

Als Nadeln haben sich im Alltag bei den meisten Injektionen die Dental-Nadeln bewährt, die aufgrund ihres Schliffs (Spezial-Facetten-Langschliff) besonders gewebegängig sind. Sowohl beim Einsatz in der Quaddeltechnik, wo ein sanftes streng intracutanes Platzieren gefordert ist, als auch beim nachfolgenden Injizieren in die tieferen Schichten, erlaubt diese Nadel als feinfühliges Instrument eine für den Patienten schmerzarme und für den Therapeuten leicht lenkbare Injektion. Bei der Quaddelung in sensiblen Regionen, wie bei den Ohrpunkten, ermöglicht die Insulinnadel wegen ihrer geringen Länge zielsicheren Einsatz. Ist eine tiefintramuskuläre Injektion erforderlich, sollte darauf geachtet werden, dass eine ausreichend lange Kanüle gewählt wird, damit das zu injizierende Mittel auch tatsächlich in die Muskulatur gelangt und nicht versehentlich bei starkem Unterhautfettgewebe sein Ziel nicht erreicht. Subcutane Injektionen lassen sich problemlos mit der Dentalkanüle oder der gängigen 20er durchführen. Bei der Suche nach einem intravenöse Zugang ist die optimale Größe der Kanüle abhängig vom beabsichtigten Zweck: Blutentnahmen zur Laboranalyse sollten mit großkalibirigen Nadeln vorgenommen werde, damit es aufgrund von Scherkräften nicht zu unnötigen hämolytischen Prozessen kommt. Auch der klassische Aderlass erfolgt zweckmäßig mit ähnlicher Größe. Die Punktion einer Vene sollte nicht mit zu dünnen Nadeln erfolgen, weil dann der Venenwand-Widerstand nicht gespürt werden kann und die Gefahr der Perforation der Gefäßhinterwand besteht. Wir arbeiten fast durchgängig bei venösen Zugängen sowohl zur Applikation von Medikamenten (Injektion und Infusion) als auch für den kleinen Aderlass mit der Flügelkanüle (Butterfly grün = 0,8 mm oder creme = 1,1 mm). Die Nadel sollte stets fest auf der Spritze sitzen, da im Gewebe zum Teil hoher Druck aufgewendet werden muss und die Nadel sich ansonsten von der Spritze lösen kann. Spritzen mit dem Luer-Lock-System geben hier die höchste Sicherheit.

Zur punktgenauen Injektion in Akupunkturpunkte und zur sicheren Injektion in definierte Organstrukturen ist es empfehlenswert, der Spritze durch Anlegen des kleinen Fingers an den Spritzenkonus Stabilität zu verleihen (siehe Bild). Noch mehr Führungsgenauigkeit erlangt man durch die Zweihandtechnik (siehe Bild)

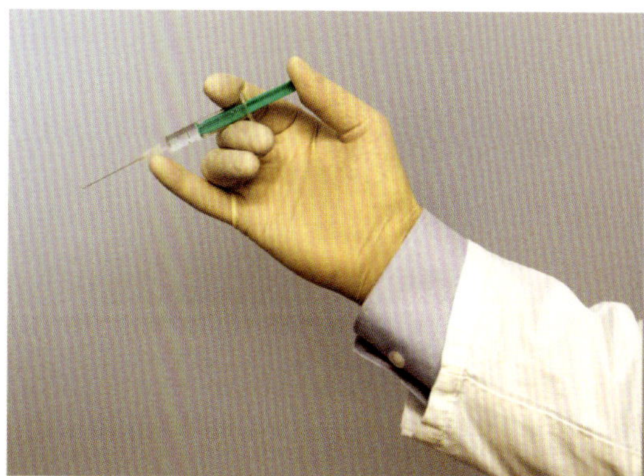

Spritze, Stabilisierung

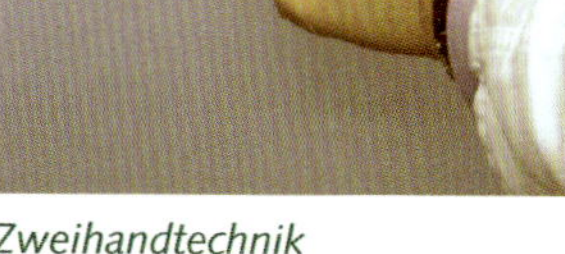

Zweihandtechnik

2.4 Hygienemaßnahmen

Selbstverständlich sind folgende Hygienemaßnahmen nicht nur zum Schutz des Patienten sondern auch zur Rechtssicherheit des Therapeuten einzuhalten:

- Waschbecken mit Wasch- und Desinfektionsmittel-Spender sind in jedem Behandlungsraum.
- Eigene Hände waschen, desinfizieren – z. B. mit Sterillium-Lösung.
- Kontaminierte Hände erst 2x desinfizieren, dann reinigen!
- Hautdesinfektion am Patienten erfolgt mit 70 %igem Isopropylalkohol oder einem handelsüblichen Hautdesinfektionsmittel.
- Einstichstelle sorgfältig abreiben und benetzen, Einwirkzeit mindestens 1 Minute.
- Bei offensichtlich verschmutzter Haut Vorgang wiederholen.
- Alle Hilfsmittel (Kanülen, Spritzen, Ampullen) dürfen erst unmittelbar vor der Verwendung aus der keimdichten Verpackung entnommen bzw. geöffnet werden.
- Die Einstichstellen werden mit geeignetem Pflaster bzw. Druckverband versorgt. (Für die Punktion von Gelenken und Körperhöhlen gelten gesonderte Vorschriften).

Im Praxisbetrieb hat sich auch eine optisch auffällige Trennung zwischen frischen, sterilen Materialien und dem entstandenen Müll als sinnvoll erwiesen. Sterile Tupfer, Spritzen, Kanülen, Pflaster und Ampullen sollten auf einem weißen Melamin-Tablett „angerichtet“ werden – die gebrauchten, blutigen und kontaminierten Utensilien sollten in einer Edelstahl-Nierenschale abgelegt und dann entsprechend entsorgt werden: wiederverwendbare Geräte kommen in ein kombiniertes Desinfektions- und Reinigungsbad und werden danach sterilisiert; Kanülen und geöffnete Ampullen gehören in bruchsichere, verschließbare Container, damit sich Dritte nicht daran verletzen können.

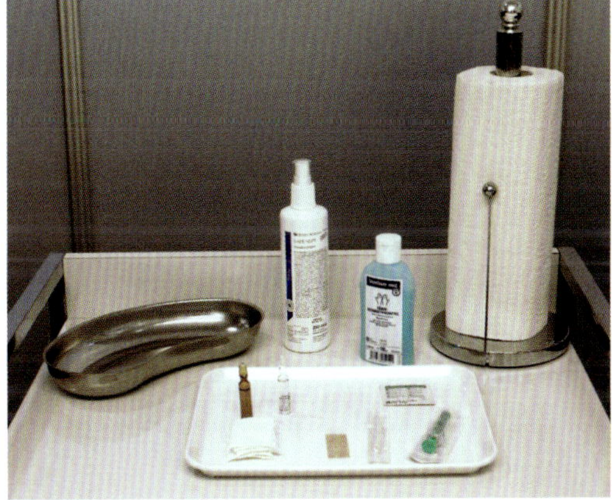

Arbeitsplatz

2.5 Abfallentsorgung

Von den gängigen Praxisabfällen gehen bei sachgemäßer Handhabung keine größeren Infektionsgefahren aus als von Hausmüll = Abfall der Gruppe A.

Gruppe B = mit Blut, Sekreten und Exkreten behaftete Abfälle, Kanülen und Nadeln:

- Blut, Sekrete, Exkrete können dem Abwasser zugeführt werden;
- für Kanülen und Glasbruch sind stich- und bruchfeste, geruchsdichte, feuchtigkeitsbeständige und verschließbare Einwegbehälter zu benutzen;
- der Behälter ist vor unbefugtem Zugriff und unbeabsichtigtem Kontakt zu sichern.

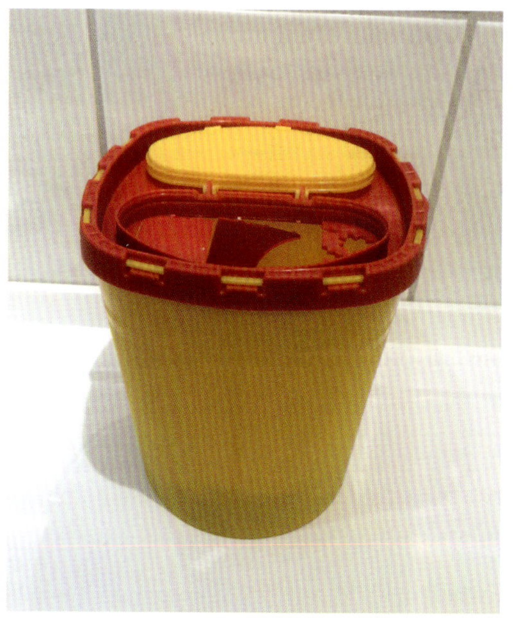

Kanülenbox

2.6 Abrechnungsmöglichkeiten nach dem GebüH

GebüH – Ziffern für Injektionen:

21.2	Injektionen/Quaddelungen in Akupunkturpunkte	€ 15,50
24.1	Eigenblutinjektion incl. Blutentnahme und Reinjektion	€ 13,00
25.1	Injektion, subkutan	€ 5,20
25.2	Injektion, intramuskulär	€ 5,20
25.3	Injektion, intravenös, intraarteriell	€ 7,70
25.4	intrakutane Reiztherapie (Quaddelung)	€ 13,00
25.5	(intraartikuläre Injektion)	€ 15,50
25.5A	perineurale Injektion (analog GOÄ 255)	€ 12,70
25.7	Infusion	€ 8,70
25.8	Dauertropfinfusion	€ 12,80
25.11	HOT-Behandlung	€ 51,50
26.2	Aderlass	€ 12,80
28.1	medik. Infiltration im Bereich einer Körperregion	€ 15,50
28.2	medik. Infiltr. im Bereich mehrerer Körperregionen	€ 20,50

2.7 Rechtliches

Grundsätzlich: Jede Injektion und Infusion stellt einen Eingriff dar, der juristisch den Tatbestand der Körperverletzung erfüllt, wenn der Patient nicht sein Einverständnis gegeben hat (§ 223 ff. und § 226 StGB). Der HP darf nur die Injektionsarten durchführen, zu denen er im Rahmen seiner Sorgfaltspflicht befähigt ist. Er muss in der Lage sein, mögliche Komplikationen zu behandeln.

2.8 Mischen possible?

Das Mischen von Ampullen ist nicht unproblematisch: durch das Mischen entsteht rechtlich gesehen ein „neues Medikament". Therapeuten dürfen aber keine Medikamente herstellen! Kommt es zu Komplikationen, dann gilt nicht mehr die Herstellerhaftung sondern die Therapeutenhaftung! Seit Anfang 2010 gibt es im Arzneimittelgesetz (AMG) eine Neuregelung für die Herstellung und die Anwendung von Arzneimitteln durch Ärzte und Heilpraktiker. Danach besteht eine Anmeldepflicht!

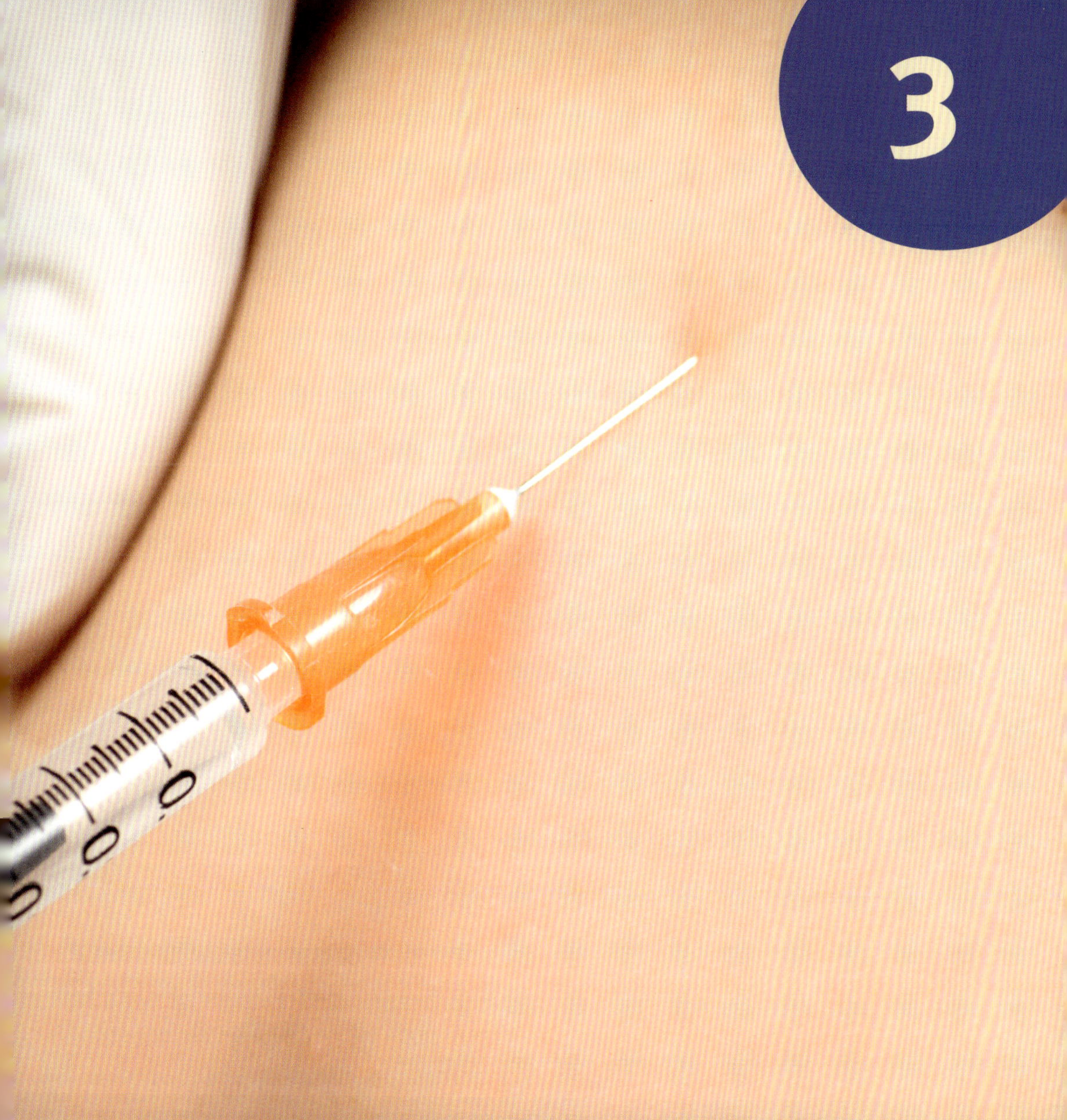

3

Injektionstherapien im Vergleich

3. Injektionstherapien im Vergleich

„Die Medizin ist ohne ein gewisses Maß an Scharlatanerie nicht auszuüben“
(Paul Lafargue, französischer Arzt und Sozialist, 1842–1919)

3.1 Aderlass

„Wer einen will zur Ader lassen, der muss ihn auch verbinden können.“ (Sprichwort)

Der Aderlass im weiteren Sinne gehört zwar nicht zum eigentlichen Instrumentarium des BRIK, kann aber im Sinne regulierender medizinischer Maßnahmen einen positiven Impuls geben. Durch die Volumenentlastung des Kreislaufs verbessern sich schlagartig Viskosität, Hämatokrit und die Mikrozirkulation. Patienten mit Erscheinungen venöser Stase, Stoffwechsel-Belastung jeglicher Art (Diabetes, Hyperlipidämie, Hyperurikämie, Hyperproteinämie…) finden Entlastung. So bietet es sich an beispielsweise vor einer i.v. Injektion oder Infusion bei angelegtem Butterfly einen kleinen Aderlass (80–150 ml) vorzunehmen und anschließend durch die dann bereits liegende Nadel die zu substituierenden Mittel (Vitamin C, B12, FS…) oder andere zur i.v.-Regulation angedachten Mittel zu applizieren. Bei dem in diesem Rahmen sinnvollen Aderlass ist nicht der klassische große Aderlass gemeint (bis zu 500 ml), sondern eher das Denkmodell der Hildegard von Bingen, bei dem durch das Öffnen der Vene dem Körper Gelegenheit gegeben wird, sich zu entgiften. Bei einem zu beobachtenden Farbumschlag des Blutes von dunkel zu einer mehr oder weniger deutlich helleren Nuance kann der Vorgang beendet werden. Auch wenn Hildegard noch einige spezielle Verhaltensregeln empfiehlt, um in den vollen therapeutischen Wirkgenuss zu kommen, so kann aus Erfahrung berichtet werden, dass auch der wöchentliche kleine Aderlass (ca. 6x) zu beliebiger Zeit einen ausgesprochen günstigen Einfluss auf Befinden und Befindlichkeit des Patienten und den therapeutischen Prozess hat.

Besonderheiten beim Aderlass nach Hildegard von Bingen:

- 1.–6. Tag nach Vollmond
- Absolute Nüchternheit
- Venentastbefund
- Stichtechnik
- Blutbefundung
- Blutmenge ca. 50–150 ml
- Umschlagszonenbeurteilung
- Verhalten nach dem Aderlass

(nach „Der Hildegard Aderlass nach Dr. Ewald Töth")

3.2 Akupunktur

Die Akupunktur gehört nach ihrem Verständnis zu den Regulationstherapien. Im Zusammenhang mit dem Thema Injektionen geht es hier lediglich um den Aspekt der Nadelung.

Die westliche Wissenschaft ist stets kritisch bemüht, die nicht von der Hand zu weisenden Effekte und Erfolge der Akupunkturnadelung zu erklären. Einige Studien kommen zu dem Ergebnis, dass durch periphere Stimulation bestimmter Akupunkturpunkte vermehrt Endorphine im Bereich des Mittelhirns ausgeschüttet werden. Auch die Gate-Control-Theory bietet Erklärungen. Im unserem Konzept finden die Akupunkturpunkte breiten Raum für regulative Injektionen.

3.3 Aurikulotherapie / Ohrakupunktur

Die Aurikulotherapie oder auch Ohrakupunktur nach Paul Nogier basiert nicht auf der Meridianlehre der Akupunktur, sondern ist ein eigenständiges System, das eher im Sinne der Reflexzonen-Theorie über Nadelung von Ohrpunkten Einfluss nimmt auf Organe und Funktionen. Im Rahmen des BRIK werden einige dieser Punkte einbezogen, um über das Setzen von Quaddeln regulative Impulse zu setzen.

3.4 Biopunktur

Die Biopunktur von Jan Kersschot beschreibt Injektionstechniken im Rahmen einer biologischen Schmerzmedizin, insbesondere bei Verletzungen. Homöopathika, Procain und Glucose werden in Muskeln, Sehnen, an Gelenke und auch subcutan injiziert.

3.5 Dry Needling

Das „trockene Nadeln" ist eine Therapieform zur Behandlung von myofaszialen Triggerpunkten durch Einstiche mit Akupunkturnadeln. Man hatte bei der ursprünglichen TPT mit Injektionen die Beobachtung gemacht, dass nicht das Injektat allein verantwortlich für den Erfolg der Triggerpunkt-Behandlung war, sondern der Stich an sich bereits Wirksamkeit zeigte. Es gibt Hinweise dafür, dass die durch den Nadelstich ausgelöste Zuckungsantwort eine Veränderung des lokalen Stoffwechselmilieus bewirkt, bzw. der analgetische und tonussenkende Effekt über Mechanismen der Gate-Control-Theory zustande kommt. Beim Dry Needling gibt es unterschiedliche Techniken: die intramuskuläre Stimulation (IMS) und die superfizielle Afferenzstimulation (SAS).

Im Rahmen des BRIK versuchen wir den Nadeleffekt als regulative Kraft mit der Mittelwirkung des passenden Biotherapeutikums zu kombinieren und im Sinne des Bürgi-Prinzip den Effekt zu verstärken.

3.6 Eigenblutbehandlung

„Das Blut ist ein ganz besonderer Saft" (Johann Wolfgang von Goethe)

Unter dem Begriff Eigenblutbehandlung werden verschiedene Verfahren verstanden, denen gemeinsam ist, dass dem Patienten zunächst eine bestimmte Menge Blut entnommen wird, um es anschließend wieder zu injizieren. Das Blut liefert stets aktuelle Zustandsberichte des Immunsystems. Es dient als Informationsträger: wird es dem Körper entnommen und ihm per Injektion wieder präsentiert, so setzt es als „fremd" einen Reiz, der eine immunologische Antwort einfordert.

Die unterschiedlichen Verfahren unterscheiden sich zum Beispiel durch folgende Kriterien:

Unverändertes Eigenblut: Dabei wird eine kleine Menge Venenblut entnommen und dem Körper gleich anschließend wieder reinjiziert.

Aufbereitetes Eigenblut: entweder wird das Blut vor der Reinjektion mit einem homöopathischen Mittel angereichert oder durch Hämolyse, UV-C-Licht-Bestrahlung, Sauerstoff-Ozon-Aufschäumung modifiziert.

Potenziertes Eigenblut: man kann auch von einer Eigenblutnosode sprechen.

3.6.1 Modifizierte Eigenblutbehandlungen

3.6.1.1 Die Auto-Sanguis-Stufentherapie nach Dr. Reckeweg (ASST)

Die Auto-Sanguis-Stufentherapie nach Dr. Reckeweg stellt eine Sonderform der Eigenblutbehandlung dar: das entnommene Patientenblut (in der Regel nicht mehr als ein Tropfen) wird durch schrittweise homöopathische Potenzierung über mehrere Stufen und jeweils anschließende Reinjektion zu einem wirksamen Reiztherapeutikum, das nach dem Arndt-Schulz-Gesetz im Sinne einer Umkehrwirkung die körpereigene Abwehrkraft stärkt und zu vermehrter Entgiftung anregt. Als Medium zur Potenzierung des Patientenblutes werden zum Krankheitsbild des Patienten passende homöopathische Ampullenpräparate ausgewählt.

Die Durchführung der ASST erfolgt nach folgenden Regeln: um eine für die Potenzierung optimale Menge Patientenblut als Ausgangstoff zu gewinnen, empfiehlt sich folgende Vorgehensweise: man nimmt eine intravenöse Injektion mit einem für das aktuelle Krankheitsbild des Patienten symptomatisch wirksamen Mittel vor (z. B. Traumeel). Das bei der Venenpunktion durch kurze Aspiration in die Spritze gelangte Blut vermengt sich mit dem Injektionspräparat. Nach erfolgter intravenöser Applikation verbleibt nach kompletter Ausspritzung eine geringe Menge dieses Gemisches im Konus der Spritze. Mit dieser Spritze und der aufsitzenden Kanüle wird das zweite Mittel aufgezogen. Als zweites Mittel kommt ein Drainagemittel zur Ausleitung und Entgiftung der Matrix infrage (z. B. Lympomyosot). Zur Potenzierung des Blutes wird nun die Spritze kräftig und rhythmisch in senkrechter Richtung 10- bis 15-mal verschüttelt. Nachdem die Spritze mit der gewonnenen Mischung entlüftet wurde, kann eine neue Kanüle zur Injektion aufgesetzt werden. Diese erste Stufe des potenzierten Eigenbluts samt Arzneimittel kann nun in die vorgesehene Gewebestruktur (subcutan, intramuskulär, in Schmerzpunkte, Segmente, Akupunkturpunkte oder nach den Regeln des BRIK) injiziert werden. Nach Beendigung dieser Injektion wird in gleicher Weise Verfahren: mit derselben Spritze und derselben Kanüle wird das nächste Mittel aufgezogen. Das dritte Mittel kann nach Reckeweg ein Organpräparat sein (z. B. Mucosa compositum). Nun befinden sich höchstens noch geringe Spuren sichtbaren Blutes in der Spritze. Die nächste Stufe der Potenzierung erfolgt in der gleichen Art und Weise (10- bis 15-mal kräftig senkrecht verschütteln). Als Applikationsort dieser Spritze kann wiederum eine sinnvolle, reaktionsfähige Struktur gewählt werden (siehe dazu auch die Beispiele des BRIK). Der Vorgang des Aufziehens des vierten Mittels erfolgt nun letztmalig in der gleichen Weise. Nun kann je nach Erkrankung des Patienten eine Nosode oder ein homöopathisiertes Allopathikum in die Auswahl kommen. Eine erneute Verschüttelung führt das Patientenblut in die nächste

Stufe der Potenzierung. Der sinnvolle Injektionsort dieses vierten Mittels ergibt sich aus dem Behandlungskonzept. Wichtig ist allerdings, in den letzten drei Injektionen keine intravenöse Verabreichung vorzunehmen, da dann der Potenzierungseffekt des Blut-Arzneigemisches verloren ginge. Dieser gesamte Ablauf findet natürlich in einer Behandlung statt. Die Abstände zwischen den einzelnen Sitzungen werden bei uns in der Praxis auf ca. eine Woche terminiert, damit den zu erwartenden Reaktionen des Organismus genügend Raum bleibt. Für den Patienten spürbare Reaktionen, sogenannte Erstverschlimmerungen, sollten vor der nächsten Durchführung abgeklungen sein. In der Regel führen wir diese Behandlung ca. sechs Mal durch. Besonders bei chronischen Verlaufsformen von Erkrankungen, Herdgeschehen oder Folgen von Homotoxikosen bietet diese Form der Behandlung gute Erfolgsaussichten zur Einleitung einer regressiven Vikariation. Im zweiten Teil des Buches befinden sich Krankheitsbilder mit Injektionsvorschlägen, die ebenfalls nach den Regeln der ASST umgesetzt werden können. Die Auswahl der zu verabreichenden Präparate muss wie immer individuell dem Krankheitsbild und der Reaktionslage des Patienten angepasst werden. Eine Kombination mit anderen Eigenbluttherapien wie der HOT ist durchaus möglich und erweist sich häufig als sinnvoll und effektiv. Entscheidend ist, dass man für die ASST immer nur einen übrigbleibenden Tropfen zur weiteren Potenzierung verwendet. Für alle Eigenbluttherapien gilt übrigens das Gebot der unmittelbaren, direkten Anwendung, d. h. eine Aufbewahrung oder Mitgabe der Injektionsspritzen ist nicht zulässig.

3.6.1.2 Potenziertes Eigenblut zur Injektion

Wer homöopathische Eigenblutprodukte zur direkten Anwendung am Patienten herstellt, muss dazu das in einem homöopathischen Arzneibuch (HAB, PH.Eur.) beschriebene Verfahren anwenden.

Homöopathisches Arzneibuch (HAB):

Vorschrift 5 zur Herstellung homöopathischer Lösungen:

1 Teil Ausgangssubstanz / mit 9 Teilen Wasser für Injektionszwecke = D1

Das Wasser für Injektionszwecke entspricht der Vorschrift 3.1.2.

Vorschrift 11 Parenteralia, Flüssige Verdünnungen zur Injektion:

Parenteralia nach Vorschrift 11 sind sterile, flüssige, durch Potenzieren und/oder Mischen erhaltene Verdünnungen aus einer oder mehreren nach Vorschriften des HAB hergestellten Zubereitungen. Parenteralia zur Injektion müssen den Anforderungen der Monographie Parenteralia im Kapitel Darreichungsformen der Ph.Eur. entsprechen.

Als Isotonisierungsmittel kann Natriumchlorid verwendet werden.

Potenzierung: Die Potenzierung (Verschüttelung) erfolgt ebenfalls nach HAB.

Das bedeutet für den Praktiker:
In einer 5 ml-Spritze werden 0,5 ml Blut mit 4,5 ml sterilem Aqua dest. hämolysiert oder mit 4,5 ml isotoner 09,%iger NaCl-Lösg. vermischt, 10 x per Hand verschüttelt (D1) und die vorgesehene Menge mit neuer Kanüle gem. Hygienevorgaben i.m. reinjiziert.

3.7 Homöosiniatrie

Die Homöosiniatrie als synergistische Therapie von Homöopathie und TCM bedient sich der Injektion von homöopathischen Mitteln in Akupunkturpunkte, um die Wirkung der Einzeltherapie zu erhöhen. Geprägt wurde der Begriff durch den Franzosen Roger de la Fuye, der sich auch auf Ansichten von August Weihe berief. Das BRIK stützt sich in Grundzügen auch auf homöosiniatrische Ansichten und integriert sie in ein umfassenderes Injektionskonzept, das sich im praktischen Therapiealltag bereits bewährt hat.

3.8 Mesotherapie

Die Mesotherapie wurde erstmals 1952 von ihrem „Erfinder" Dr. Michel Pistor beschrieben als Injektion von Procain und konventionellen Arzneimitteln in das Mesoderm. In den letzten Jahren wurde die Mesotherapie außerhalb Frankreichs bekannt, hauptsächlich in der ästhetischen Medizin zur Behandlung von Falten, Cellulite und örtlicher Fettverbrennung. Zum Einsatz kommen Vitamine, Antioxidantien, Aminosäuren, Co-Enzyme etc.. Die Injektionen werden mit kurzer Nadel zum Teil mit einem Mesogun subcutan „geschossen".

3.9 Neuraltherapie

In der Neuraltherapie nach den Brüdern Huneke geht es um den Einsatz von injiziertem Procain (Lokalanästhetikum) als Modulator von neuralen Informationen. Ziel ist, die regulative Selbstheilung wirksam zu unterstützen – respektive bei gestörten Verhältnissen zu ermöglichen (siehe Störfeld).

Seit dem 1.4.2006 sind Lokalanästhetika gem. Arzneimittelverschreibungsverordnung (AMVV) verschreibungspflichtig!

Ausnahme: Lidocain und Procain bis 2 % und nur für die intracutane Anwendung. D. h., Heilpraktiker können diese Lokalanästhetika nur noch intracutan (i.c./als Quaddel) injizieren. Tiefer gehende Injektionen wie die „große Neuraltherapie" nach Huneke oder auch Infiltrationen als Mischinjektion mit anderen Ampullenpräparaten sind dem Heilpraktiker nicht mehr erlaubt!

Für den Einsatz von Lidocain/Procain bietet sich aber nach wie vor die i.c.-Anwendung im Rahmen einer Segment-/Reflexzonen-Therapie an.

3.10 Neurotopische Therapie nach Dr. Desnizza

Bei der neurotopischen Therapie nach Dr. Desnizza werden gezielte Einspritzungen mit Kochsalzlösung an entzündlich veränderten Nerven und Gewebezonen vorgenommen. Dies führt zu einer Anregung von Blut- und Lymphfluss, dem Abtransport der Schmerzstoffe und Gewebeschlacken und schließlich zur Stabilisierung der Nervenmembranen. Bei chronischen Wirbelsäulen- und Gelenkschmerzen, Kopfschmerz und Migräne sowie vielen inneren Erkrankungen können hierdurch Selbstheilung und Beschwerdelinderung ohne unangenehme Nebenwirkungen erreicht werden.

3.11 Prolotherapie

Die Proliferationstherapie oder kurz Prolotherapie ist ein Injektionsverfahren, das den Organismus zur verbesserten Reparatur geschädigter Strukturen wie Sehnen, Bänder und Gelenke anregen soll. Der grundlegende Gedanke der Prolotherapie ist, dass der Körper durch kontrollierte Entzündungsreize zu einer Wundheilungskaskade befähigt wird. Dazu wird eine Lösung bestehend aus Lidocain, Dextrose, Glycerin und Phenol (Proliferantien) in verletzte oder geschwächte Strukturen injiziert. Anwendung findet die Prolotherapie vor allem in der Orthopädie bei Gelenkbeschwerden, sowie nach Sportverletzungen.

3.12 Triggerpunkt-Therapie (TPT)

In der Triggerpunkt-Therapie nach Dr. Janet Travell und Dr. David Simons werden Lokalanästhetika in myofasziale Trigger-Punkte injiziert. Im Rahmen des BRIK sind Injektionen in diese zu ertastenden Punkte ebenfalls vorgesehen, jedoch nicht mit Procain oder Lidocain, sondern mit Biotherapeutica, die den lokal gestörten Muskelstoffwechsel korrigieren helfen. Daneben gibt es manuelle Techniken und das Dry Needling.

Ziel einer erfolgreichen Triggerpunkt-Therapie ist, über Lösen der lokalen Kontraktion, Verbesserung der Durchblutung und Senkung der Entzündungsreaktion, die lokale Druckschmerzhaftigkeit und die von diesem Punkt ausgehenden, ausstrahlenden Schmerzen zu beseitigen.

Unterschiede zwischen BRIK und anderen Injektionstherapien

	BRIK	Biopunktur	Homöosiniatrie	Mesotherapie	Neuraltherapie	Prolotherapie
Mittel						
Homöopathie	■	■	■			
Procain	■	■		■	■	■
Lidocain	■	■			■	
Glucose		■				■
Anderes						■
Injektionsart						
Intracutan	■		■			
Subcutan	■	■		■	■	
Intramuskulär	■	■			■	
Injektionsort						
Akupunkturpunkte	■		■			
Gelenke					■	■
Muskulatur	■	■			■	
Sehnen/Bänder	■	■			■	■
Triggerpunkte	■	■				

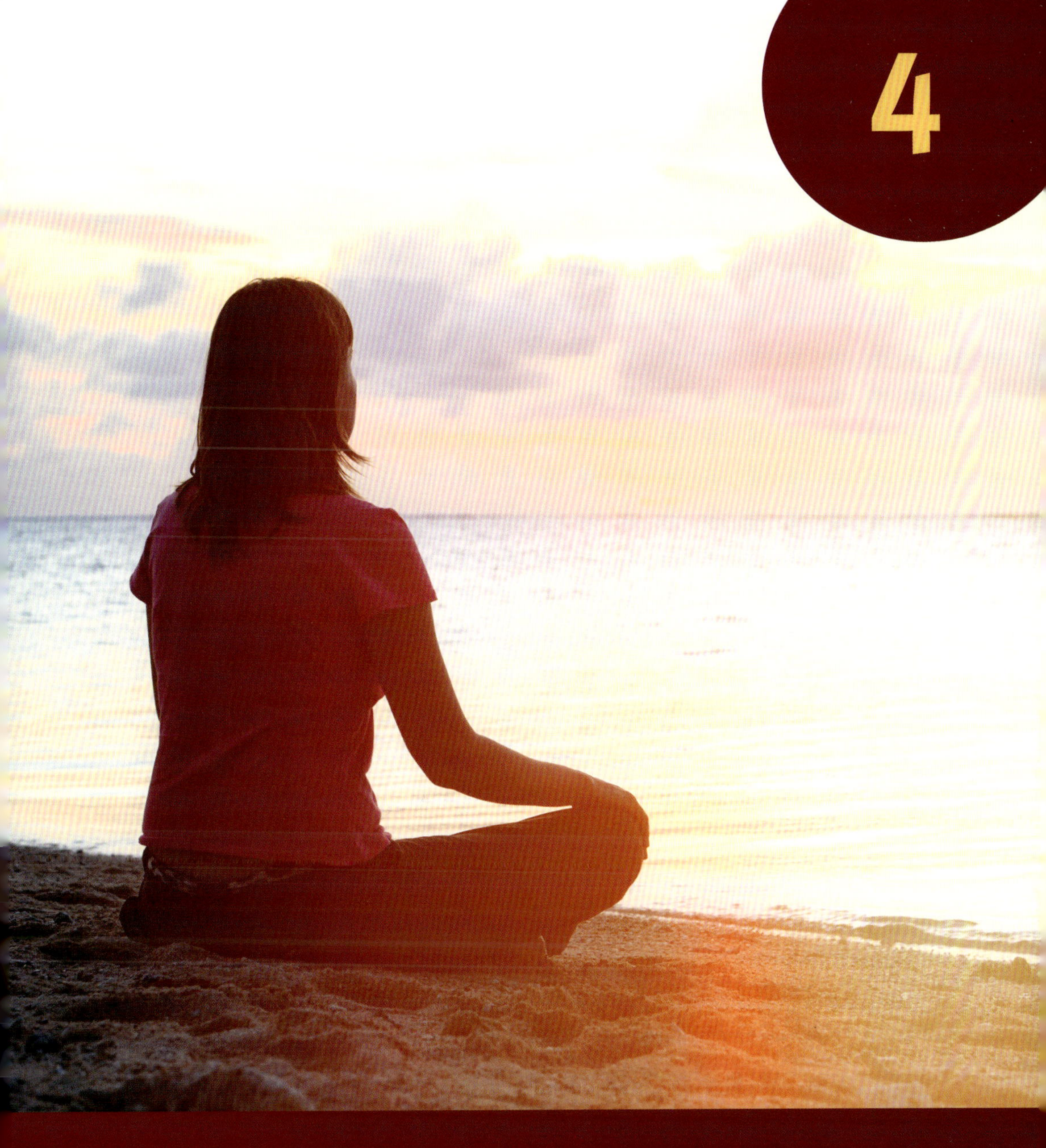

4

Bioregulatorische Medizin

4. Bioregulatorische Medizin

4.1 Das System der Grundregulation

„Manches muss man heilen, ohne dass der Kranke davon weiß" (Lucius Annaeus Seneca, 4 v. Chr. – 65 n. Chr.)

Biologische Systeme, so auch der Mensch, sind offene Systeme, sind Fließsysteme in ständigem Austausch mit ihrer Umgebung und in ständigem Bemühen um ein fließendes Gleichgewicht. Pischingers System der Grundregulation liefert uns anschaulich die Erklärung für die Funktionsweise von Stoffaustausch und Kommunikation, von Regulation und Vernetzung im menschlichen Organismus. Alle menschlichen Organzellen sind eingebettet in bindegewebiger Grundsubstanz, der Matrix. Sämtliche Nährstoffe, auch Sauerstoff, müssen auf dem Weg vom Gefäßsystem zu den Zellen, wo sie benötigt werden, eine Transitstrecke durch die extrazelluläre Flüssigkeit überwinden. Das gleiche gilt für den Rücktransport von Abfallstoffen aus dem Zellstoffwechsel (z. B. Milchsäure, Harnstoff, Kohlendioxid). In beiden Richtungen dient das Interstitium als Filter. In der Matrix enden die Nerven des Vegetativums im freien Raum, kollagene Fasern sorgen für Struktur und Flexibilität. Mastzellen, Abwehrzellen und Fibroblasten warten auf ihren Einsatz. Hier ist der entscheidende Ort der inneren Abwehr. Um die Funktionszellen vor Schädigung zu schützen, kann die Grundsubstanz als Zwischenlager Toxine zurückhalten und einlagern. Fallen zu viele Belastungen an oder schwindet die Fähigkeit zur Ausscheidung über Darm, Leber, Niere kann dieser Müllplatz zum Problem werden: eine sogenannte mesenchymale Verschlackung behindert den Transport, führt zur Unterversorgung und letztendlich zur Schädigung von Organen. Und genau hier setzt auch das BioRegulatorische InjektionsKonzept (BRIK) an als dynamischer Impuls im Spannungsfeld von Gesundheit und Krankheit

4.2 Was ist Bioregulatorische Medizin

„Nichts ist praktischer als eine gute Theorie" (Thales von Milet, ca. 600 vor Christus)

Bioregulatorische Medizin ist eine integrative und erweiterte Form der komplementären und alternativen Medizin, die auf Initiierung und Aufrechterhaltung von Gesundheit abzielt.

Bioregulatorische Medizin beinhaltet einen interdisziplinären Ansatz in der Medizin, der alte heilende Weisheiten und zeitgenössische medizinische Möglichkeiten integriert. BM berücksichtigt Techniken, die bei unseren angeborenen Kräften eine Selbstheilungs- und Selbstregulierungsreaktion hervorrufen können. BM versucht mit medizinischen Stimulantien den Körper in der Art zu beeinflussen, dass die körpereigenen Regulierungsprozesse die zerstörerischen Faktoren auf das verkraftbare Maß herunterregulieren und somit Gesundheit und Heilung fördern. Letztlich sind jede Therapie und jeder therapeutische Ansatz, die die Homöostase und die Selbstregulierungs-Mechanismen unterstützen eine Methode der BM. Die klassische Homöopathie konnte der modernen Welt angepasst werden und wir können heute verschiedene bioregulatorische Ansätze nutzen: Einzelmittel-Homöopathie, Komplexmittel-Homöopathie, Homotoxikologie…

BM wirkt durch Eliminierung, nicht durch Unterdrückung. Sie arbeitet mit potenzierten Mikro-Dosis-Heilmitteln und therapeutischen Techniken, die die Heilungsabläufe im Körper anregen. Regulative Therapie ist eine naturheilkundliche Methode, über Stimulantien die Widerstandskraft des Körpers zu stärken. Gestörte selbstregulierende Mechanismen sollen neu reguliert werden, um pathogenen Einflüssen besser widerstehen zu können. Krankheit kann definiert werden als Fehlregulation bei der das Gleichgewicht vorrübergehend gestört ist. BM interveniert, um die Abweichung so korrigieren zu helfen, dass das Gleichgewicht wieder hergestellt werden kann. Bei chronischen Erkrankungen ist die Verbesserung der Grundregulation Primärziel, um über das Netzwerk der Matrix die Autoregulation zu unterstützen.

Wichtige Merkmale der BM sind:

- das variable Soll,
- der Umwelt-Einfluss, der das Gleichgewicht stört,
- die körpereigene physikalische Reaktion, um das Gleichgewicht wieder zu erlangen,
- der Zustand der Homöostase des gesamten Organismus in seinem Umwelt-Gefüge.

Krankheiten unseres Jahrhunderts sind komplexe Vorgänge von Interaktionen genetischer Anlagen, äußerer Reize und individueller Lebensführung, gleich einem sozialen Netzwerk, das sich ständig verändert. Regulationsmedizin als interdisziplinäres, übergreifendes Gebiet der Naturheilkunde vereint Erkenntnisse aus Methoden der Komplementärmedizin, der Kybernetik, der empirischen Heilkunde und der Ganzheitsmedizin. Sie wirkt modulierend auf den Organismus, funktionell steuernd, aktiviert Restfunktionen und ist bestrebt, Regenerationsprozesse in Gang zu setzen. Gesundheit gilt als das einwandfreie Funktionieren der regulativen Kräfte in der Auseinandersetzung mit der Umgebung und Krankheit dementsprechend als Störung oder Blockierung der Selbstorganisation. Regulationsmedizin ist sozusagen als Medizin für die „Software“, während die Klinik sich um die „Hardware“ kümmert.

4.2.1 Autoregulation

Leben bedeutet in permanenter Reaktion mit der Umwelt zu sein.

Der menschliche Körper präsentiert sich als System außerordentlich instabiler Struktur, das auf kleinste Stimuli von außen reagiert. Veränderungen in der direkten Umgebung des Körpers haben einen unmittelbaren Effekt auf das innere Milieu. Auf der anderen Seite sind im Körper permanent sehr stabile Stimuli damit beschäftigt, äußere Reize zu besänftigen oder zu modulieren. So stellen Körper und Umwelt eine extrem komplexe interaktive Einheit dar, die sich jederzeit ändern kann. Der menschliche Körper ist „harmoniesüchtig", ständig bestrebt, die Balance zu halten.

Das Prinzip der Autoregulation gilt als grundlegendes Funktionsprinzip lebender Organismen und findet auch im menschlichen Körper fortlaufend statt, ohne dass wir diese Vorgänge bewusst registrieren. Beispiele von autoregulierenden Systemen im Körper sind:

- Thermoregulation
- Regulation des Blutzuckerspiegels
- Regulation des pH-Wertes
- Regulation der Atmung
- Regulation des Hormonhaushaltes

Der Idealfall der Autoregulation ist die Homöostase, die Aufrechterhaltung eines Gleichgewichtzustandes durch intern regelnde Prozesse.

Der menschliche Organismus ist bemüht, ein dynamisches Gleichgewicht zwischen Anforderung der Umwelt und seinem Leistungsvermögen herzustellen.

4.2.2 Entzündung als Autoregulation

Entzündung ist ein komplexer Prozess der Verteidigung in den viele unterschiedliche Immunzellen einbezogen und aktiviert sind. Aus dem Blickwinkel der BM ist die Präsentation von Hitze, Rötung, Schwellung und Schmerz zunächst kein Zeichen von Krankheit. Hinter der Mobilisierung der Abwehr erkennen wir die biologische Zielsetzung: Ausschaltung von Toxinen und Erneuerung von Gewebe. Homöostase ist das Ziel, Unterdrückung von Symptomen hat keine Priorität. Wir bemühen uns um therapeutische Maßnahmen, die in Compliance zum Entzündungsprozess stehen, indem wir u. a. Arzneimittel suchen und einsetzen, die diesen Prozess innerhalb des vom Patienten akzeptierten Spielraums regulieren ohne den biologischen Ablauf zu behindern.

4.2.3 Steuerung versus Regulation

Bei der Steuerung gibt es keine Rückkopplung der Regelgröße auf das System. Die Steuerung stellt ein System starr auf bestimmte Parameter ein. Die Regelung versucht, ein System in einen gewünschten Zustand zu bringen und dazu braucht es Rückkopplung und Kontrolle des Resultats. Autoregulative Vorgänge können als rückgekoppelter kybernetischer Prozess beschrieben werden.

4.2.4 Arndt-Schultz-Regel

„Schwache Reize fachen die Lebenstätigkeit an, mittelstarke Reize fördern sie, starke hemmen sie, stärkste heben sie auf." (Arndt/Schultz)

Auch wenn diese Regel nicht verallgemeinert werden darf, so gilt sie doch erfahrungsgemäß für den Einsatz der Homöopathie als regulierende Kraft. Die Frage der Bemessung der Reize, was für den Einzelnen als adäquate Reizstärke gewählt wird, obliegt dem Therapeuten, der sich dieser Frage durch Intuition, Erfahrung oder kinesiologische Testung nähern kann. Auch für die in diesem Buch vorgestellten Injektionskonzepte muss diese vom Behandler individuell beantwortet werden, da sich die Patienten in ihrer Art auf Injektionen zu reagieren, unterscheiden.

4.2.5 Bürgi-Prinzip

„Der Effekt zweier Substanzen, die zu derselben Änderung der Funktion führen oder dieselben Symptome beseitigen, addieren sich, wenn sie dieselbe und potenzieren sich, wenn sie verschiedene pharmakologische Angriffspunkte haben." (Bürgi 1932)

Bürgi postuliert, dass die gleichzeitige Verabreichung verschiedener Substanzen mit ähnlicher therapeutischer Wirkung einen synergistischen Effekt ausübt, der mehr ist als die Summe der Einzeleffekte aller einzelnen Substanzen. Für das bioregulatorische Injektionskonzept erklärt dieses Prinzip die erhöhte Wirksamkeit der indikationsbezogenen Mittel, die in den BRIK-Phasen zum Einsatz kommen.

4.2.6 Psycho-Neuro-Endokrino-Immunologie (PNEI)

„Das ist der größte Fehler bei der Behandlung von Krankheit, dass es Ärzte für den Körper und Ärzte für die Seele gibt, wo beides doch nicht getrennt werden kann." (Platon 427–347 vor Christus)

Die Psychoneuroimmunologie (PNI) ist ein interdisziplinäres Forschungsgebiet, das sich mit der Wechselwirkung der Psyche, des Nervensystems und des Immunsystems beschäftigt (Robert Ader). Im Mittelpunkt steht die Frage nach dem Wirkungsmechanismus der Psyche auf das Immunsystem, z. B. warum Stress Immunfaktoren negativ beeinflussen kann.

Die Psychoneuroendokrinologie (PNE) untersucht die wechselseitigen Zusammenhänge zwischen Verhalten und Erleben einerseits und endokrinen Funktionen andererseits.

Die PNEI als relativ junge Forschungsrichtung untersucht die Interaktionen zwischen psychologischen Prozessen, nervalen, endokrinen und immunologischen Systemen und kommt den Zusammenhängen, wie wir sie von der Empirie seit jeher kennen und in unsere Behandlungskonzepte einfließen lassen, nun auch von der wissenschaftlichen Seite auf die Spur. In der PNEI wird gezeigt, wie eng die Verbindung von Körper und Geist ist. Es gibt mittlerweile unzählige Publikationen auf neurologischer und biochemischer Ebene, dass Gemütszustände wie Ängstlichkeit, Depression, Ärger die Funktionalität des Immunsystems mit T-Zellen, B-Zellen, NK-Zellen, Makrophagen beeinflussen.

Regulation ist das Prinzip und effektive Regulationshilfe muss als essentieller Bestandteil bei der Behandlung von Krankheiten erkannt werden. Sie hat tiefgreifende Auswirkungen auf physiologische Reaktionen und Aktivitäten.

Was ist bioregulatorische Medizin?

- Biologische Systeme sind hochvernetzte, offene Systeme
- Biologische Systeme unterliegen einem Fließgleichgewicht
- Bioregulation bedeutet Regulation biologischer Prozesse
- Jede Krankheit und jeder Vitalitätsverlust gehen mit einer eingeschränkten Bioregulation einher
- Eingeschränkte Regulation bedeutet verminderte Ausscheidung, Ablagerung, Degeneration und Entartung
- Bioregulatorische Medizin ist eine reaktivierende Therapieform
- Bioregulatorische Medizin beinhaltet symptomatische Ersthilfe, Beseitigung der Störfaktoren, Unterstützung und Anregung der Selbstheilungskräfte

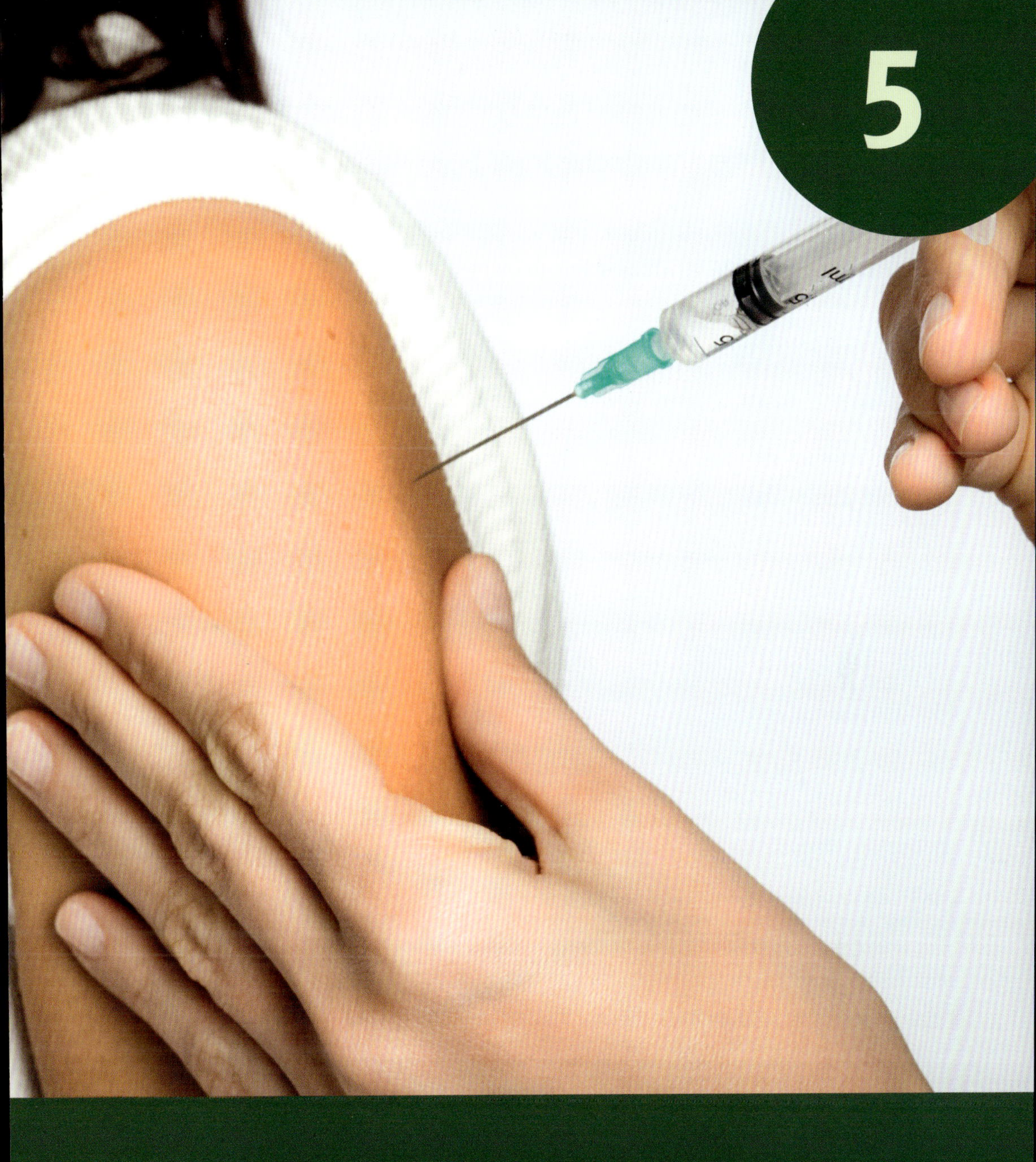

5

Das BioRegulatorische InjektionsKonzept (BRIK)

5. Das BioRegulatorische InjektionsKonzept (BRIK)

5.1 Die regulative Kraft der Injektion

5.1.1 Injektionsarten beim BRIK und deren Intention

„Lasst nie den alten Grundsatz rosten: Es muss a) wehtun, b) was kosten“ (Eugen Roth)

Im BRIK kommen die unterschiedlichen Injektionsarten zum Einsatz, um die regulierende Kraft einer Injektion optimal zur Wirkung kommen zu lassen.

Die intracutane Injektion, so wie sie zu Beginn beschrieben ist, ermöglicht mit der entsprechenden gut geschliffenen Kanüle die „Produktion“ exakt platzierter Quaddeln. Als intracutaner Reizimpuls kann damit beispielsweise über die nervale Erregung die Schmerzwahrnehmung moduliert werden (Gate-Control-Effekt). Ein Schmerzreiz löst eine reflektorische Muskelrelaxation aus.

Die subcutane Injektion stellt den direkten Zugang zur Matrix her. Hier werden sämtliche biologischen Vorgänge reguliert, hier entstehen Krankheiten, hier sollten auch therapeutische Maßnahmen ansetzen.

Die intramuskuläre Injektion, im allgemeinmedizinischen Betrieb die wohl häufigste Injektionsart, spielt im Rahmen des BRIK eine eher untergeordnete Rolle. Sie hat nicht die regulative Potenz, ist vorrangig zur Applikation von Substanzen (Vitaminen) gedacht, die mit einer gewissen Depotwirkung resorbiert werden sollen. Die Pharmakokinetik ist gut kalkulierbar. Zu bedenken sind die Komplikationsrisiken wie Hämatombildung, Abszessbildung und Nervenschädigung.

Die intravenöse Injektion ist im Rahmen des BRIK geeignet, direkte, systemische Heilimpulse über das Gefäßsystem zu vermitteln

Die Infusion, in diesem Rahmen als Kurzzeitinfusion (max. 30 min) gedacht, ermöglicht das Einbringen größerer Volumina, wie sie beispielsweise bei der Vitamin C-Hochdosis erforderlich sind.

Bei der Infiltration werden Gewebestrukturen „geflutet“, mit der Injektionskanüle fächerartig (Fächer-Injektion) injiziert, um einerseits lokale Wirkungen, teilweise aber auch davon abgeleitete Fernwirkungen zu erzielen.

Injektionsarten beim BRIK und deren Intention		
Intracutane Injektion	i.c.	Quaddelbehandlung, intracutane Reiztherapie
Subcutane Injektion	s.c.	direkter Zugang zur Matrix
Intramuskuläre Injektion	i.m.	Diffusion und Resorption mit Depotwirkung
Intravenöse Injektion	i.v.	direkter Zugang zum Blutgefäßsystem
Infusion	Inf.	kontinuierliche venöse Verabreichung
Infiltration	Infiltr.	Durchflutung des Gewebes

5.1.2 Injektionsorte und Wirkungsweisen

„Bei langwierigen Krankheiten ist es gut, den Ort zu verändern" (Hippokrates)

5.1.2.1 Akupunkturpunkte

Über Injektionen in Akupunkturpunkte werden gestörte Energieflüsse reguliert. Sie haben Anschluss an Spinalnervenäste aller Strukturen (Haut, Muskulatur, innere Organe, Gefäße, ZNS). Darüber hinaus stellen sie einen Zugang zur Grundsubstanz dar und können energetisch und pharmakologisch als solcher genutzt werden.

5.1.2.2 Dermatome/Segmente

Injektionen in Dermatome/Hautsegmente haben als Reiz über den cutiviszeralen Reflexweg mit Umschaltung der Viszeralnerven im Rückenmark eine Fernwirkungsmöglichkeit auf innere Organe. Eingeweideorgane können in ihrer Funktion (Bewegung, Sekretion, Durchblutung) beeinflusst werden.

5.1.2.3 Gefäße

Geht es im Behandlungskonzept darum, einen schnellen Wirkungseintritt, eine systemische Applikation oder eine Substitution unter Umgehung des Magen-Darm-Kanals zu erreichen, gilt die intravenöse Injektion oder Infusion als Methode der Wahl.

5.1.2.4 Muskulatur

Gut durchblutete Skelettmuskulatur, in der Regel der musculus glutaeus medius, bietet sich an, wenn es darum geht, Mittel zur Substitution (z. B. Vitamine) mit einer gewissen Depotwirkung dem Organismus zur Verfügung zu stellen.

5.1.2.5 Reflexzonen

Die empirische Wirksamkeit reflextherapeutischer Behandlungen macht bei der Injektion keine Ausnahme. Als besonders effektvolle und praktikable Einflussnahme im Kleinen mit der Wirkung auf das gesamte System hat sich im Rahmen des BRIK die Nutzung der Ohrpunkte erwiesen. Eine Quaddel auf dem passenden Ohrpunkt kann die erwünschte Regulation auslösen oder im Ensemble die weiteren Maßnahmen unterstützen.

5.1.2.6 Störfelder

Als Störfelder können Narben, kranke Zähne oder chronische und latente Entzündungen gelten. Bei ausreichender Regulationsfähigkeit des Gesamtorganismus bleiben diese Störfelder stumm und unbemerkt, die Störung wird kompensiert. Durch Zunahme von Belastungen wie Stress, Infektion, ungesunde Lebensweise kann die Kompensationsgrenze erreicht werden und die Störfeldwirkung kann sich als segmentale Störung aber auch als Fernstörung an beliebiger Stelle somatisieren oder sich in Form funktioneller Störungen äußern. Technik der Infiltration: das verdächtige Gewebe (z. B. Narbe) wird flächendeckend oberflächlich mit Procain-Quaddeln infiltriert, es dürfen keine nicht anästhesierten Bereiche übrigbleiben und es sollten alle bekannten Störfelder in einer Sitzung infiltriert werden, damit es nicht zu einer gegenseitigen Reaktivierung („Infizierung“) kommen kann. Die Infiltration ist schmerzhaft, wird allerdings innerhalb weniger Minuten durch Schmerzminderung und Entspannung belohnt. Es kann nach Stunden oder im Laufe des Tages zu einem verstärkten Wiederauftreten der ursprünglichen Beschwerden kommen (Erstverschlimmerung / Heilreaktion), die in der Regel von selbst abklingen. Die Behandlung sollte in 2–3 tägigem Rhythmus ca. 6–8 mal wiederholt werden, dann kann mit einer kontinuierlichen Besserung gerechnet werden.

5.1.2.7 Triggerpunkte

Lokale myofasziale Verhärtungen, die Ausgangspunkt für übertragene Schmerzen sein können, sollen durch intramuskuläre Injektionen zur Rückkehr in die normale Funktion bewegt werden. Zunächst wird der gesamte Muskel palpiert. Bei richtiger Palpationstechnik lassen sich die verspannten Faserbündel und die in ihnen enthaltenen Bereiche mit Überempfindlichkeit gut auffinden.

Grundsätzlich gibt es zwei Palpationstechniken:

1. die flächige, tiefe Palpation für Muskeln, deren Masse nicht abzuheben ist.

2. die Zangenpalpation bei Muskeln, die gut abzuheben sind.

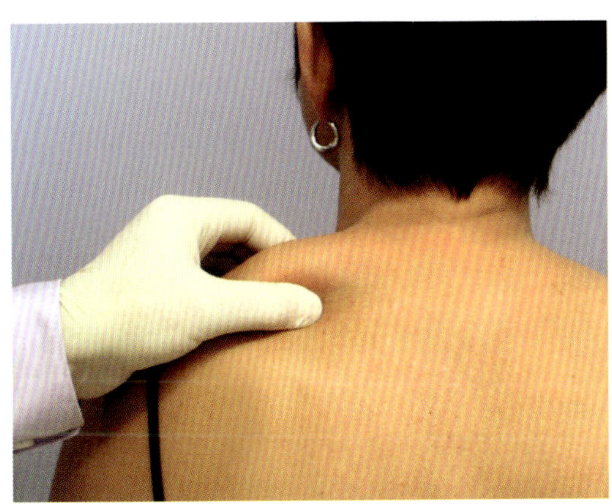

Zangenpalpation

5.1.2.8 Weihesche Druckpunkte

Im praktischen Teil des Buches werden einige Weihe-Punkte verwendet. August Weihe war ein homöopatischer Arzt, der erstmals 1875 den Zusammenhang zwischen druckdolenten Punkten und korrespondierenden homöopatischen Mitteln entdeckte. 1886 beschrieb er bereits 195 dieser hyperalgetischen Punkte, die in der Folgezeit mit den Akupunkturpunkten der traditionellen chinesischen Medizin in Verbindung gebracht wurden. Weihe selbst war die Akupunktur jedoch nicht bekannt. Weihe beschrieb insgesamt 270 derartiger druckdolenter Punkte, die er jeweils bestimmten homöopathischen Mitteln zuordnete. Die Weihesche Druckpunktdiagnostik soll die Wahl eines geeigneten Mittels bei einer homöopathischen Behandlung zusätzlich zur üblichen Mittelwahl absichern helfen.

Er entdeckte bei seinen Patienten, denen er Nux vomica verschrieb, einen hyperalgetischen Punkt unterhalb des rechten Rippenbogens. Nach oraler Gabe des Mittels verschwand der Schmerz. Nachdem er weitere Patienten, die den gleichen Schmerz aufwiesen und bei denen Nux vomica die Heilung brachte, behandelt hatte, begann er sein System weiter zu entwickeln. Bei 270 Druckpunkten konnte er im Laufe der Jahre einzelne homöopathischen Mitteln zuordnen. Roger De La Fuye knüpfte Anfang des vorigen Jahrhunderts an die Arbeit Weihes an. Die erste Publikation 1934 wurden 1952 von Heribert Schmidt übersetzt. Er fand heraus, dass bei 101 Punkten eine anatomische und funktionelle Übereinstimmung mit den Akupunkturpunkten besteht, und bei weiteren 52 Punkten besteht eine topographische Korrespondenz. Werner Frase greift die Arbeit auf der Basis der Homotoxikologischen Lehre Reckewegs auf und entwickelt die Homöosiniatrie mit modernen Komplexmitteln weiter.

In der BRIK-Methode werden die Erfahrungswerte der Weiheschen Punkte als Injektionspunkte für die homöopatischen Einzelmittel entsprechend ihrer Wirkung eingesetzt.

Injektionsorte und Wirkungsweisen

Akupunkturpunkte	Injektion zur Regulierung eines gestörten Energieflusses
Dermatome/Segmente	Injektion zur Therapie über den cutivisceralen Reflexweg mit Fernwirkung auf innere Organe
Gefäße	schneller Wirkungseintritt, Substitution unter Umgehung des Ma-/Da-Kanals
Muskulatur	Injektion zur Substitution mit Depotwirkung
Reflexzonen	Beeinflussung somatotopischer Punkte
Triggerpunkte	Injektion in lokale myofasciale Verhärtungen, von denen übertragene Schmerzen ausgehen können
Störfelder	Beseitigung von Fernstörungen
Weihesche Druckpunkte	Injektionspunkte für homöopathische Einzelmittel

5.1.3 Spezielle Applikationsorte

„Ein verzweifeltes Übel will eine verwegene Arznei“ Friederich von Schiller

Bauchkranz nach Hopfer:

Der Bauchkranz nach Hopfer beschreibt eine Quaddelung vom Xiphoid bis zur Symphyse ringförmig kaudal der Rippenbögen und knapp kranial der Spina iliaca anterior superior und der Schambeinfuge zirkulär um den ganzen Bauch. Die intracutanen Injektionen werden in ca. 4 cm Abstand vorgenommen. Bei empfindlichen Patienten oder auch bei der Injektion größerer Mengen kann die Injektion mit ähnlich gutem Effekt auch subcutan erfolgen. Hauptindikation stellt die ganze Palette abdomineller Erkrankungen dar.

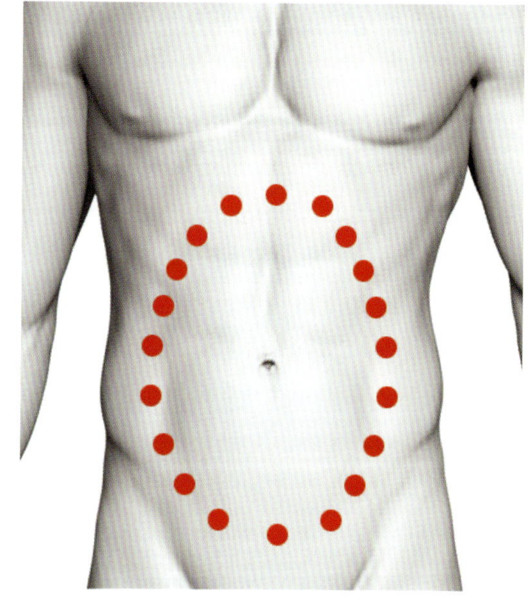

Bauchkranz

Dornenkranz nach Hopfer:

Der Dornenkranz nach Hopfer ist eine wirkungsvolle Applikationsform vor allem bei Indikationen wie Migräne, Zustand nach Commotio und zerebralen Durchblutungsstörungen. Die Quaddelung verläuft entlang der größten Zirkumferenz des Schädels in 3–4 cm Abstand.

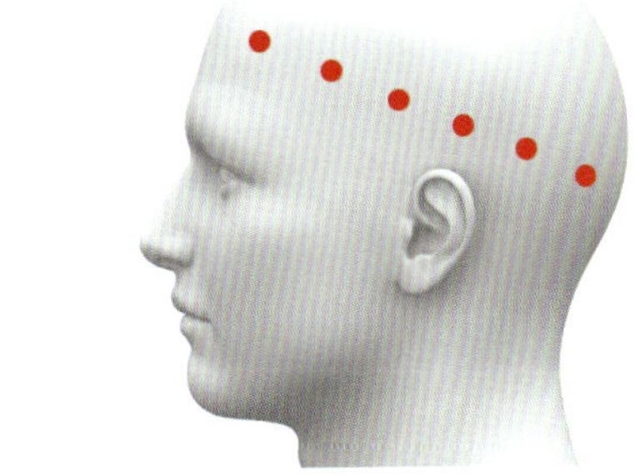

Dornenkranz nach Hopfer

Flohleiter:

Mit Flohleiter bezeichnete man früher eine Quaddelserie mit Quaddeln rechts und links über den Querfortsätzen entlang der gesamten Wirbelsäule

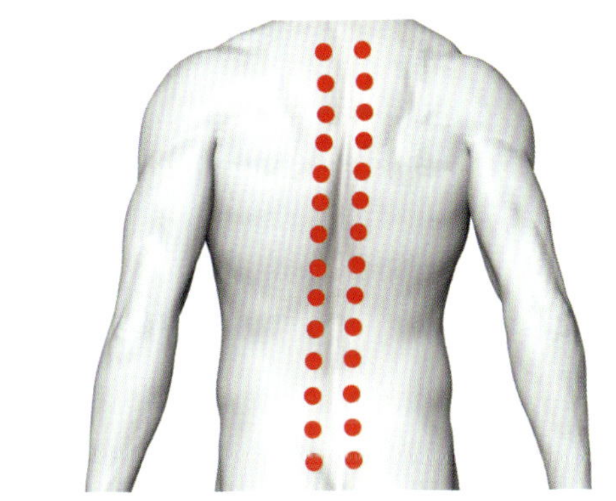

Flohleiter

Praeperitoneale Infiltration:

Die praeperitoneale Infiltration (Injektion in die Magengrube) kann nach unserer Technik folgendermaßen sicher und für den Patienten gut erträglich vorgenommen werden: Zwei Querfinger kaudal des Xiphoids wird eine Quaddel mit Procain gesetzt. Im Anschluss wird durch die Quaddel hindurch mit einer 20er Kanüle das gewählte Funktionsmittel im praeperitonealen Raum deponiert.

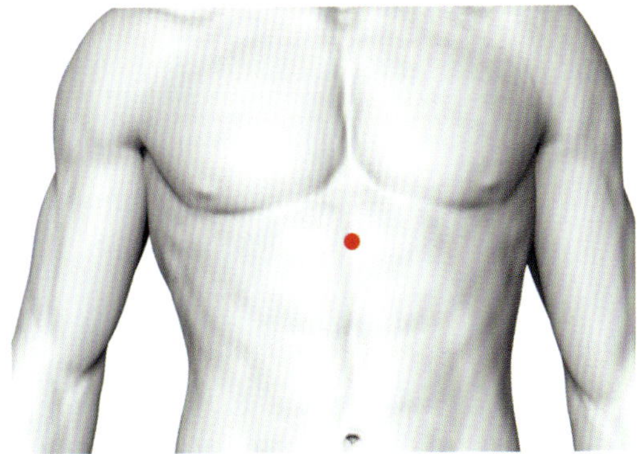

Präperitoneale Infiltration

Alternativ kann unter Verzicht auf Procain das Funktionsmittel mit einer feinen Nadel (Dentalkanüle) direkt injiziert werden.

Lymphbelt nach Gleditsch

Injektionen in den Lymphbelt nach Gleditsch haben einen positiven Effekt auf den Lymphabfluss von Kopf und Hals. Die Triggerpunkte bilden eine Punktkette. Indikation sind neben Lymphstauungen auch rezidivierende HNO-Erkrankungen, anfallsweises Schwitzen und generelle Unterstützung bei Stoffwechsel-Störungen.

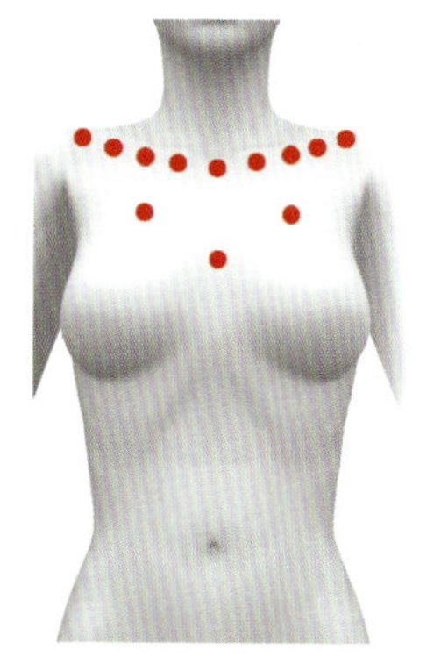
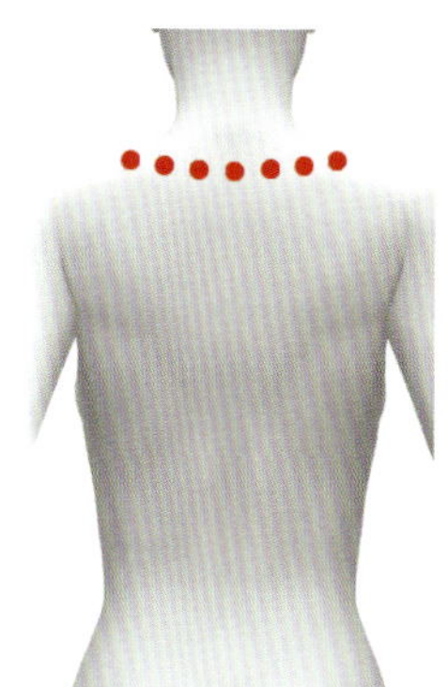

Lymphbelt nach Gleditsch

Thorakaler Raum

Injektionen im thorakalen Raum haben regulativen Einfluss bei Erkrankungen der Lunge und Bronchien, sowie bei funktionellen Herzbeschwerden. Sie werden ventral und dorsal im Verlauf der medialen Lungenränder gesetzt. Hinzu kommen noch 3–4 Quaddeln über dem Sternum.

5.1.4 Phasen des BRIK

Symptomatisch:

Die Symptomatik, mit der sich die Regulationsstörung oder Krankheit bemerkbar macht, führt den Patienten in die Praxis. Je nach Leidensdruck kann es für ihn das dringlichste Anliegen sein, in diesem Punkt schnelle Hilfe zu erfahren.

Regulativ:

Therapeutische Maßnahmen sollen sinnvollerweise dort ansetzen, wo die Krankheiten entstehen. Die extrazelluläre Matrix als ernährendes und entsorgendes offenes System ist in ihrer Beschaffenheit von zentraler Bedeutung für Stoffwechsel und Regulation. Die mesenchymale Transitstrecke muss frei gemacht werden von biologischen, chemischen und physikalischen Noxen.

Immunmodulierend:

Ziel ist ein gut funktionierendes, adaptives Immunsystem, das adäquate Antworten geben kann.

Organunterstützend:

mit organregulativen Präparaten wird neben der Verbesserung der Zellfunktion die Optimierung des Organs als Einheit angestrebt.

Substituierend:
Bei einigen Krankeitsbildern ist zur Erreichung eines Reaktionsniveaus oder zum Ausgleich eines Mangelzustandes eine Substitution von Vitamine oder Mineralien erforderlich.

Phasenübergreifend:
Die analytische Trennung der Phasen kann in manchen Fällen durch übergreifend wirkende Präparate aufgehoben werden.

Die **Reihenfolge der Injektionen**, die in der Regel in einer Sitzung appliziert werden, kann unter praktischen Erwägungen im Ablauf variabel je nach Lokalisation gestaltet werden. Ampullen, die wegen geringen Verbrauchs (z. B. intrakutane Injektion) nicht vollständig benötigt werden, können mit dem folgenden Medikament vermischt zum Einsatz in die nächste Phase transponiert und injiziert werden. Die dadurch geschaffene punktuelle Vernetzung der Phasen verspricht eine Wirkungsverstärkung im Sinne des Bürgi-Prinzips: Medikamente mit gleichem Angriffspunkt addieren sich, Medikamente mit verschiedenen Angriffspunkten potenzieren sich in ihrer Wirkung.

5.2 Methodische Vorgehensweise

5.2.1 Zur Dialektik der Diagnostik

„Vor die Therapie haben die Götter die Diagnose gesetzt" (Dr. Franz Volhard).

„An der Diagnose erkranken die meisten Leute" (Charles Tschopp).

„Die Ärzte glauben, ihrem Patienten sehr viel genützt zu haben, wenn sie seiner Krankheit einen Namen geben" (Immanuel Kant).

BRIK ist ein medizinisches System, das eine diagnostische und eine therapeutische Komponente beinhaltet. Eine klinische Diagnose ist erforderlich, um solche Krankheiten zu identifizieren und auszuschließen, die für dieses Behandlungskonzept nicht geeignet sind (Krebs, AIDS, MS).

Eine funktionelle Diagnose mit den vielfältigen naturheilkundlichen Hinweis-Diagnosen hilft dem Therapeuten bei der Entscheidung, welche Strategie nötig ist, welche Mittel wie, wohin injiziert werden. Eine Diagnose an sich bringt allerdings gar nichts, wenn sie therapeutisch nicht weiterführt.

Ein Verzicht auf eine klinische Diagnose ist akzeptabel, wenn die Biosignale des Körpers, die einen Bezug zur Ätiologie haben, als Befundbesonderheit im Einzelnen gewertet werden und adäquate therapeutische Maßnahmen einleiten. Auch wenn wir in der ganzheitlichen Therapie nur selten zu einer monokausalen Ursache-Wirkung-Aussage kommen, ist es besonders bei invasiven Verfahren unabdingbar, den Patienten in seinem Bedingungsgefüge zu erfassen und die geplanten therapeutischen Schritte bewusst, zielgerichtet und unter Ausschluss unnötiger Risikofaktoren durchzuführen. So versteht es sich von selbst, dass der Patient anamnestisch durchleuchtet wird, seine momentanen Beschwerden auf dem Hintergrund seiner Krankheitsgeschichte gesehen werden, die Medikamentenanamnese vollständig ist, bekannte Allergien und Unverträglichkeiten dokumentiert werden. Des Weiteren sollte der Patient informiert werden über Sinn und Art der Behandlung, mögliche Komplikationen und Reaktionen, die zu erwartende Behandlungsdauer und die in etwa entstehenden Kosten. In der Praxis hat es sich bewährt, ein entsprechendes Informationsblatt dem Patienten auszuhändigen und sich ein Exemplar von ihm unterschreiben zu lassen. Die Dokumentationspflicht ist besonders zu beachten. Treten unerwartete Reaktionen während oder nach der Behandlung auf, sind sie ungeachtet der Frage, ob sie kausal auf die Injektion zurückzuführen sind, zu dokumentieren.

5.2.2 BRIK als komplementäre Technik

BRIK als Methode kann als Bindeglied zwischen klinischer und biologischer Medizin angesehen werden. Erstens ist die Terminologie der zu behandelnden Krankheit die gleiche wie in der Schulmedizin. Das erleichtert Kommunikation und Kooperation mit konventionell arbeitenden Therapeuten. Zweitens sind die eingesetzten Injektionspräparate getestet auf Sicherheit und Zuverlässigkeit. Drittens erfolgt die Injektion lege artis nach den Rechtsstandards. Gleichzeitig kann BRIK als Naturmedizin betrachtet werden, weil die zum Einsatz kommenden Biotherapeutika keine unerwünschten Arzneimittel-Wirkungen (UAW) haben. Darüber hinaus sollen die Injektionen Heilungsprozesse (Bioregulation) anregen, anstatt Symptome zu unterdrücken und zu verfälschen.

5.2.3 Reaktion und Antwort auf eine Injektion

Beim BRIK gibt man einen Stimulus in Form einer biotherapeutischen Injektion, um eine physiologische Reaktion zu provozieren, die eine Antwort darstellt. In der Reaktionsphase kann der Patient eine vorrübergehende Symptomatik erfahren, die auch als Verschlimmerung wahrgenommen werden kann (Erstverschlimmerung). Aus biologischer Sicht kann diese Antwort ein Hinweis auf eine Heilreaktion sein. Der Patient sollte darüber informiert sein, dass diese Reaktion ein positives Zeichen ist. Manchmal läuft diese Reaktion aber auch vom Patienten unbemerkt ab.

5.2.4 Unterschiedliche Art auf Injektionen zu reagieren

Bei den Patienten gibt es unterschiedliche Reaktionstypen. Das ist wichtig zu wissen, um die Vorgehensweise bei der Therapie typengerecht zu gestalten und anzupassen.

Es gibt die Sensitiven (Strong Responder/SR), bei denen eine Injektionsbehandlung unter Umständen so heftige Reaktionen hervorruft, dass man eine milde, sanfte Form wählen sollte, um die Reaktion im Sinne der Autoregulation zu lenken (siehe Arndt-Schultz-Regel).

Bei dem Typus, der sehr schwer zu einer Reaktion zu bewegen ist (Weak Responder/WR), fehlen die zu erwartenden Reaktionen anfangs, so dass mehrere Injektionen mit mehr Injektionsvolumen notwendig sein können.

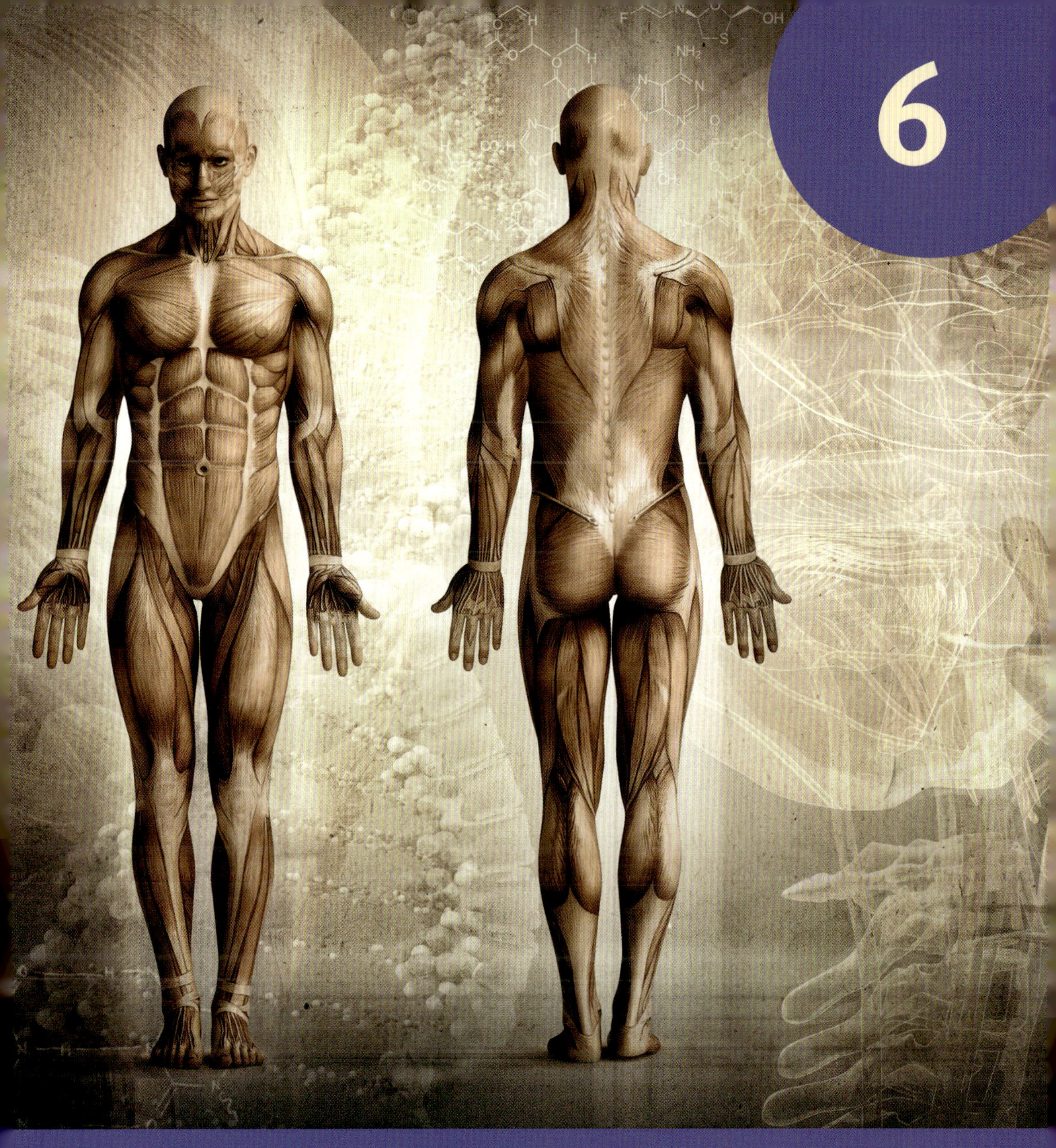

6

Segmentale Vernetzung

6. Segmentale Vernetzung

6.1 Die Segment-Anatomie

Bei der Behandlung mit BRIK nutzen wir die Erfahrungen der Segmentanatomie bzw. -therapie. Umfassend und ausführlich hat sich Ingrid Wancura-Kampik in ihrem Buch „Segment-Anatomie" mit dieser Thematik beschäftigt.

Einen kurzen Überblick wollen wir zum besseren Verständnis an dieser Stelle einfügen.

Segmente sind in der Anatomie gleichwertig aufgebaute Abschnitte (lateinisch segmentum ‚Abschnitt') des Organismus. Sie bestehen aus einer äußeren Hülle und inneren Organen. Die Anzahl der Segmente entspricht der Anzahl der Spinalnerven.

Ein Körpersegment besteht aus den Elementen: Viszerotom, Myotom, Sklerotom, Neurotom, Angiotom und Dermatom. Durch die viszerokutanen und kutiviszeralen Reflexbögen kann die Erkrankung eines Organes (Viszerotom) über das Rückenmark (Neurotom) zur Verspannung der zugehörigen Muskulatur (Myotom) führen. Die Kontraktur wiederum bewirkt einen verstärkten Zug an den Muskelansätzen im Periost (Sklerotom) mit entsprechender Schmerzhaftigkeit und zu einem Gefäßspasmus (Angiotom). Durch die schlechte Ver- und Entsorgung entsteht eine Verquellung der Haut und Unterhaut (Dermatom).

Innere Organe sind nerval über dasselbe Rückenmarksegment mit einem bestimmten Hautareal verbunden. Viszerokutane Reflexe lösen bei Erkrankung innerer Organe in den entsprechenden Hautinnervationsgebieten (Head'sche Zonen) Reaktionen aus und der kutiviszerale Reflexbogen beeinflusst über Hautreize die vegetative Innervation der inneren Organe. Diese verschiedenen Organbereiche ein- und derselben Segmentebene sind miteinander eng verschaltet. Man spricht von einem segmental-regulatorischen Komplex (Bergsmann). Viele ganzheitliche Therapiemethoden so auch BRIK, nutzen diese Wechselwirkungen zwischen Körperoberfläche (Dermatom) und den anderen Segmenten, um bei körperlichen Beeinträchtigungen, Reize auf die Haut bzw. in das entsprechende Segment zu setzen und dadurch über die segmentale Verbindung erkrankte Anteile heilend zu beeinflussen.

6.2 Die Segment-Therapie

Die Segmenttherapie zählt zu den alternativen bzw. ganzheitlichen Therapieverfahren. Sie nutzt die Tatsache, dass Organe mit bestimmten Hautarealen, den sogenannten „Segmenten“, über das Rückenmark mittels Nervenfasern miteinander verbunden sind. Die im Segment gesetzten Nervenreize wirken somit auch auf das entsprechende Organ.

Die Therapie erfolgt am entsprechenden Segment durch Quaddelung (i.c.), durch subcutane oder durch intramuskuläre (z. B. bei Myogelosen) Injektionen sowie Applikationen in veränderte Bereiche z. B. in Reflexzonen oder druckdolente Punkte. Ein weiterer Effekt ist die gleichzeitige Anregung des vegetativen Nervensystems. Durch die Reizung der Hautareale erfolgt eine gleichzeitige Einflussnahme und das Lösen von Blockaden oder Spannungszuständen in den Nervenbahnen, was sich wiederum auf das innere Organ auswirkt.

Da die Akupunktur im Grunde das gleiche Prinzip der Behandlung über reflektorische Reflexe nutzt wie bei BRIK, entsprechen viele Injektionspunkte auch Akupunkturpunkten. Durch die Verwendung von verschiedenen Mitteln, in unterschiedlichen Segmenten während einer Behandlung, wird nicht nur ein Reiz gesetzt, sondern das Wesen der Methode erlaubt eine gleichzeitige organspezifische, ausleitende bzw. regulierende und symptombezogene Therapie.

In der Segmenttherapie kommen häufig Lidocain oder Procain zum Einsatz. Aufgrund der rechtlichen Reglementierung dieser Präparate für den Heilpraktiker setzen wir in der BRIK-Therapie vor allem biologische Injektionsmittel ein.

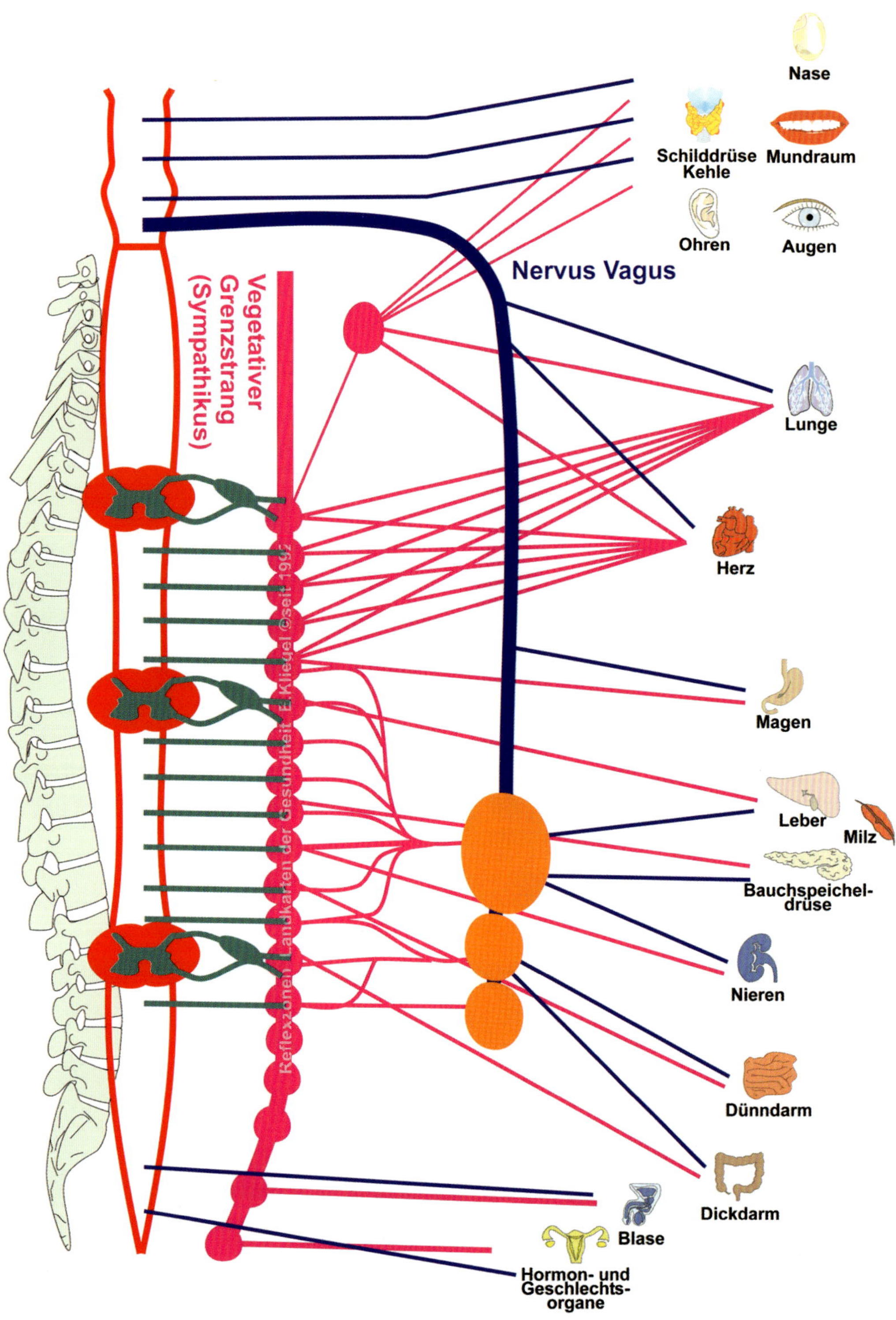

Präanglionäre parasympathische Nerverfasern nach Ewald Kliegel©

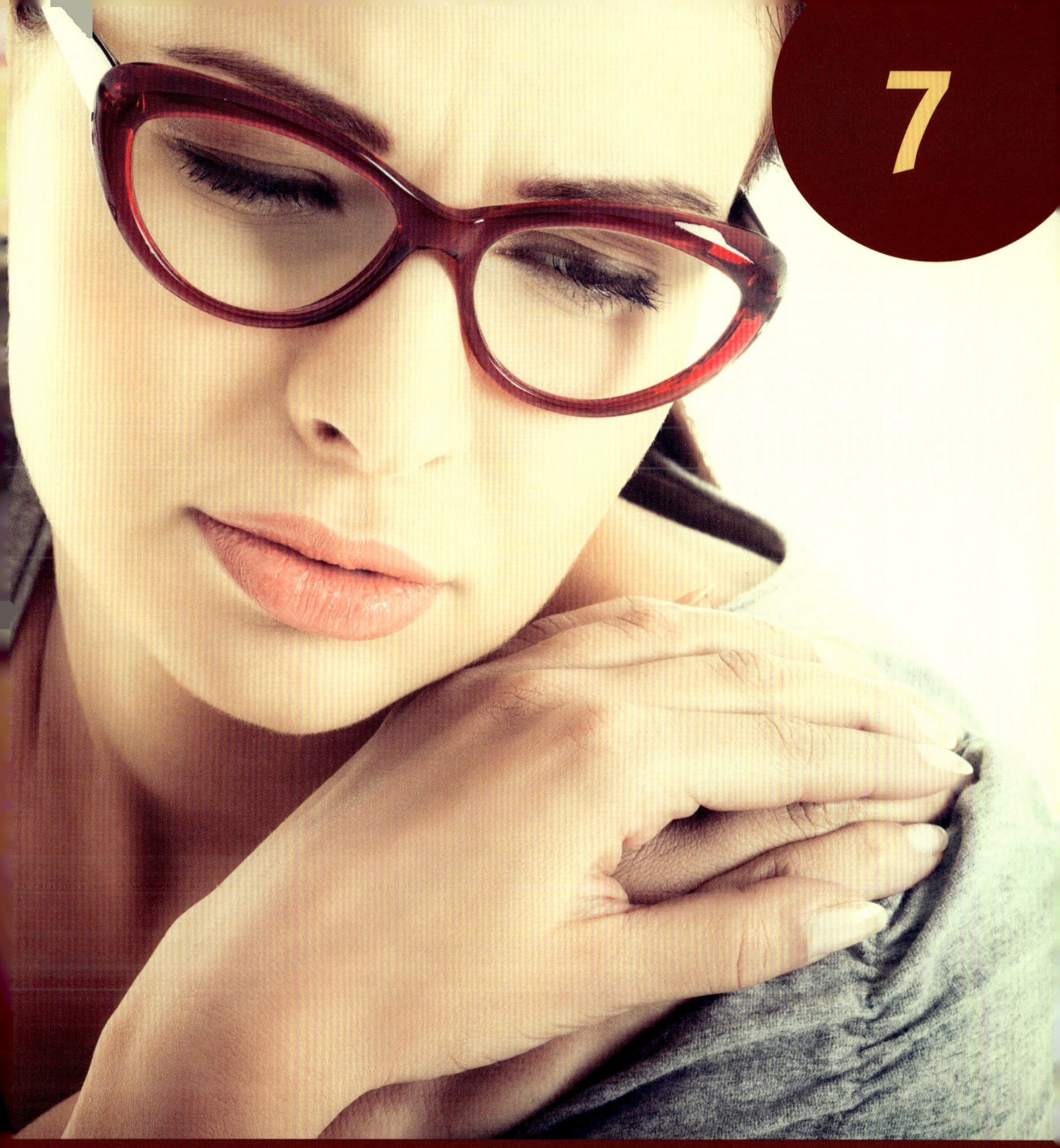

7

Das Phänomen Schmerz

7. Das Phänomen Schmerz

„Schmerz ist der Arzt auf den wir am meisten hören" (Marcel Proust)

7.1 Der Schmerz

Schmerz wird von der „International Association for the Study of Pain" (IASPA) definiert als „ein unangenehmes Sinnes- und Gefühlserlebnis, das mit aktueller oder potenzieller Gewebeschädigung verknüpft ist oder mit Begriffen einer solchen Schädigung beschrieben wird."

Im akuten Zustand ist der Schmerz ein Signal für eine Gewebsschädigung oder -verletzung, das heißt, schmerzhaft wirkende Reize müssen so stark sein, dass das betroffene Gewebe zumindest einen vorübergehenden, reparablen Schaden erleidet. Je nach dem Ort ihrer Entstehung können Schmerzen unterschieden werden.

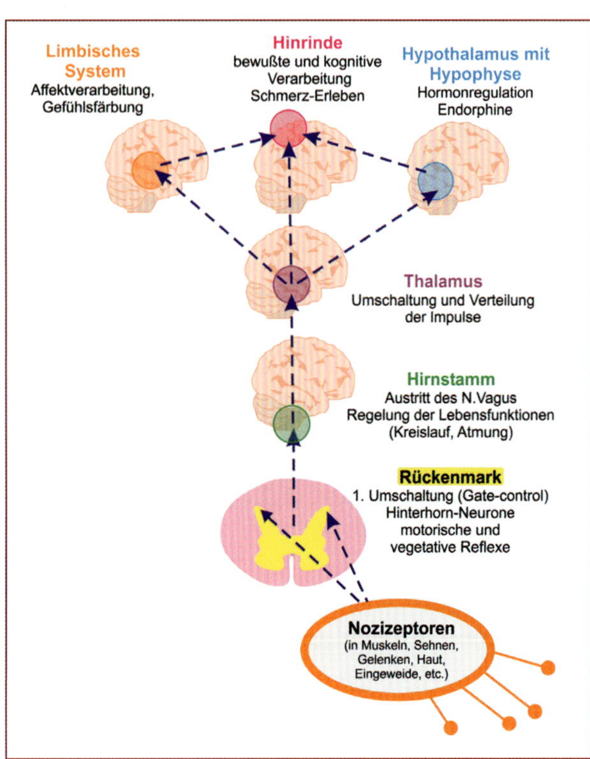

Instanzen der Schmerzverarbeitung nach Ewald Kliegel©

7.1.1 Schmerzarten

Der **somatische Schmerz** umfasst Schmerzempfindungen, die von der Haut, von Muskeln, Gelenken, Knochen oder Bindegewebe ausgehen.

Der somatische Schmerz teilt sich in zwei Gruppen:

1. Oberflächenschmerz, wenn der Schmerz durch einen Schmerzreiz auf der Haut ausgelöst wird.
2. Tiefenschmerz, wenn der Schmerzreiz aus Muskeln, Bindegewebe, Knochen oder Gelenken kommt.

Als **viszerale Schmerzen** oder Eingeweideschmerzen bezeichnet man Schmerzen, die die inneren Organe betreffen bzw. von ihnen ausgehen, diese werden meist als Tiefenschmerz empfunden. Auch gehäuftes Auftreten z. B. Koliken oder Dauerschmerz (Magenschmerzen) zählen dazu.

Neuropathische Schmerzen treten meist plötzlich und einschießend auf und entstehen durch die Reizung von Nervenfasern und Nervenbahnen. Beispiele hierfür sind Trigeminusneuralgien, Ischialgien oder auch Phantomschmerzen, die ihre Ursache meist in einer Schädigung oder Unterbrechung von Nervenfasern oder -bahnen haben.

Psychogene Schmerzen können ohne Zusammenhang zu körperlichen Ursachen entstehen, trotzdem ist das Schmerzempfinden beim Patienten sehr real. Die Akzeptanz ist bei vielen Medizinern dennoch sehr gering ober häufig haben diese Patienten eine Therapeuten-Odyssee hinter sich. Traumatische Ereignisse wie Verlusterlebnisse und psychisch belastende Situationen sind oft die Ursache, um psychogenen Schmerz auszulösen. Schmerz dient hier in erster Linie der Verdrängung bzw. der Problemlösung. Dabei können diese Schmerzen sowohl chronifizieren als auch körperliche Auswirkungen haben z. B. Schlaflosigkeit, Kopfschmerzen, Verspannungen mit Bewegungseinschränkungen.

7.1.2 Das Schmerzereignis

Das Schmerzereignis gelangt über zwei unterschiedliche Arten von Nervenfasern zum Zentralnervensystem: Schnelle, dicke myelin-ummantelte Nervenfasern (die sogenannten A-Delta Nervenfasern) leiten die Erregung mit einer Geschwindigkeit von 18 m pro Sekunde weiter. Informationen, die am schnellsten ins Gehirn gelangen müssen, nutzen diese dickeren Nervenfasern. Dünne Nervenfasern ohne Myelinmantel (die sogenannten C-Fasern) leiten den Schmerz mit 50 cm pro Sekunde, also langsam weiter. A-Delta Fasern vermitteln einen hellen, stechenden, begrenzten Schmerz, während über die C Fasern die dumpfen, diffusen und breitflächigen Schmerzempfindungen wahrgenommen werden. Informationen, die nicht so rasch weitergeleitet werden müssen, nutzen den Weg über die C-Fasern. Dazu gehören die Signale für Schmerz, Temperatur und physikalische Distorsion. Schmerzempfindung wird dann ausgelöst, wenn ein Reiz lang genug ist und intensiv auf die Nozizeptoren einwirkt. Jetzt werden körpereigene schmerzerzeugende Stoffe wie Bradykinin, Kallidin, Histamin und Serotonin freigesetzt. Durch sie wird die Fülle unspezifischer Reize in einen für die Schmerzrezeptoren spezifischen Reiz gewandelt. Die Auslösung, Weiterleitung und Verarbeitung von Schmerzimpulsen durch das Nervensystem nennt man Nozizeption.

7.1.3 Die Weiterleitung von Schmerzimpulsen

Die Weiterleitung von Schmerzimpulsen erfolgt über Schmerzbahnen, die verschiedene Umschaltstationen passieren müssen. Zuvor wechseln die Schmerzbahnen im Rückenmark auf die andere Seite, das bedeutet, Schmerzen der linken Körperhälfte werden auf der rechten Seite weitergeleitet und umgekehrt.

Die erste Umschaltstation befindet sich an der Stelle, wo die Nervenfaser auf die Nervenbahnen im Rückenmark treffen. Hier können die Reize einerseits Reflexe, z. B. Flucht auslösen, anderseits können die Impulse auch gehemmt werden. Dies geschieht, wenn andere Reize als stärker wahrgenommen und zuerst weitergeleitet werden (siehe „Gate-Control"). Ablenkung oder positive Gedanken und Gefühle lassen weniger Schmerzreize in das Gehirn strömen, da das Ausschütten von Endorphinen diese hemmen, während Angst, Unruhe und Depressionen den Strömungstrend verstärken.

Vom Rückenmark wird der Schmerzreiz über den Hirnstamm zum Zwischenhirn geleitet. Hier vereinigen sich die Schmerzbahnen aus dem Rückenmark mit den Schmerzbahnen des Kopfbereiches.

Der Thalamus dient als weitere Umschaltstation. Die Impulse werden hier weiterverarbeitet und zum Endhirn, zum Hypothalamus und zur Hypophyse weitergeleitet. Im Limbischen System, einem Teil des Gehirns, das emotionale Reaktionen auslösen kann und das die Funktionen von Herz, Darm und Gallenblase beeinflusst, werden die Schmerzinformationen qualitativ bewertet.

Das Großhirn als Endpunkt ist für die Bewusstwerdung und Lokalisation des Schmerzes verantwortlich. Wenn das Großhirn die Nervenbotschaft als „ungefährlich" einstuft und „Entwarnung" gibt, erfolgt eine Bremswirkung bzw. werden Maßnahmen in Gang gesetzt, um den Schmerz zu beseitigen. Das Gehirn kontrolliert die Schaltstellen im Rückenmark.

Der chronische Schmerz ist im Allgemeinen eine komplexe Systemstörung. Da er von der ursprünglichen Störung abgekoppelt ist, muss von einem eigenen Krankheitssyndrom ausgegangen werden, oft ohne erkennbare Ursachen. Ein so genanntes Schmerzgedächtnis ist entstanden. Durch ständige Schmerzreize ist das Nervensystem überempfindlich geworden und reagiert selbst auf harmlose Reize mit großem Schmerzempfinden. Die BRIK-Therapie versucht über das komplexe Eingreifen in unterschiedliche Systeme gerade diesem Schmerzgedächtnis entgegen zu wirken.

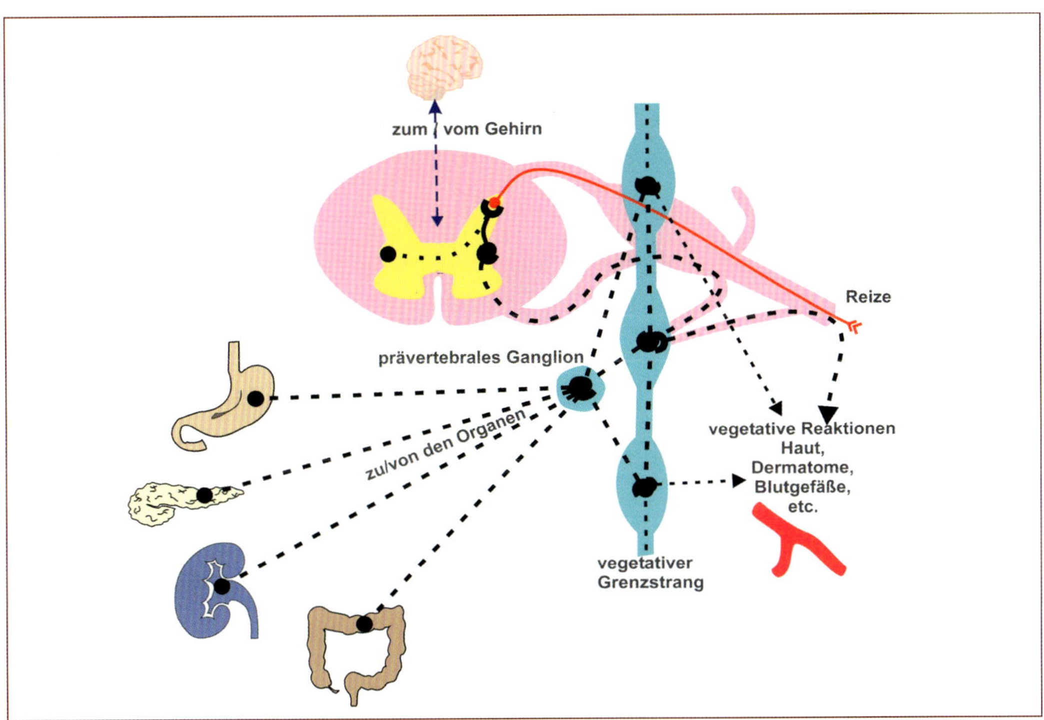

Die Beziehungen im Wirbelsegment nach Ewald Kliegel©

7.2 Schmerz und Therapie aus Sicht der Traditionellen Chinesischen Medizin (TCM)

„Man kann den beschädigten Ast eines Baumes nicht zum Blühen bringen, solange der Wurm an der Wurzel nagt." (chin. Sprichwort)

Ein Teil der Injektionspunkte des BRIK-Systems sind identisch mit Akupunkturpunkten. Um diese auch dem BRIK-Therapeuten zugänglich zu machen, hier einige kurze Erläuterungen.

Schmerz als Symptom hat nach chinesischer Auffassung verschiedene Ursachen, in erster Linie handelt es sich um eine Qi- und/oder Xue- („Blut") Blockade. Diese äußert sich als Stagnation in den Leitbahnen (Meridianen). Der Versuch des Körpers, dieses Defizit auszugleichen, wird u. a. als Schmerz empfunden. Meridiane bilden ein Kommunikationsnetz zu den inneren Organen und werden durch Akupunkturpunkte therapeutisch beeinflusst.

Krankmachende Faktoren sind nicht wie in der westlichen Medizin vor allem auf Substanzen oder Erreger zurückzuführen, sondern auf innere und äußere pathogene Faktoren, die auf klimatische oder psychische Ursachen zurückzuführen sind. Bei der Diagnose werden die Befunde nach den acht Leitkriterien beurteilt:

Yang – Yin

Diese beiden Leitsyndrome bilden übergeordnete Hauptkriterien, denen die differenzierenden Kriterien zugeordnet werden. Sie dienen der ersten groben Zustandserfassung von Funktion und Substanzen. Ein Yang-Syndrom ist charakterisiert durch die vorwiegende Kombination aus äußeren, Hitze- und Füllezeichen. Ein Yin-Syndrom ist durch die vorwiegende Kombination aus inneren, Leere- und Kältezeichen gekennzeichnet. Dennoch muss man berücksichtigen, dass jede Krankheit sowohl Yin- als auch Yang-Anteile in sich trägt. Yin und Yang stehen in Relationen zueinander.

Außen – Innen

Diese beiden Kriterien beziehen sich auf die Tiefe einer Erkrankung im Körper. Von einem oberflächlichen Syndrom (Außen) spricht man, wenn ein pathogener Einfluss ausschließlich die Oberfläche beeinträchtigt. Von einem inneren Syndrom spricht man, wenn ein inneres Organ befallen oder gestört ist, ein Zeichen dafür, dass der krankmachende Einfluss schon tiefer eingedrungen ist.

Fülle – Leere

Diese Kriterien beziehen sich auf energetische und substantielle Fülle- bzw. Leerezustände. Ein Fülle-Syndrom ist meist eine akute Erkrankung, deren Ursache eine Anhäufung von Substanzen, z. B. Qi und Blut (Xue), ist. Dagegen ist ein Leere-Syndrom ein Mangel dieser Substanzen (z. B. Qi, Blut oder Yang) in einem oder mehreren Organsystemen. Ein Leere-Syndrom kann entweder angeboren (konstitutionelle Schwäche) oder aber erworben sein (z. B. chronische Erkrankung, Altersschwäche).

Hitze – Kälte

Hitze und Kälte beziehen sich auf die Zunahme von Kälte oder Hitze im Organismus. Ein Kälte-Syndrom ist Folge einer eingedrungenen schädlichen Kälte oder aber einer Schwäche von Qi oder Yang bestimmter Organe. Der Körper ist nicht mehr in der Lage zu regulieren, das heißt, zu wärmen oder die Wärme angemessen zu verteilen. Bei einem Hitze-Syndrom kann eine eingedrungene schädliche Hitze vom Körper nicht mehr ausreichend „gekühlt" werden (Beispiel: Fieber).

Yang	Ying
Oberfläche **(extima, biao)**	Inneres **(intima, li)**
energetische Überladung/Fülle **(repletio, shi)**	energetische Schwäche/Leere **(depletio, xu)**
Hitze **(calor, re)**	Kälte **(algor, han)**

Einige Beispiele sollen dieses komplexe System verdeutlichen:

Plötzliche Schmerzen im ganzen Körper können auf die äußeren pathogenen Faktoren Wind-Kälte zurückgeführt werden. Bessert sich ein Schmerz durch Wärme, weist dies ebenfalls auf das Vorhandensein von Kälte hin. Wogegen brennende Schmerzen mit Verlangen nach Kühle auf einen Hitze-Zustand hinweisen können.

Schmerzen mit einem Leeregefühl zeigen meist einen Mangel an.

Schmerzen am Bewegungsapparat gehören zu Bi (Lähmung). Bi-Erkrankungen werden von Wind, Kälte und Feuchtigkeit zusammen gebildet.

Symptome wie: Kältegefühl in den Extremitäten, lumbale Schmerzen, Müdigkeit, blasse Gesichtsfarbe sind Disharmoniemuster, die einem Mangel an Nieren-Yang entsprechen.

Therapeutisches Ziel ist es nicht nur, den Schmerz zu beseitigen, sondern die Blockaden in den Meridianen aufzulösen, damit Qi frei fließen kann und somit das Gleichgewicht von Yin und Yang wieder hergestellt wird.

Zu den möglichen Heilmethoden in der TCM zählt die Akupunktur, die sich an der Reflextherapie orientiert und somit ein Teil der bioregulatorischen Medizin ist. „Die Akupunktur als Methode der Reflextherapie orientiert sich am peripheren und zentralen Nervensystem, am motorischen und vegetativen Nervensystem, dabei besonders das duale Prinzip von Parasympathikus und Sympathikus als Bestandteil der synergetischen Einheit von YIN und YANG... Die Akupunktur ist ein afferentes Stimulationsverfahren zur Aktivierung efferenter spinaler und supraspinaler Hemmsysteme durch Reizung biologisch aktiver Gewebsareale zur funktionellen Beeinflussung somatischer und psychischer Störungen und Schmerzzustände..." (Dr. R. Wagner-DGfAN)

Aus der traditionellen chinesischen Behandlungsmethode haben sich viele Variationen, wie z. B. die Somatotope Akupunktur, Ohr-, Hand-, Elektro-, Schädel- und Laserakupunktur entwickelt. Die Behandlung erfolgt über Akupunkturpunkte auf den Meridianen, an denen die Energie Qi und das Blut Xue an der Oberfläche des menschlichen Körpers zusammenfließen.

Injektionen in Akupunkturpunkte werden im BRIK System in erster Linie nicht organorientiert eingesetzt sondern energetisch ausgleichend.

7.3 „Gate-Control"-Theorie

Die Gate-Control Theorie (GCT) kann man als Zusammenfassung von einer Anzahl bis 1965 entwickelten Schmerztheorien betrachten. Grundgedanke der Theorie ist, dass die dicken A-Delta Nervenfasern die Schmerz-Tore schließen, während die dünneren C-Nervenfasern diese öffnen (siehe Schmerz). Auch wenn sich diese Theorie im Laufe der Jahre einiger Kritik unterziehen musste – vor allem bezog sich diese auf die Tatsachen, dass die Rolle von zentralen, höheren Zentren nicht berücksichtigt wurde und dass die Theorie nicht erklärte, weshalb manchmal Schmerzen trotz Zerstörung von dünnen Nervenfasern auftreten – erwähnen wir sie hier dennoch, da sie in ihren Grundzügen auch das BRIK System reflektiert. Die „Gate-Control"-Theorie erklärt das Prinzip der unterschiedlichen Schmerzwahrnehmung. Von dem Neurophysiologen Wall und dem Psychologen Melzack 1965 entwickelt, erklärt sie den Weg des Schmerzreizes auf dem Weg ins Gehirn. Die verschiedenen „Umschaltstellen" des Schmerzreizes auf diesem Weg, auch als Tore (gate) bezeichnet, müssen sich öffnen, um den Reiz weiterzuleiten. Wie weit sie sich für den Schmerzreiz öffnen, hängt davon ab, ob zur selben Zeit noch andere Reize und Empfindungen das Gehirn erreichen wollen. Ist das Gehirn in großen Teilen mit andern z. B. starken emotionalen Eindrücken beschäftigt, schließen sich für eine bestimmte Zeit die Tore auf der Höhe des Rückenmarks und des Thalamus für den Schmerzreiz und leiten diesen nicht weiter. Nach der „Gate-Control"-Theorie konkurrieren also Reize miteinander darum, vom Gehirn wahrgenommen zu werden. Je stärker der Reiz, desto größer ist die Chance, dass er in das Bewusstsein vordringt. Daher reagiert das System auf einen Schmerzreiz (z. B. eine Injektion) gegebenenfalls stärker, als auf die auslösende Ursache selbst. Das kann auch erklären, warum mehrere Reize in einer Sitzung – bei BRIK mindestens drei – das „Tor" für den ursprünglichen Schmerz verschließen und der plötzliche intensivere Reiz der Injektion das Gate öffnet. Je öfter das geschieht – wir empfehlen 6–15 Behandlungen – umso größer ist die Wahrscheinlichkeit, dass die ursprüngliche Information gelöscht wird, zumal das eingesetzte Mittel die Wirkung verstärkt.

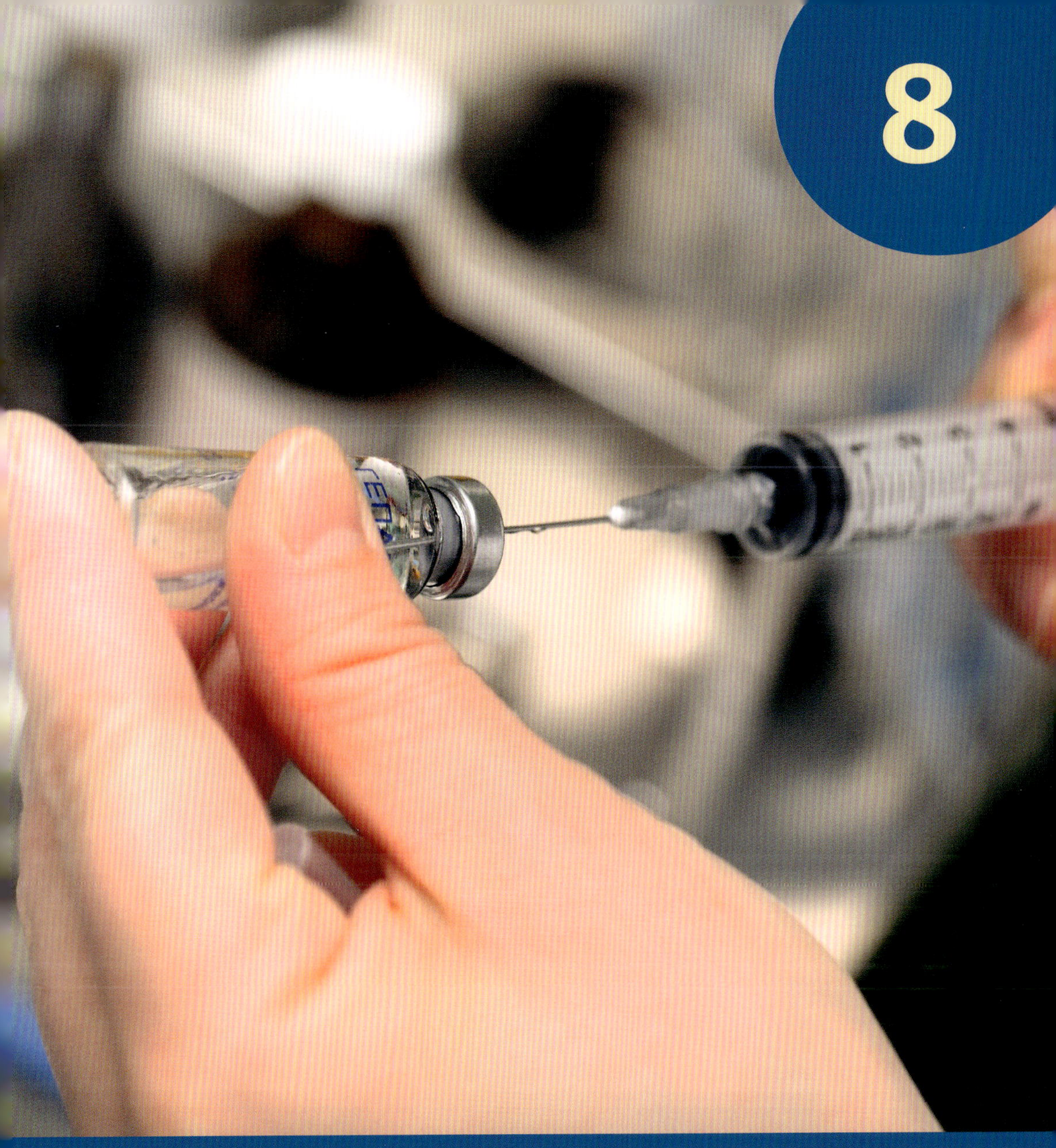

8

Indikation und Therapie

8. Indikation und Therapie

Das BioRegulatorische InjektionsKonzept (BRIK) ist kein Ergebnis von Polypragmasie. Vielschichtigkeit und vernetzte Kausalität von Beschwerde- und Krankheitsbildern erfordern im praktischen Therapiealltag umfangreichere Maßnahmen, als die Verordnung nach evidenz- und konsensbasierten Leitlinien. Jeder einzelne Patient kommt mit seiner Vita, mit seiner Persönlichkeitsstruktur und seinem individuellen „Gesamtpaket" und erfordert einen ebenso individuellen Lösungsansatz. Trotzdem gibt es über die jahrelange Therapieerfahrung gewisse übergreifende Muster, die sich als Erfahrungsschatz herausbilden. Im folgenden therapeutischen Teil geht es uns darum, diese gemachten Erfahrungen strukturiert und nachvollziehbar darzustellen. Es sind keine „Kochrezepte", die als Handlungsanweisung dienen sollen; es sind Erfahrungswerte, die dem invasiv arbeitenden Therapeuten Anregung sein können, die vielfältigen Möglichkeiten einer Injektionstherapie auf seine Patienten zu adaptieren und verantwortungsbewusst einzusetzen. Die Liste der Indikationen mit den exemplarisch dargestellten Therapieoptionen erhebt keinen Anspruch auf Vollständigkeit, sondern orientiert sich an den in unseren jeweiligen Praxen über die Jahre gewonnenen Erkenntnissen und Einsichten.

8.1 Bewegungsapparat

Bewegungsapparat	Bursitis (Kniegelenk) 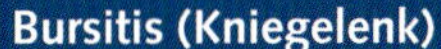
Symptomatisches Mittel: Apis-Injeel (Heel) **Injektionsort:** um und über das entsprechende Gelenk (Beispiel: Ellenbogengelenk) **Injektionsart:** Quaddelung	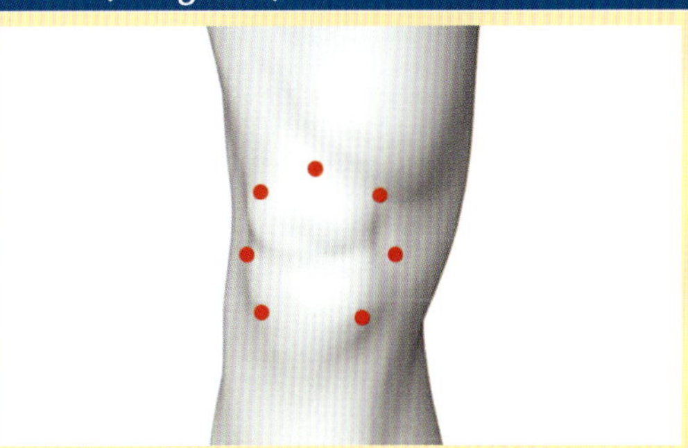
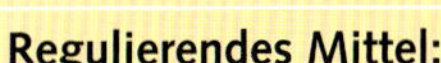 **Regulierendes Mittel:** Lymphomyosot (Heel) **Injektionsort:** Lymphsee nach Voll (Schwimmfalte zwischen Großzeh und zweite Zehe etwa Le 2) **Injektionsort:** subcutan	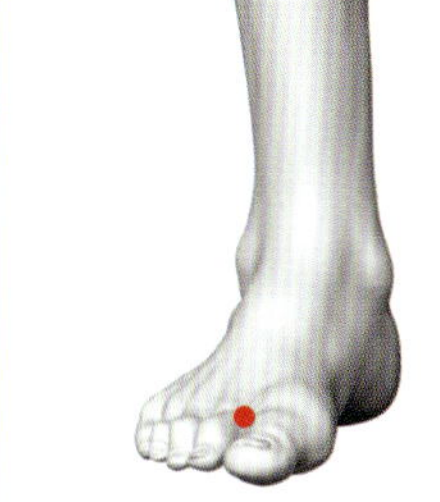 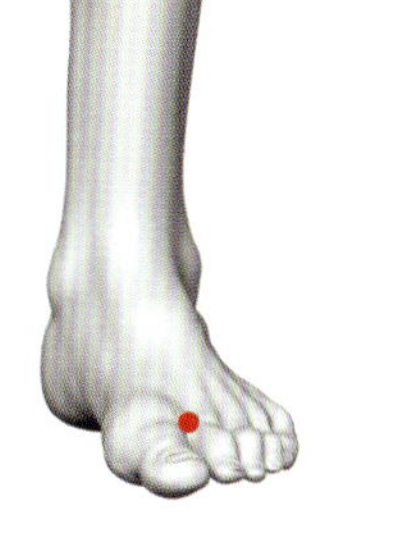
Immunmodulierendes / organstärkendes Mittel: Engystol (Heel) plus 1 Tropfen Eigenblut **Injektionsort:** Musculus gluteus medius **Injektionsart:** intramuskulär	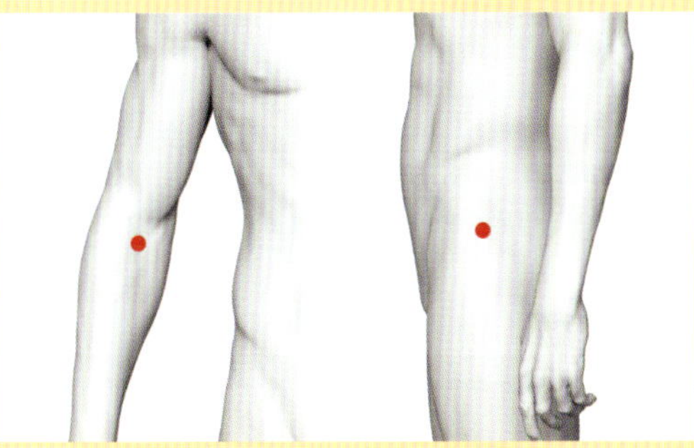
Begleittherapie: Traumeel Tabl. (Heel), Notakehl D5 Tropfen (Sanum)	
Bemerkungen: evtl. Punktion bei Flüssigkeitsansammlung	

Bewegungsapparat	BWS-Syndrom
Symptomatisches Mittel: Spascupreel (Heel) **Injektionsort:** BWS paravertebral Ohrpunkt 39 (BWS) **Injektionsart:** Quaddelung	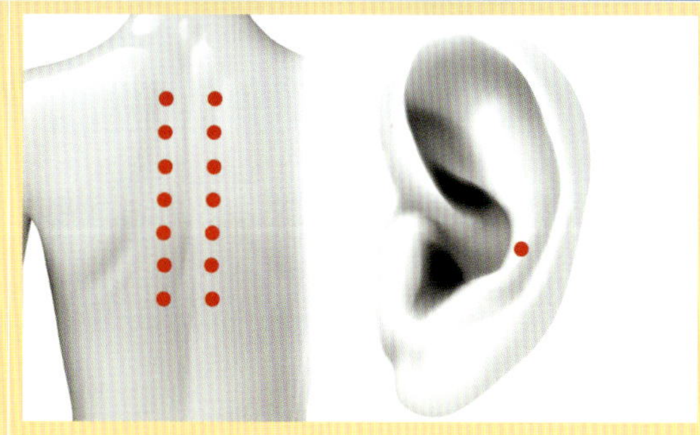
Regulierendes Mittel: Lymphomyosot N (Heel) **Injektionsort:** BWS paravertebral **Injektionsort:** durch die Quaddel subcutan	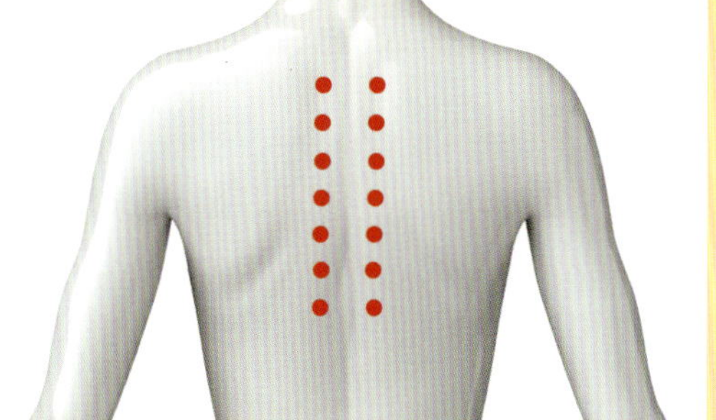
Immunmodulierendes / organstärkendes Mittel: Discus comp. N mit Kalmia (Heel) **Injektionsort:** BWS paravertebral **Injektionsart:** durch die Quaddel intramuskulär	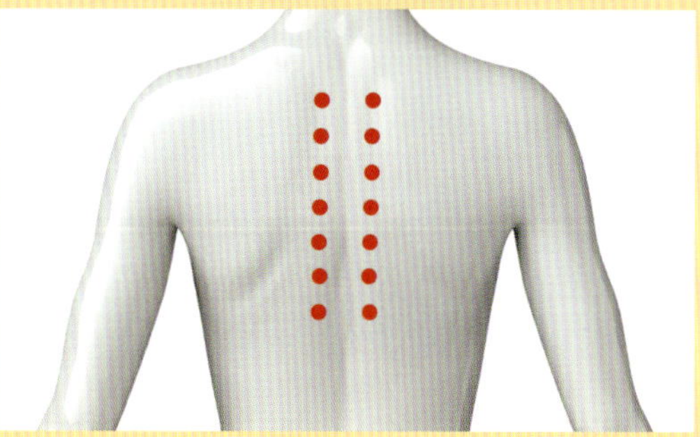
Begleittherapie: Schröpfmassage, chiropraktische Mobilisierung	
Bemerkungen: HWS und LWS mitbehandeln	

Bewegungsapparat	Coxarthrose
Symptomatisches Mittel: Spascupreel (Heel) **Injektionsort:** um den Trochanter Ohrpunkt 57 (Hüfte) **Injektionsart:** subcutan um den Trochanter intracutan an den Ohrpunkt	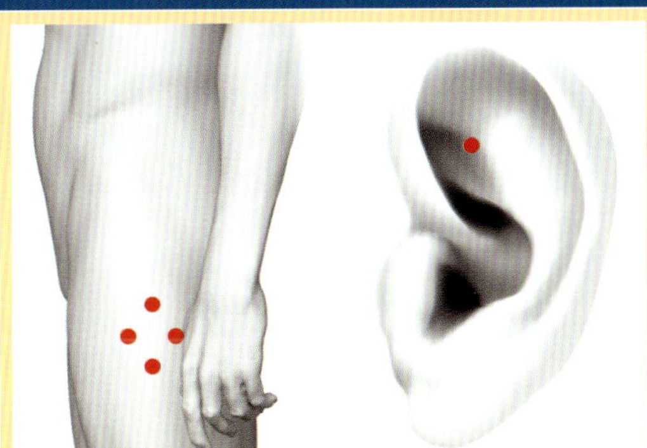
Regulierendes Mittel: Traumeel S (Heel) **Injektionsort:** in schmerzhafte Muskelansätze der Adduktoren **Injektionsort:** infiltrierend	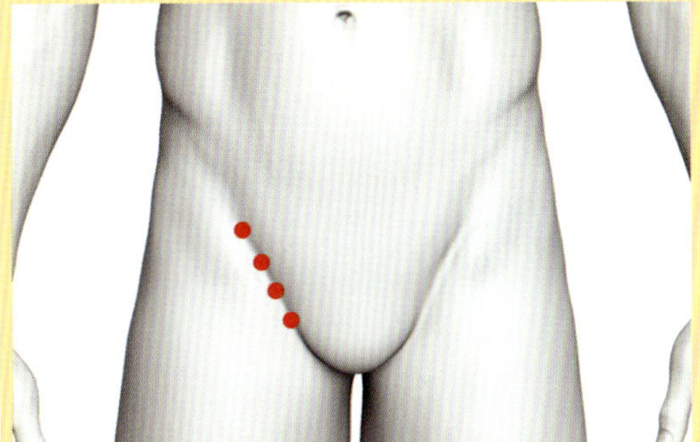
Immunmodulierendes / organstärkendes Mittel: Zeel comp. N (Heel) **Injektionsort:** Leiste der betroffenen Seite **Injektionsart:** subcutan	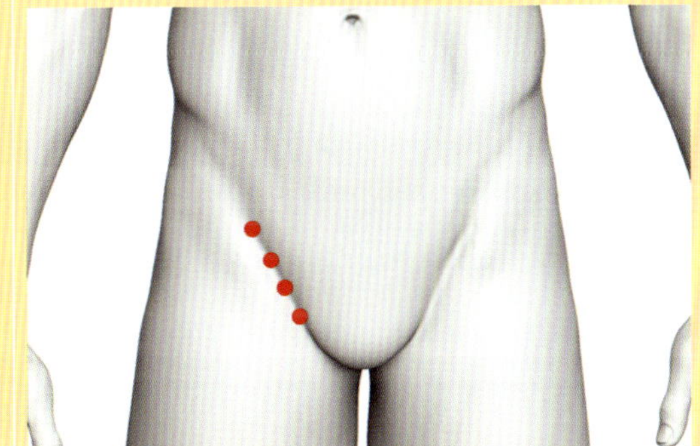
Begleittherapie: Coxa-Cyl L Firma Liebermann, evtl. Gewichtsreduktion, Bewegung ohne Belastung	
Bemerkungen: Traumeel S und Zeel comp. N können zusammen injiziert werden	

Bewegungsapparat	Degenerative Gelenkerkrankungen
Symptomatisches Mittel: NeyAthos Nr. 43 (Vitorgan) **Injektionsort:** um und über das entsprechende Gelenk **Injektionsart:** intracutan	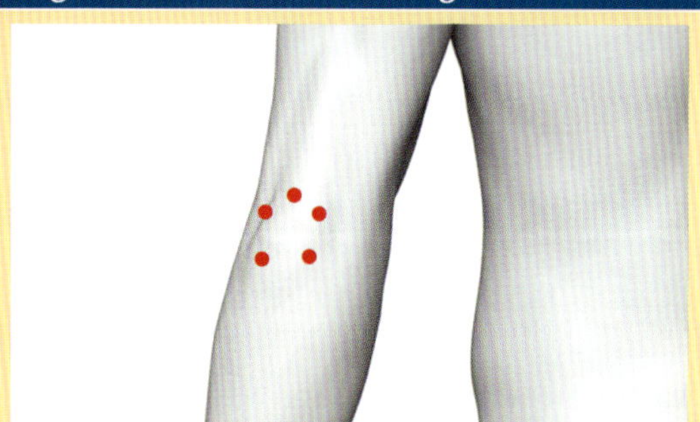
Regulierendes Mittel: BN-dolo (Combustin) **Injektionsort:** Weihe Punkt ars 1 (linke Seite über 7/8 Rippenknorpel) **Injektionsart:** intracutan, große Quaddel	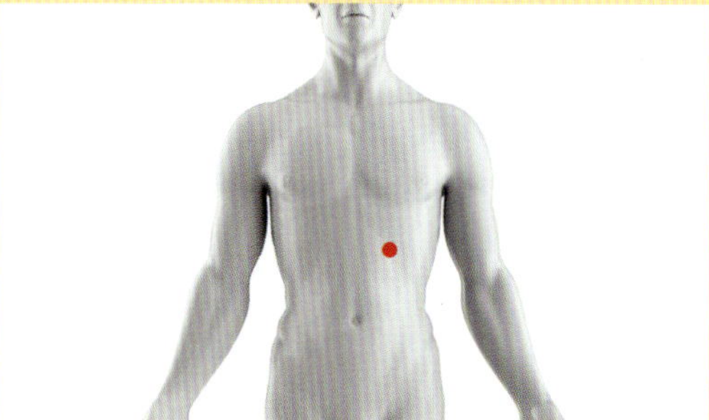
Immunmodulierendes / organstärkendes Mittel: Rufebran-Rheumo (Presselin) **Injektionsort:** Musculus gluteus medius **Injektionsart:** intravenös, intramuskulär	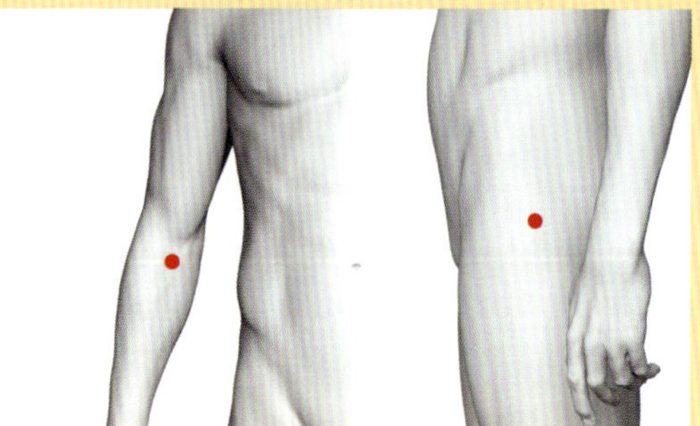
Begleittherapie: Omega-3, Bomarthros Harpagophytum Complex (Hevert)	
Bemerkungen: Ernährungstherapie, Entsäuerung	

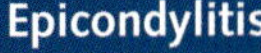

Bewegungsapparat	Epicondylitis
Symptomatisches Mittel: Gnaphagin N (Hanosan) **Injektionsort:** um das Gelenk **Injektionsart:** subcutan	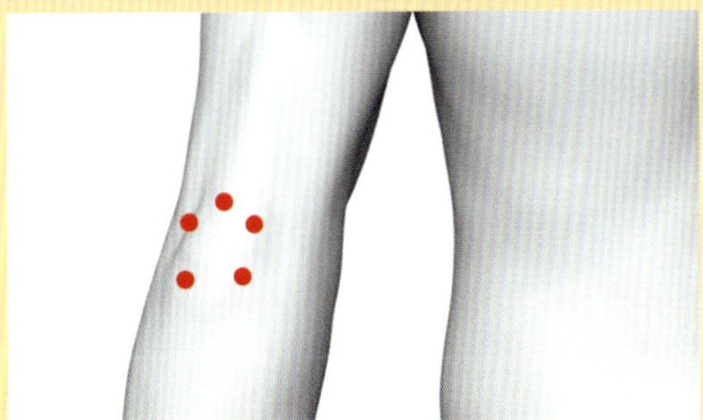
Regulierendes Mittel: Symphytum D12 (DHU) **Injektionsort:** Di 4 (Handrücken, zwischen dem ersten und zweiten Metacarpale, auf dem höchsten Punkt in der Mitte des Muskelschwulst bei angelegtem Daumen) Di 10 (leicht gebeugter Ellbogen, auf der Verbindungslinie zwischen Di 5 und Di 11) **Injektionsart:** subcutan infiltrierend auf betroffener Seite	
Immunmodulierendes / organstärkendes Mittel: Metabiosulf (Metafackler) **Injektionsort:** Musculus gluteus medius **Injektionsart:** intramuskulär	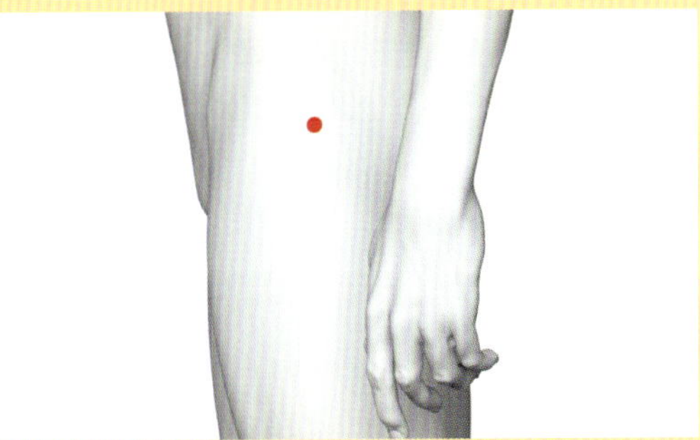

Begleittherapie:
Salbenwickel Symphytum, Traumeel S Creme (Heel), Wickel Retterspitz (äußerlich), Tape

Bemerkungen:
Ernährung: weniger Eiweiß (Übersäuerung)

Bewegungsapparat	Fibromyalgie
Symptomatisches Mittel: Arnika-Injeel (Heel) **Injektionsort:** Weihe-Punkt arn 2 entspricht Di 15 (in der Grube am äußeren Schulterrand beidseitig) **Injektionsart:** subcutan	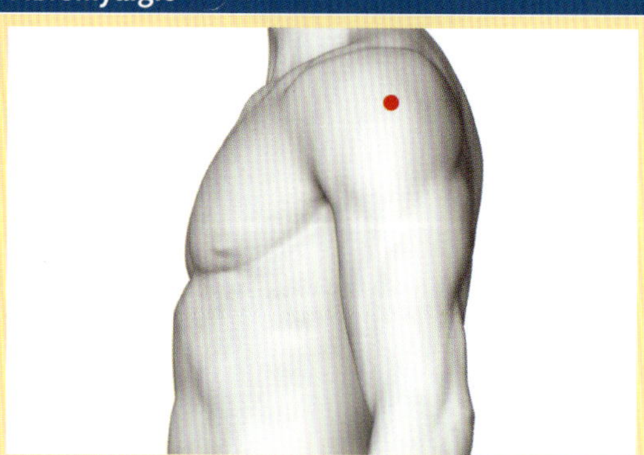
Regulierendes Mittel: Hanomylotikum (Hanosan) **Injektionsort:** verhärtete schmerzhafte Muskelpunkte (Tenderpoints) **Injektionsart:** intramuskulär	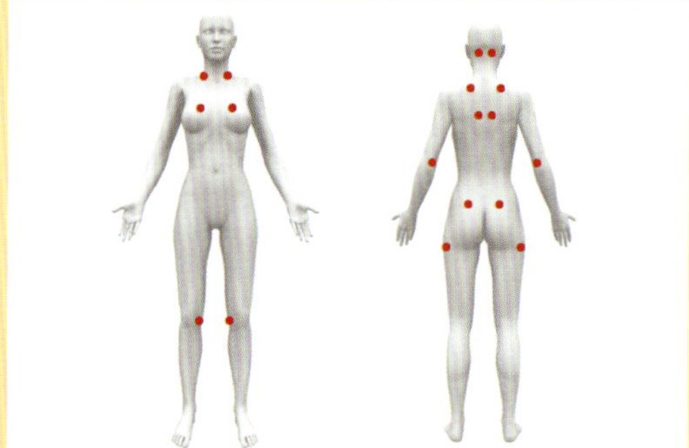
Immunmodulierendes / organstärkendes Mittel: Solidago-Injeel (Heel) **Injektionsort:** über der Blase, suprapubisch **Injektionsart:** Quaddelung	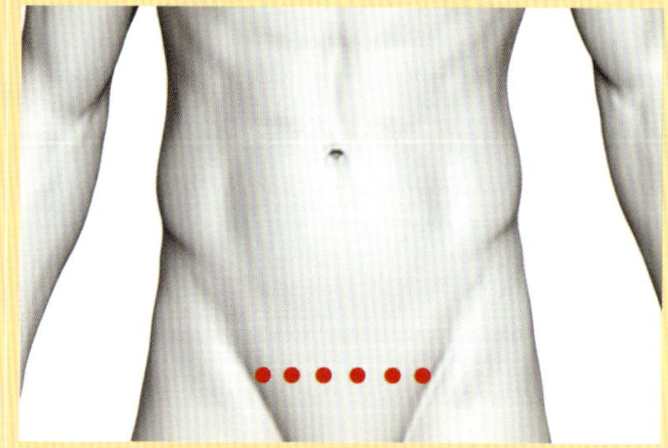
Begleittherapie: Doloteffin (Ardeypharm), Weihrauch-Kapseln (Mantrapharm)	
Bemerkungen: Tenderpoints und Triggerpunkte auch manuell behandeln	

Bewegungsapparat	Gonarthrose
Symptomatisches Mittel: Zeel comp. N (Heel) **Injektionsort:** Kniekehle **Injektionsart:** subcutan	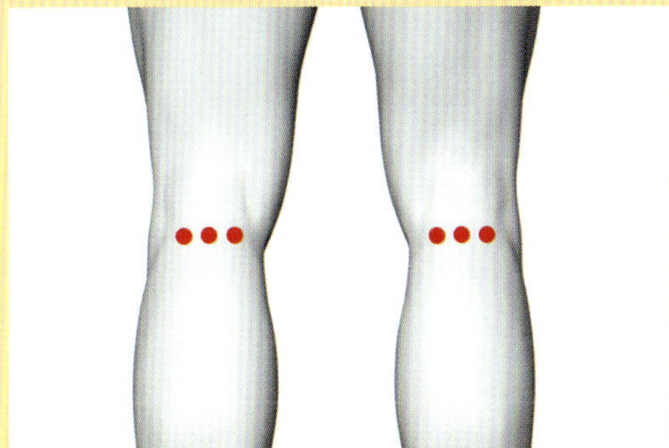
Regulierendes Mittel: Lymphomyosot N (Heel) **Injektionsort:** „Tulpe“ L4-S2 **Injektionsart:** subcutan	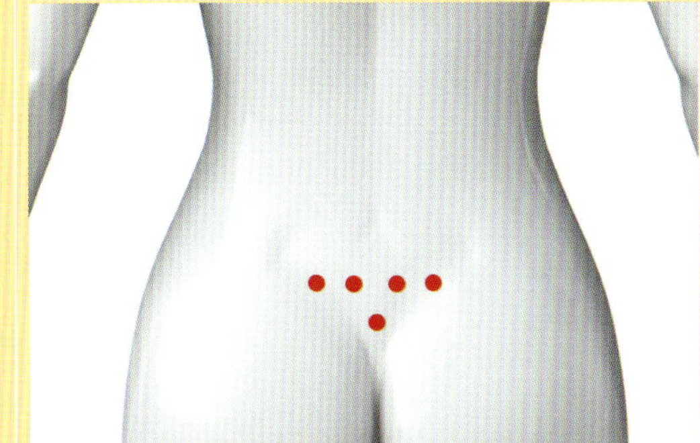
Immunmodulierendes / organstärkendes Mittel: Discus comp. N mit Kalma (Heel) **Injektionsort:** „Knieaugen“ **Injektionsart:** subcutan	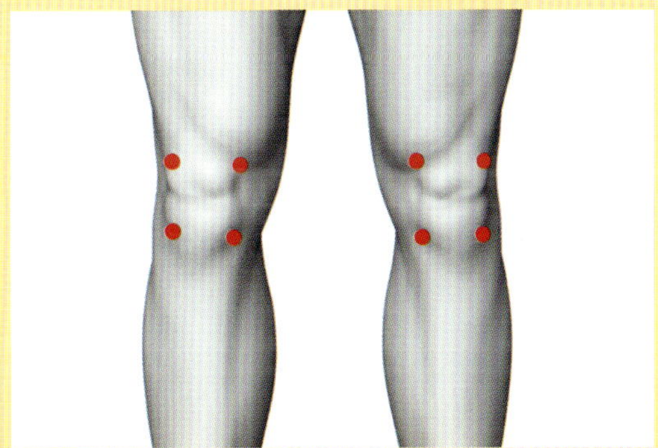
Begleittherapie: Hyaluronsäure 60mg Viabiona, Enzymtherapie	
Bemerkungen: Bewegung ohne Belastung, Pendelgymnastik, Schwimmen, Heimtrainer	

Bewegungsapparat	HWS-Syndrom
Symptomatisches Mittel: Gelsemium-Homaccord (Heel) **Injektionsort:** HWS paravertebral **Injektionsart:** Quaddelung	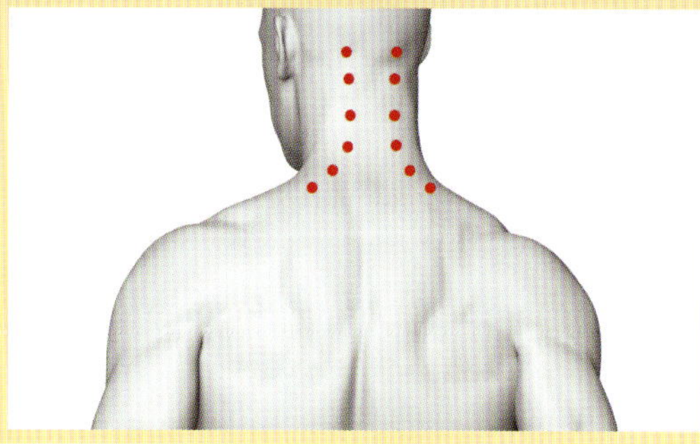
Regulierendes Mittel: Lymphomyosot N (Heel) **Injektionsort:** 3E 15 (in der Mitte zwischen Gb 21 und Dü 13, auf dem Angulus superior scapulae) Cave: Pneumothorax **Injektionsart:** Quaddelung und subcutan	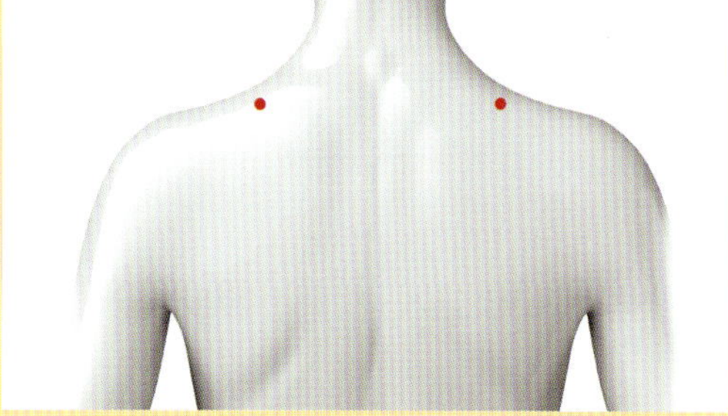
Immunmodulierendes / organstärkendes Mittel: Spascupreel (Heel) **Injektionsort:** obere BWS paravertebral **Injektionsart:** subcutan	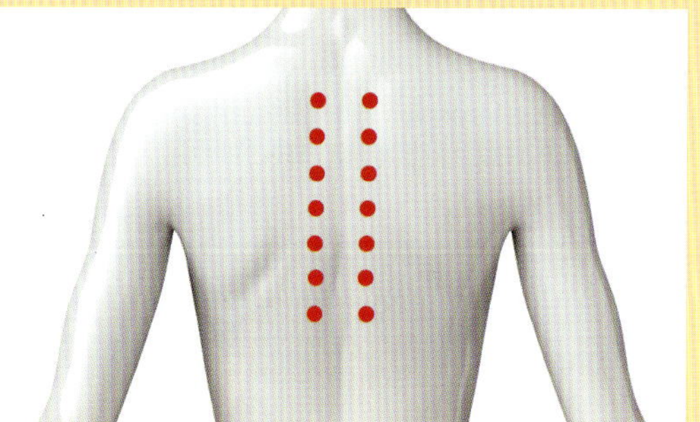
Begleittherapie: Schröpfmassage, chiropraktische Mobilisierung, Lymphdiaral-Salbe	
Bemerkungen: evtl. Gesamtstatik (BWS, LWS) korrigieren	

Bewegungsapparat	Interkostalneuralgie
Symptomatisches Mittel: Colocyntis-Homacord (Heel) **Injektionsort:** Schmerzhafte Druckpunkte paravertebral der Wirbelsäule Speziell Bl 14 (1,5 cun distal, auf der Höhe der Dornfortsatzunterkante T 4) **Injektionsart:** Quaddelung	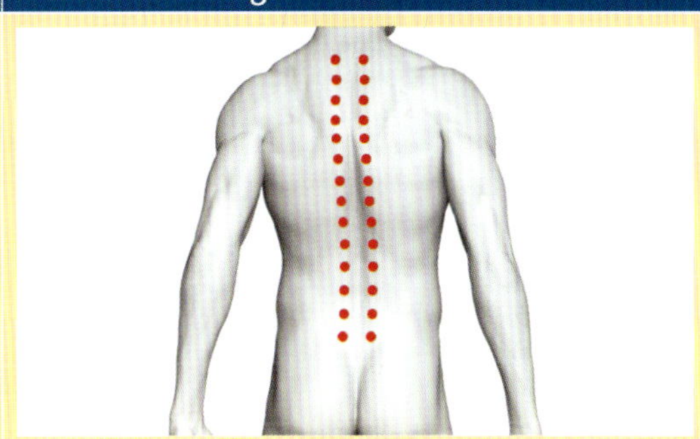
Regulierendes Mittel: Mezereum-Homaccord (Heel) **Injektionsort:** Ohrpunkte 29 (Polster) 42 (Thorax) 30 (Parotis juckreizstillend) gestörtes WS Segment **Injektionsart:** intracutan	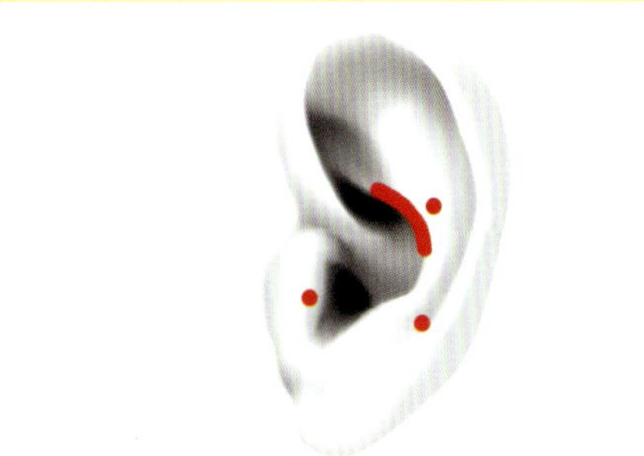
Immunmodulierendes / organstärkendes MIttel: Galium-Heel (Heel) **Injektionsort:** Musculus gluteus medius **Injektionsart:** intramuskulär	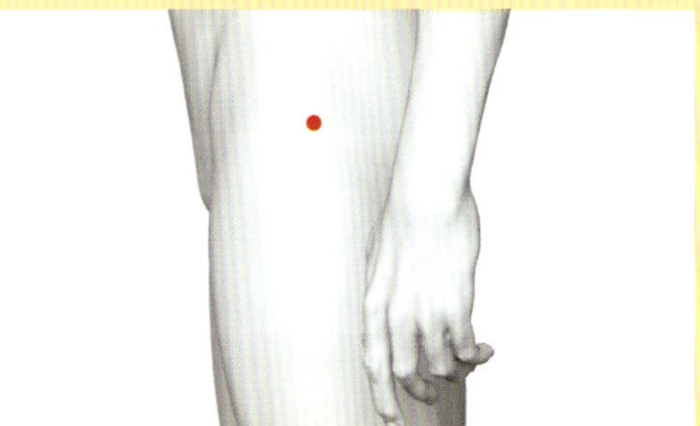
Begleittherapie: Intercostal-Gastreu R69 (Fa. Reckeweg), B-Vitamine, Johanniskrautöl und -Kapseln	
Bemerkungen: Baunscheidt-Therapie	

Bewegungsapparat	Lumbago / Ischialgie (akut) 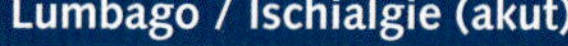
Symptomatisches Mittel: Mikroaderlass **Injektionsort:** Bl 40 (in der Mitte der Kniekehlenfalte zwischen der Sehne des M. biceps femoris und M. semitendinosus) **Injektionsart:** mit 12er Nadel punktieren	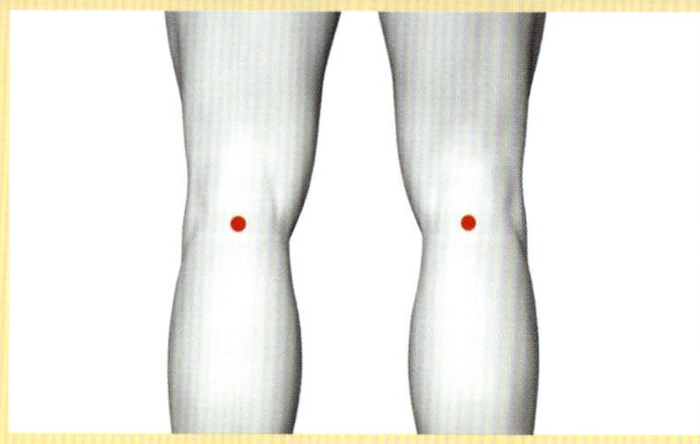
Regulierendes Mittel: Lymphomyosot und Spascupreel (Heel) **Injektionsort:** systemisch **Injektionsart:** intravenös	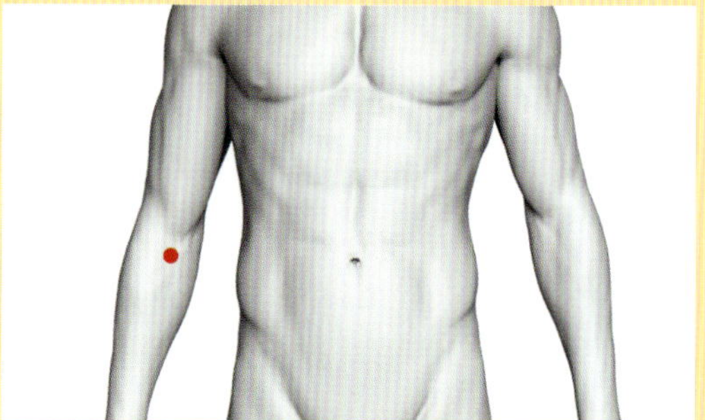
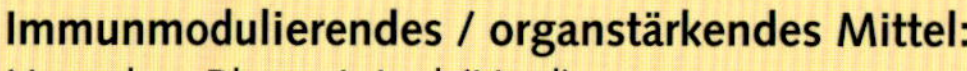 **Immunmodulierendes / organstärkendes Mittel:** Neuralgo-Rhem-Injeel (Heel) **Injektionsort:** Lumbalregion **Injektionsart:** subcutan infiltrierend	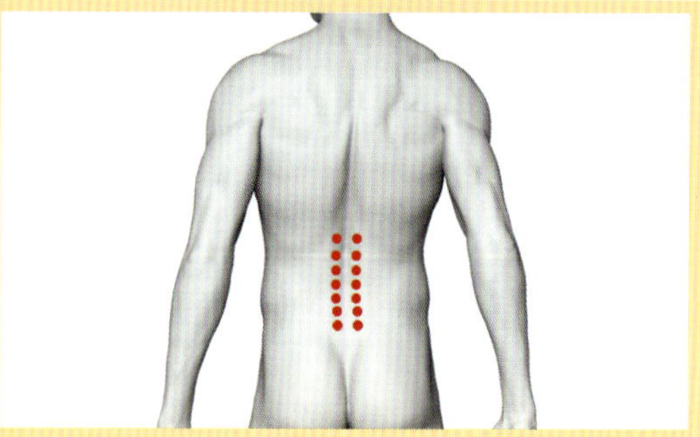
Begleittherapie: Schröpfmassage, Procain i.c. an Gb 30 + 34, Bl 60	
Bemerkungen: Homöopathische Eigenblutbehandlung	

Bewegungsapparat	LWS-Syndrom
Symptomatisches Mittel: Hewedolor (Procain 2 %) (Hevert) **Injektionsort:** LWS, paravertebral **Injektionsart:** Quaddelung	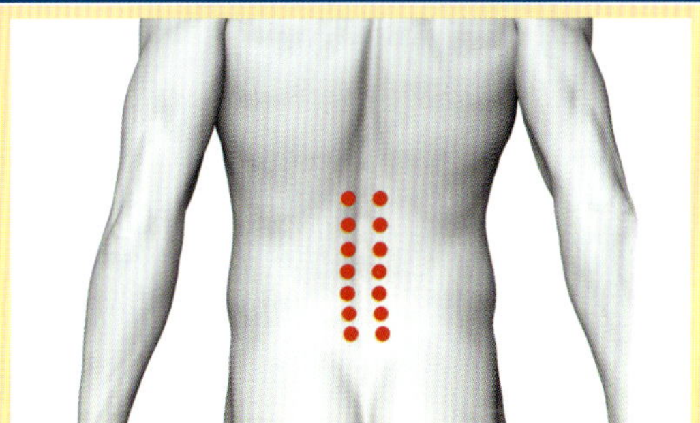
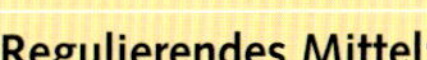 **Regulierendes Mittel:** Symphytum Rö Plex Ampullen (Pharmarissano) **Injektionsort:** LWS, paravertebral **Injektionsart:** subcutan durch die Quaddel	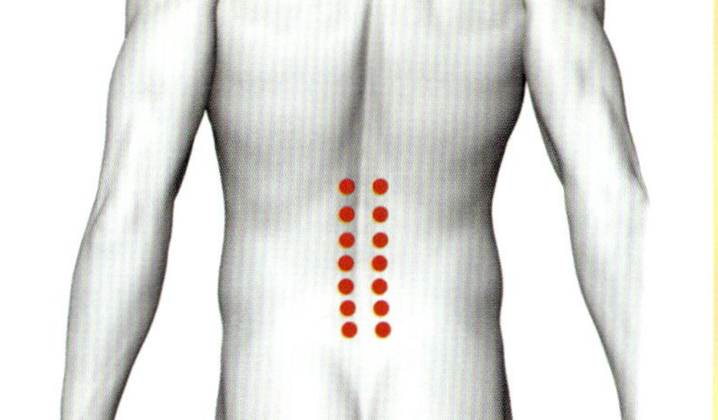
Immunmodulierendes / organstärkendes Mittel: Discus comp. N mit Kalmia (Heel) **Injektionsort:** Musculus gluteus medius **Injektionsart:** intramuskulär	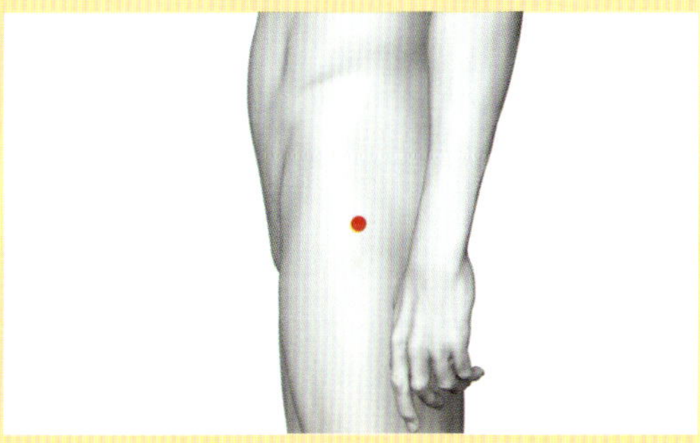
Begleittherapie: chiropraktische Mobilisierung, Bindegewebsmassage, Pneumatische Pulsationstherapie	
Bemerkungen: psychosomatische Problemzone?, Beckenschiefstand?, ISG-Blockade?	

<table>
<tr><th>Bewegungsapparat</th><th>Muskel- und Gelenkschmerzen</th></tr>
<tr><td>Symptomatisches Mittel:
Rodoform M (Hanosan)

Injektionsort:
um und über das entsprechende Gelenk
bzw. locus dolendi
z. B. Trochanter

Injektionsart:
Quaddelung</td><td>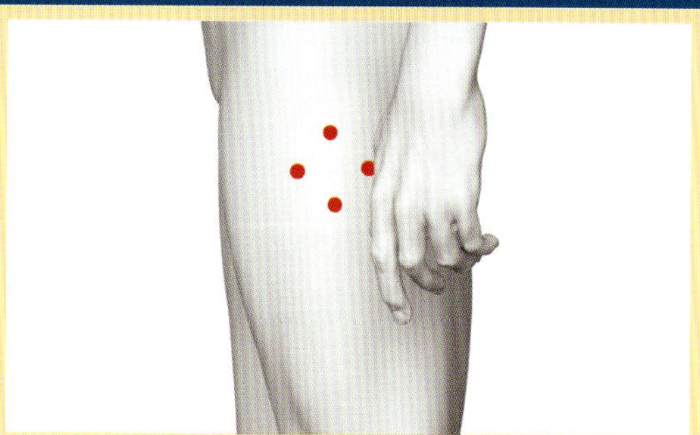</td></tr>
<tr><td>Regulierendes Mittel:
BN-dolo (Presselin)

Injektionsort:
Weihe Punkt ars 1
(linke Seite über 7/8 Rippenknorpel)

Injektionsart:
subcutan</td><td>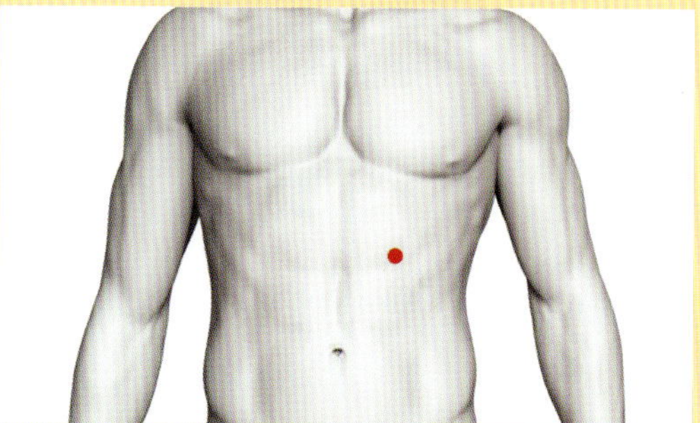</td></tr>
<tr><td>Immunmodulierendes / organstärkendes Mittel:
Lactopurum (Pflüger)

Injektionsort:
intravenös

Injektionsart:
Kurzinfusion</td><td>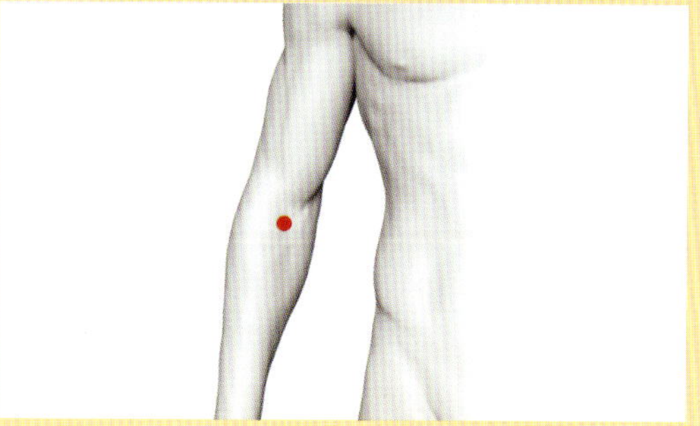</td></tr>
<tr><td colspan="2">Begleittherapie:
Allya-Injektopas (Pascoe), Vitamin D3 (Wörwag), Infusion: Alpha-Liponsäüre (Wörwag), Phosetamin (Köhler Pharma), Capsicum-Pflaster (Gothaplast), Capsagamma Dolor Creme (Wörwag)</td></tr>
<tr><td colspan="2">Bemerkungen:
manuelle Therapien</td></tr>
</table>

Bewegungsapparat	Zervikalsyndrom
Symptomatisches Mittel: Discus comp. N mit Kalmia (Heel) **Injektionsort:** Triggerpunkte: schmerzhafte Druckpunkte auf der HWS **Injektionsart:** Quaddelung	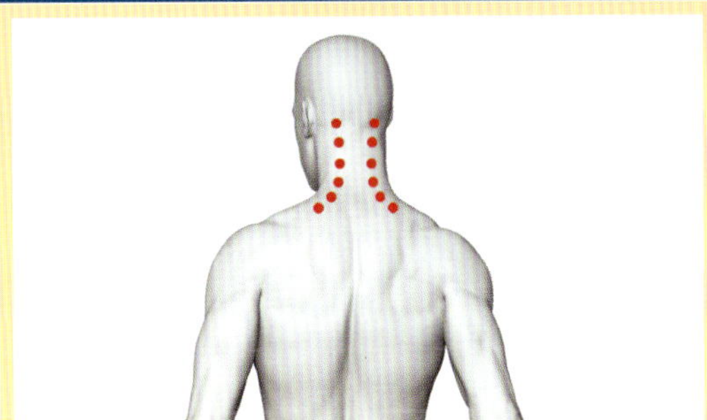
Regulierendes Mittel: Veratrum-Injeel forte S (Heel) **Injektionsort:** Weihe-Punkt verat 1 (auf der medialen Linie des Abdomen 1 Querfinger unterhalb des Xiphoids) Weihe Punkt verat 2 entspricht Di 4 (Handrücken, zwischen dem ersten und zweiten Metacarpale, etwa in der Mitte des 2. Metacarpale, auf dem höchsten Punkt) 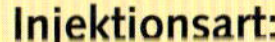**Injektionsart:** subcutan	
Immunmodulierendes / organstärkendes Mittel: Lymphomyosot (Heel) **Injektionsort:** Lymph-Belt **Injektionsart:** Quaddelung	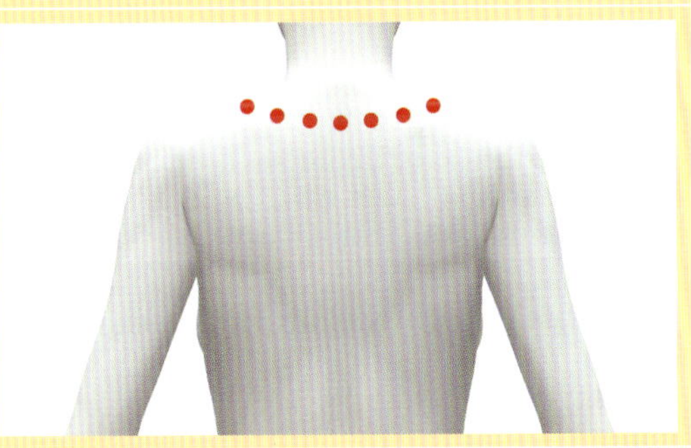
Begleittherapie: Assalix (Bionorica)	
Bemerkungen: Manuelle- und Massagetherapie, Akustikpointer	

8.2 Herz und Kreislauf

Herz und Kreislauf	Arteriosklerose
Symptomatisches Mittel: Ginkgo Biloba Hevert Injekt (Hevert) **Injektionsort:** systemisch **Injektionsart:** intravenös	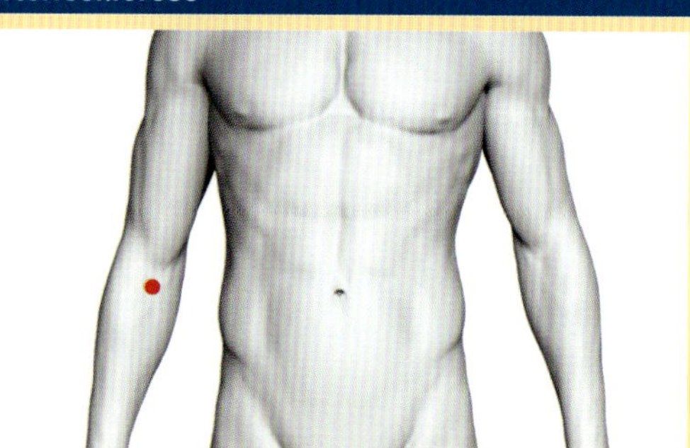
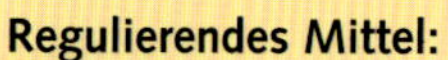 **Regulierendes Mittel:** Lymphomyosot N (Heel) **Injektionsort:** paravertebral Nacken **Injektionsart:** subcutan	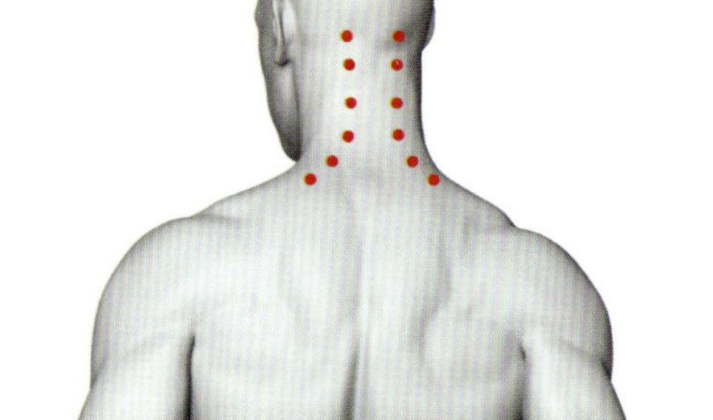
Immunmodulierendes / organstärkendes Mittel: Galium-Heel N (Heel) **Injektionsort:** Musculus gluteus medius **Injektionsart:** Intramuskulär	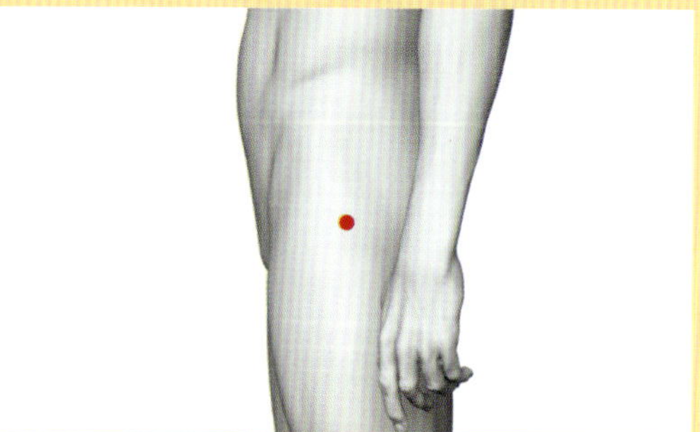
Begleittherapie: Aderlass, Omega3-loges cardio (Dr. Loges), vasologes protect (Dr. Loges)	
Bemerkungen: irisdiagnostisch arteriosklerotische Belastung frühzeitig erkennbar	

Herz und Kreislauf	Cor nervosum 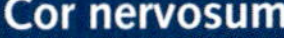
Symptomatisches Mittel: An-io-Injeel (Heel) **Injektionsort:** parasternal ICR 1 **Injektionsart:** Quaddelung	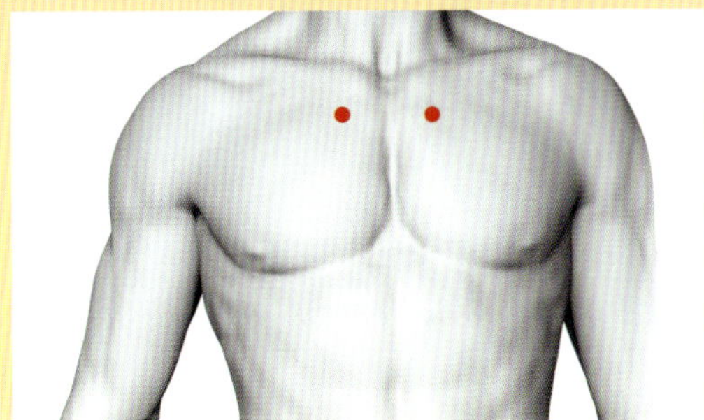
Regulierendes Mittel: Strophantus compositum (Heel) **Injektionsort:** druckschmerzhafte Punkte im Herzsegment **Injektionsart:** Quaddelung	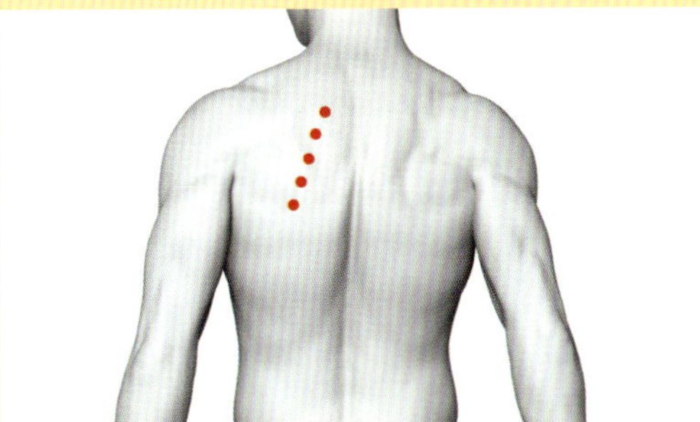
Immunmodulierendes / organstärkendes Mittel: Valeriana-Injeel (Heel) **Injektionsort:** Ohrpunkt 21 (Herz) **Injektionsart:** Quaddel	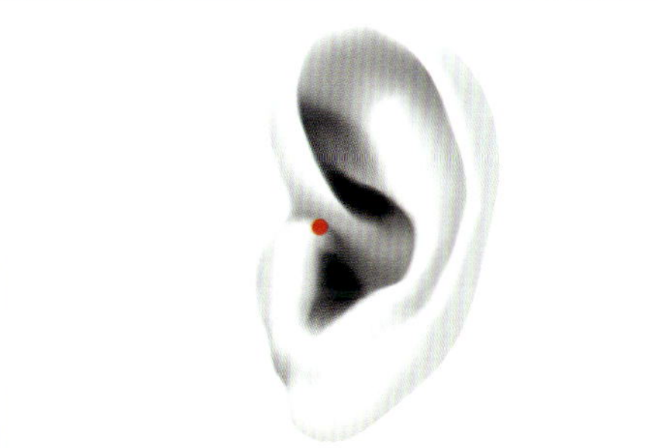
Begleittherapie: Rabjuvén H-Salbe, Confludin N Tr. (Truw)	
Bemerkungen: Yoga, Meditation, moderates Ausdauertraining	

Herz und Kreislauf	Herzinsuffizienz
Symptomatisches Mittel: Crataegan N (Hanosan) **Injektionsort:** Reflexpunkte Herz **Injektionsart:** subcutan infiltrierend (links)	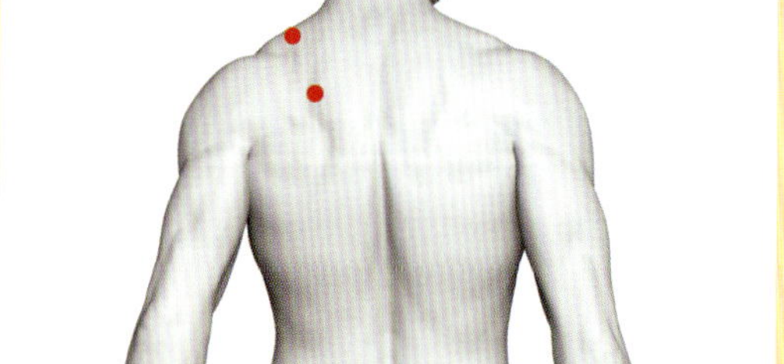
Regulierendes Mittel: Cralonin (Heel) **Injektionsort:** He 5 (bei supiniertem Unterarm, auf der radialen Seite der Sehnen des M. Flexor carpi ulnaris, 1 cun proximal der distalen Handgelenksfalte) **Injektionsart:** große Quaddel	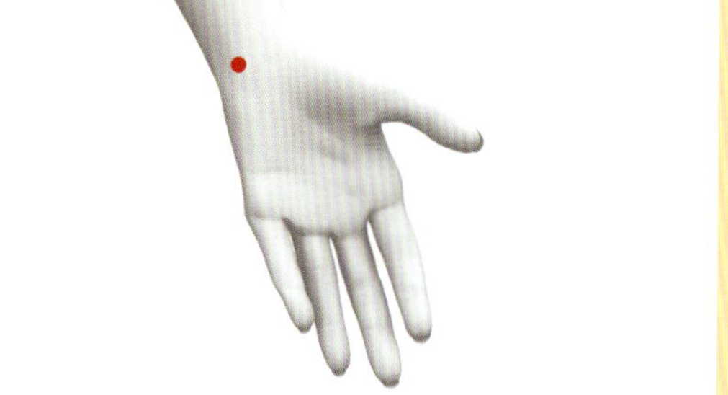
Immunmodulierendes / organstärkendes Mittel: Cor suis-Injeel (Heel) **Injektionsort:** KG 17 (4 Interkostalraum auf der Mitte zwischen den Brustwarzen) 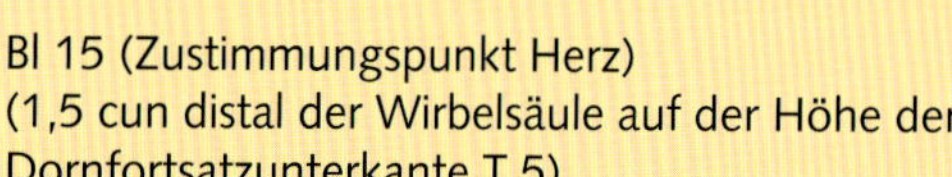 Bl 15 (Zustimmungspunkt Herz) (1,5 cun distal der Wirbelsäule auf der Höhe der Dornfortsatzunterkante T 5) **Injektionsart:** intracutan	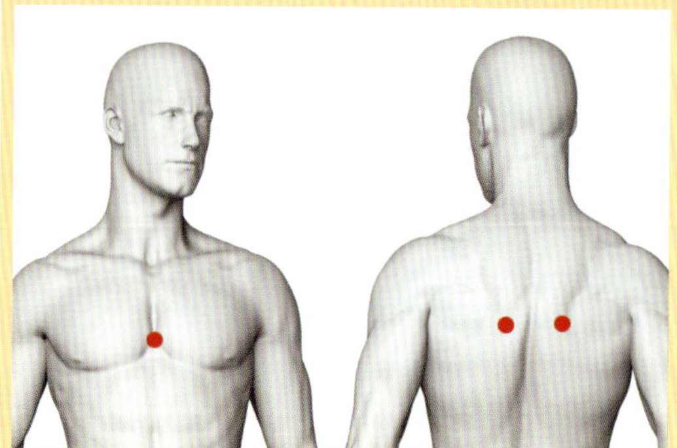
Begleittherapie: Auroliquid N Tropfen (Hanosan), Q 10, Spenglersan Kolloid A (Spenglersan) Ellenbeuge einreiben, Lefteria (Dr. Pandalis)	
Bemerkungen: Kreislauftraining, moderates Ausdauertraining, min. 3x wöchentlich 30 min Cave: Herzpunkt auf der Schulter nicht zu tief (Lunge)!	

<table>
<tr><th>Herz und Kreislauf</th><th>Hypertonie</th></tr>
<tr><td>Symptomatisches Mittel:
Rauwolfia Injeel (Heel)

Injektionsort:
Blutdrucksenkende Furche hinterm Ohr
Ohrpunkt 59 Hypertoniepunkt
Ohrpunkt 19 Hochdruckpunkt
Ohrpunkt 95 Niere – renale Hypertonie

Injektionsart:
intracutan</td><td>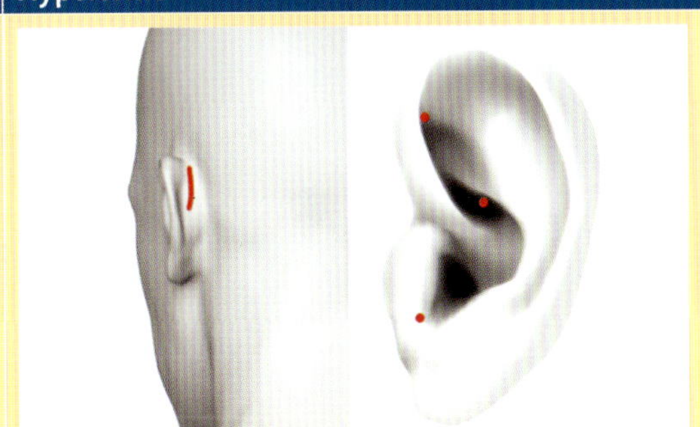</td></tr>
<tr><td>Regulierendes Mittel:
Solidago comp (Heel)

Injektionsort:
suprapubisch

Injektionsart:
Quaddelung</td><td>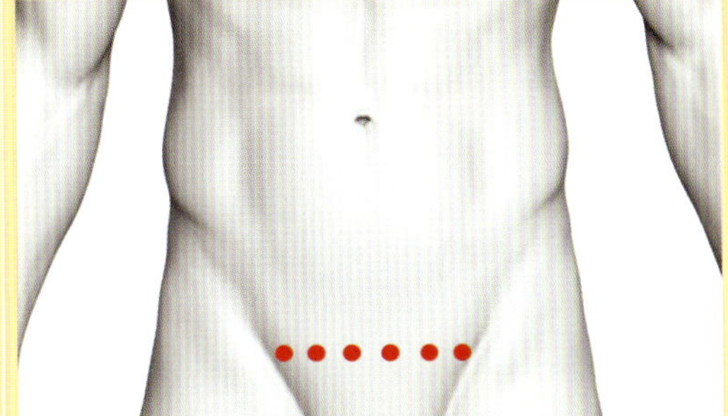</td></tr>
<tr><td>Immunmodulierendes / organstärkendes Mittel:
Cor suis comp.N (Heel)

Injektionsort:
Head´sche Zonen Herz Segment

Injektionsart:
Quaddelung</td><td>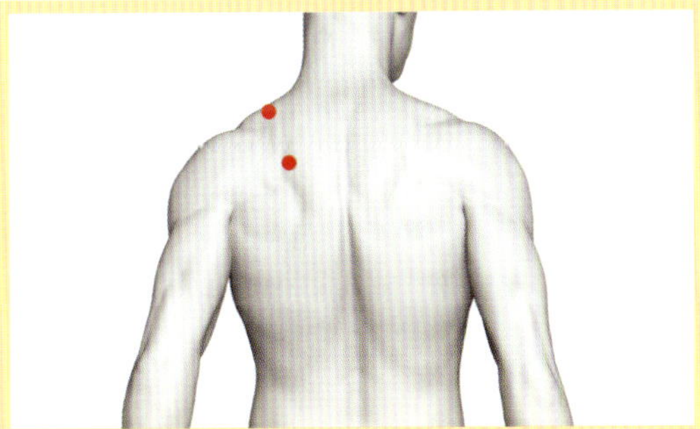</td></tr>
<tr><td colspan="2">Begleittherapie:
L-Arginin (ViaBiona), Homviotensin (Homviora Arzneimittel)</td></tr>
<tr><td colspan="2">Bemerkungen:
moderates Ausdauertraining, Ernährung, auf Übereiweißung achten,
bei Hochdruckkrise: Microaderlass Ohrpunkt 78 Ohrspitze</td></tr>
</table>

Herz und Kreislauf	Hypotonie
Symptomatisches Mittel: Camphora D6 (Stauffen Pharma) **Injektionsort:** Bl 15 (Zustimmungspunkt Herz) (1,5 cun distal der Wirbelsäule auf der Höhe der Dornfortsatzunterkante T 5) **Injektionsart:** 2 große Quaddeln	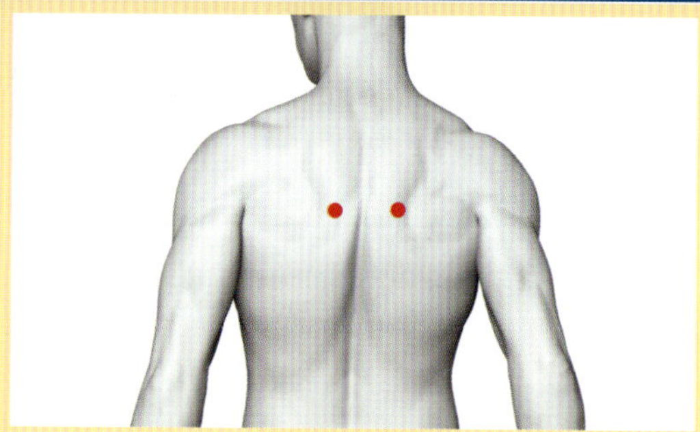
Regulierendes Mittel: Arnica-Injeel S (Heel) **Injektionsort:** Ohrpunkte: 13 (Nebenniere) 34 (Thalamus innenliegend) 100 (Herz) **Injektionsart:** intracutan	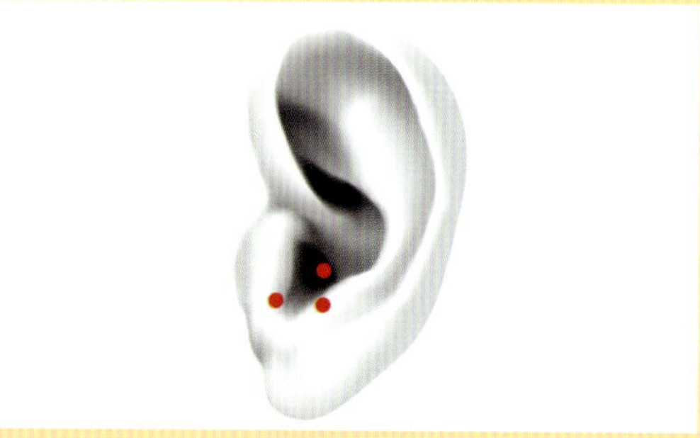
Immunmodulierendes / organstärkendes Mittel: Glandula suprarenalis suis-Injeel (Heel) **Injektionsort:** Segment T 1–5 **Injektionsart:** Quaddelung	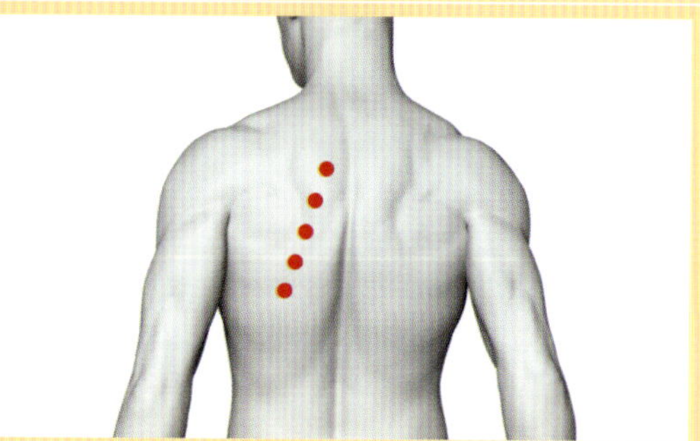
Begleittherapie: Korodin (Robugen)	
Bemerkungen: Kneipp`sche Anwendungen, früh kalt duschen, Morgengymnastik	

Herz und Kreislauf	KHK 
Symptomatisches Mittel: Cactus compositum (Heel) **Injektionsort:** praecordial **Injektionsart:** Quaddelung	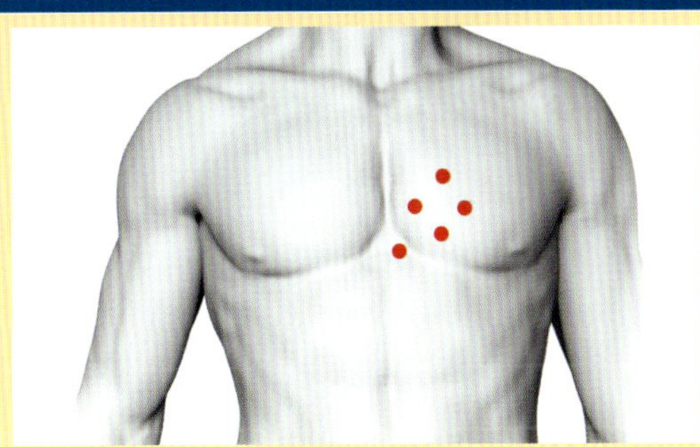
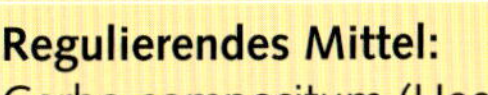 **Regulierendes Mittel:** Carbo compositum (Heel) **Injektionsort:** Herzsegment **Injektionsart:** subcutan	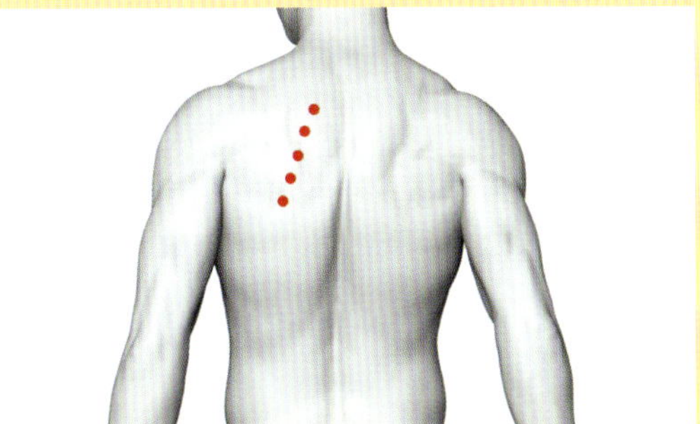
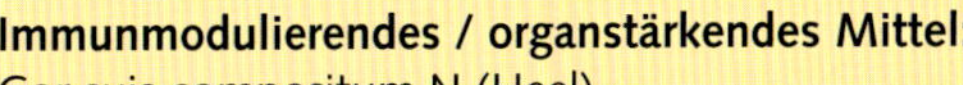 **Immunmodulierendes / organstärkendes Mittel:** Cor suis compositum N (Heel) **Injektionsort:** HWS, paravertebral **Injektionsart:** subcutan	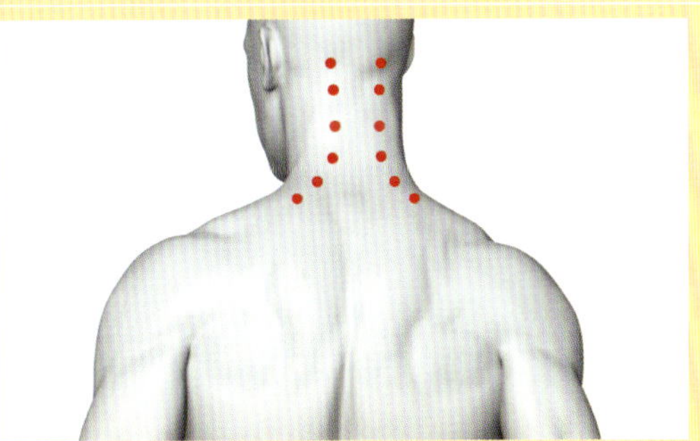
Begleittherapie: Cratae-loges 450 mg (Dr. Loges)	
Bemerkungen: Risikobelehrung	

Herz und Kreislauf	Mikrozirkulationsstörungen 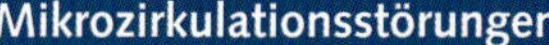
Symptomatisches Mittel: Tabacum-Injeel (Heel) **Injektionsort:** HWS, paravertebral **Injektionsart:** Quaddelung	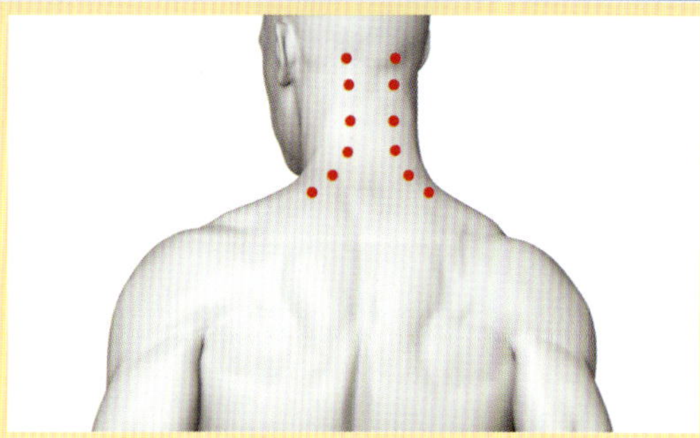
Regulierendes Mittel: Circulo-Injeel (Heel) **Injektionsort:** Musculus trapezius **Injektionsart:** intramuskulär	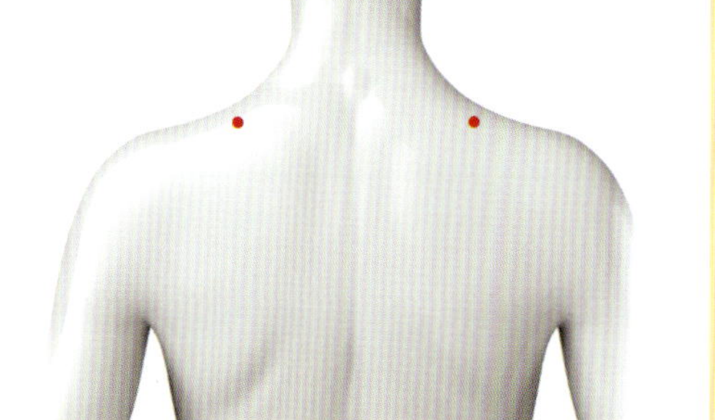
Immunmodulierendes / organstärkendes Mittel: Arteria-Heel N (Heel) **Injektionsort:** KG 14 (2 cun unter dem Schwertfortsatz) **Injektionsart:** Quaddelung und subcutan	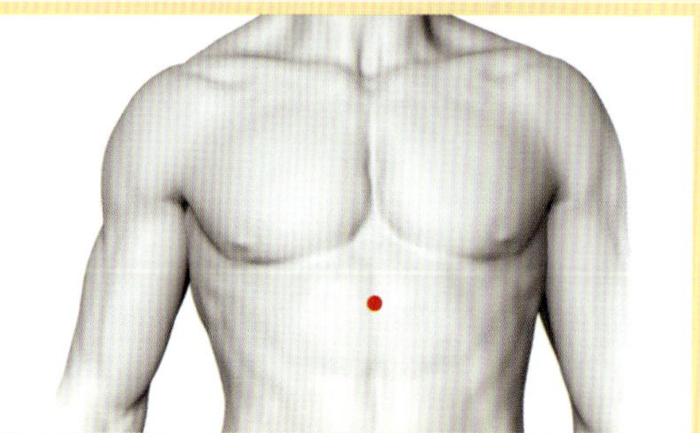
Begleittherapie: Magnetfeldtherapie, Alpha-Liponsäure (ViaBiona)	
Bemerkungen: Risikofaktor Prädiabetes, Hypertonie abklären	

8.3 Verdauungstrakt

Verdauungstrakt	Colitis
Symptomatisches Mittel: Cinnamomum-Homaccord N (Heel) bei Blutungen **Injektionsort:** KG 7 (1 cun unterhalb des Bauchnabels) KG 9 (1,5 cun oberhalb des Bauchnabels) Ma 25 (2 cun seitlich des Zentrums des Nabels beidseitig) **Injektionsart:** Quaddelung	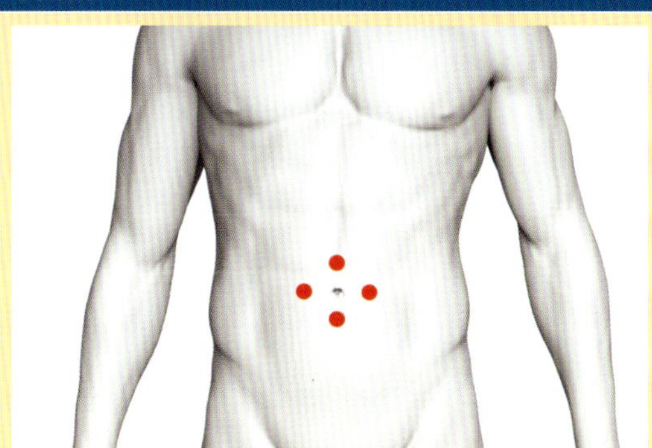
Regulierendes Mittel: Mucosa compositum (Heel) **Injektionsort:** Bauchkranz nach Hopfer **Injektionsart:** subcutan	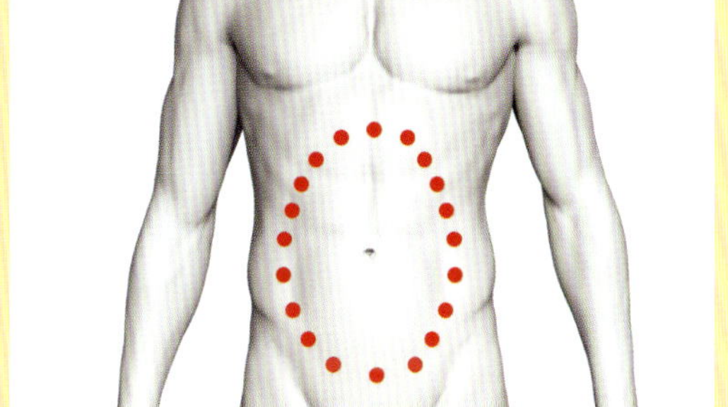
Immunstärkendes / organstärkendes Mittel: Galium-Heel N (Heel) **Injektionsort:** Vogler Punkte linker und rechter Rippenbogen **Injektionsart:** subcutan	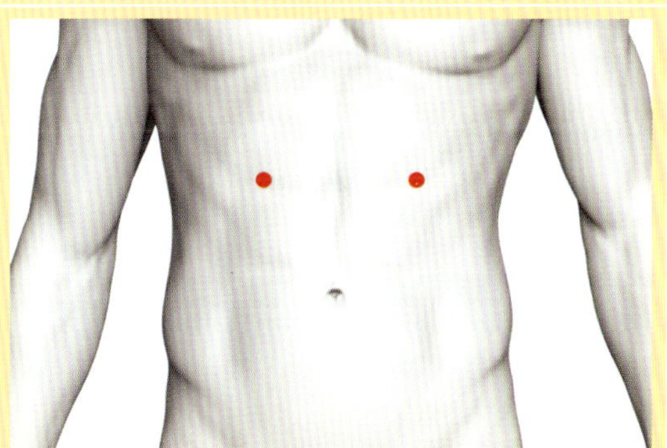
Begleittherapie: Darmsanierung nach Stuhllabor-Befund, Activomin Kps. (WH Pharmawerk Weinböhla), Myrrhinil Intest Tbl.(Repha)	
Bemerkungen: Psychosomatik erkennen und mitbehandeln	

Verdauungstrakt	Diarrhoe
Symptomatisches Mittel: Leptandra compositum (Heel) **Injektionsort:** KG 7 (1 cun unterhalb des Bauchnabels) KG 9 (1,5 cun oberhalb des Bauchnabels) Ma 25 (2 cun seitlich des Zentrums des Nabels beidseitig) **Injektionsart:** intracutan	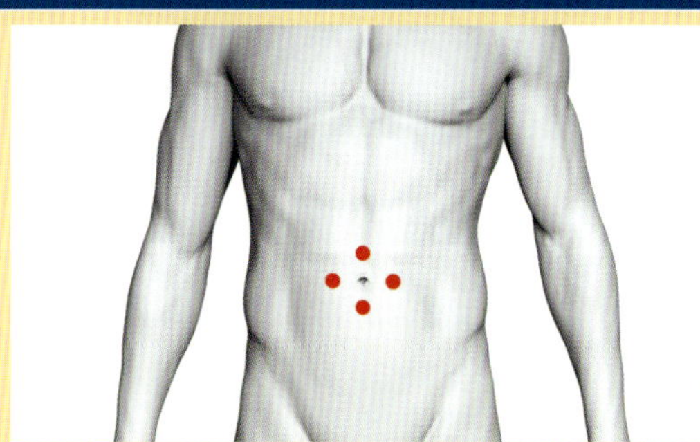
Regulierendes Mittel: Traumeel S (Heel) **Injektionsort:** Bauchkranz nach Hopfer **Injektionsart:** Quaddelung	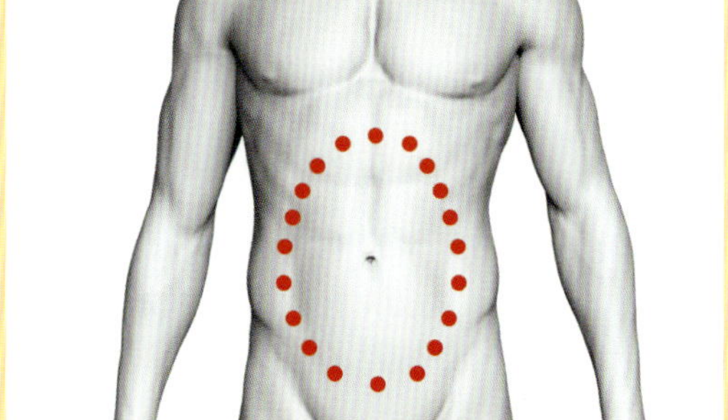
Immunstärkendes / organstärkendes Mittel: China-Homaccord S (Heel) **Injektionsort:** Musculus gluteus medius **Injektionsart:** intramuskulär	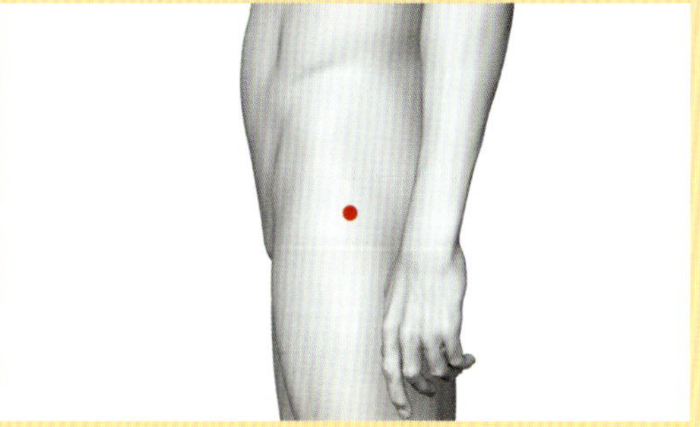
Begleittherapie: Activomin Kapseln (WH Pharmawerk Weinböhla), bei anhaltendem Durchfall Stuhlanalyse und ggf. Darmsanierung	
Bemerkungen: Schonung, ausreichend trinken	

<table>
<tr><th>Verdauungstrakt</th><th>Funktionelle Dyspepsie</th></tr>
<tr><td>Symptomatisches Mittel:
Momordica compositum (Heel)

Injektionsort:
KG 12 (4 cun oberhalb des Bauchnabels)
KG 13 (5 cun oberhalb des Bauchnabels
KG 15 (7 cun oberhalb des Bauchnabels)
Ma 25 (2 cun seitlich des Zentrums des Nabels beidseitig)

Injektionsart:
Quaddelung</td><td>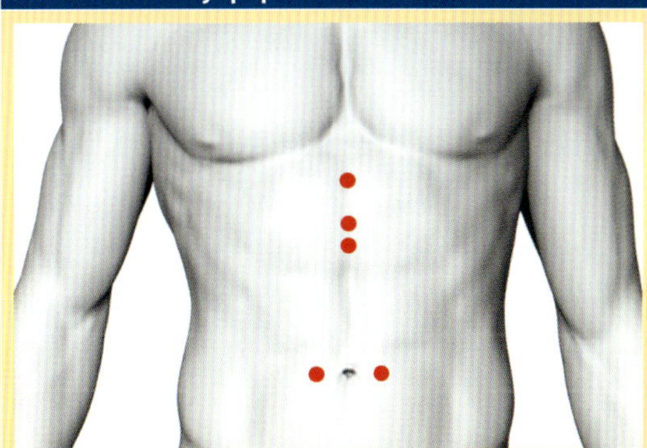</td></tr>
<tr><td>Regulierendes Mittel:
Veratrum-Homaccord (Heel)

Injektionsort:
Pankreaszone

Injektionsart:
subcutan</td><td>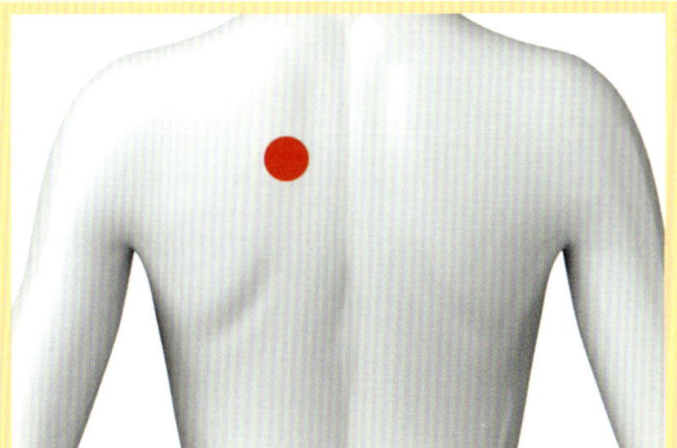</td></tr>
<tr><td>Immunstärkendes / organstärkendes Mittel:
Nux vomica-Homaccord (Heel)

Injektionsort:
Ohrpunkte
55 (Shen Men)
87 (Magen)
96 (Pankreas/Gallenblase)

Injektionsart:
Quaddelung</td><td>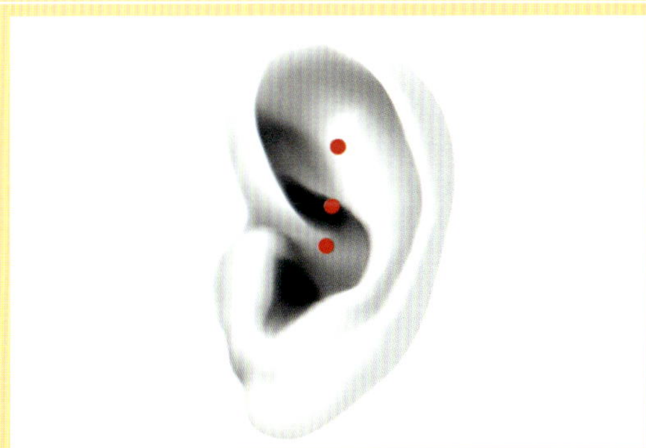</td></tr>
<tr><td colspan="2">Begleittherapie:
Ventrigutt (Hanosan)</td></tr>
<tr><td colspan="2">Bemerkungen:
Bittermittel</td></tr>
</table>

Verdauungstrakt	Galle / Postcholezystektomiesyndrom 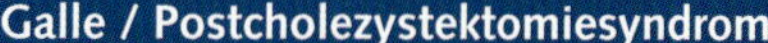
Symptomatisches Mittel: Spascupreel (Heel) **Injektionsort:** entlang des rechten Rippenbogens **Injektionsart:** subcutan	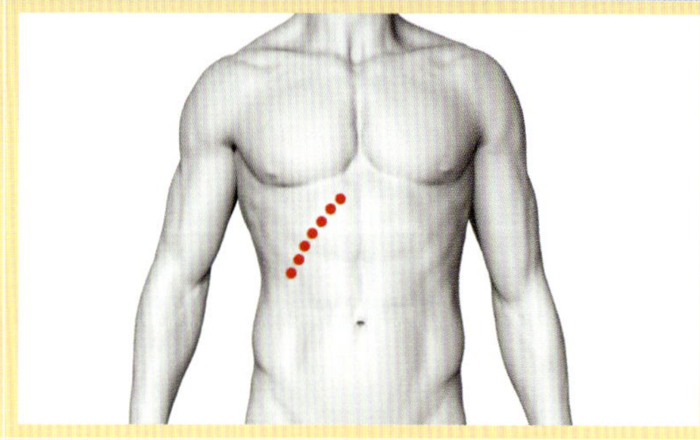
Regulierendes Mittel: Cholo-2 Injektopas (Pascoe) **Injektionsort:** paravertebral T3–T8 **Injektionsart:** Quaddelung	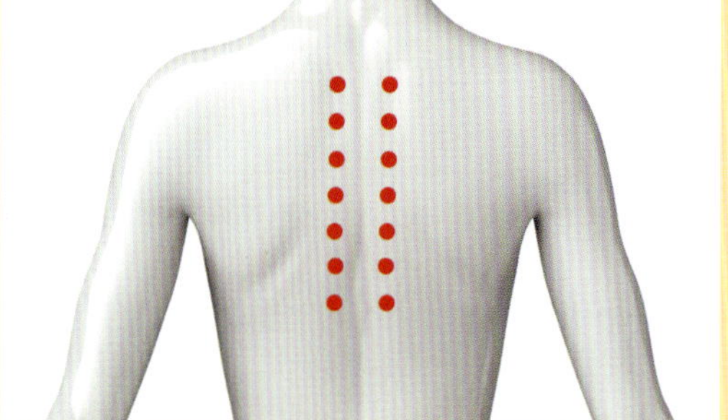
Immunstärkendes / organstärkendes Mittel: Cholesterinum-Injeel (Heel) **Injektionsort:** Gallezone **Injektionsart:** subcutan	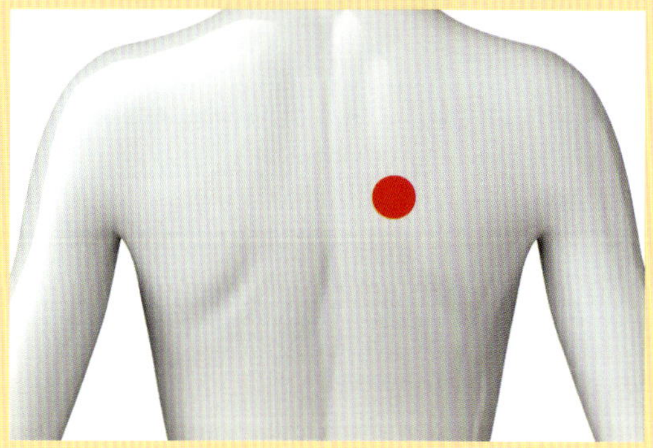
Begleittherapie: Manuelle Therapie T3–T8, Galloselect (Dreluso)	
Bemerkungen: Leber-Galle-Wickel, carminative Tees	

Verdauungstrakt	Gastritis / Ulcus pepticum 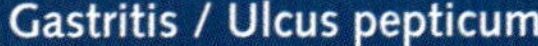
Symptomatisches Mittel: Erigotheel (Heel) **Injektionsort:** 3 QF unter dem Processus xiphoideus **Injektionsart:** tief präperitoneal bis an die Linea alba	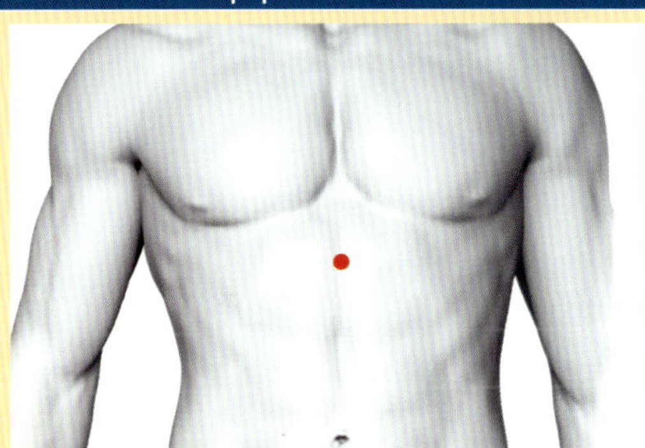
Regulierendes Mittel: Traumeel S (Heel) **Injektionsort:** Magenzone **Injektionsart:** subcutan infiltrierend	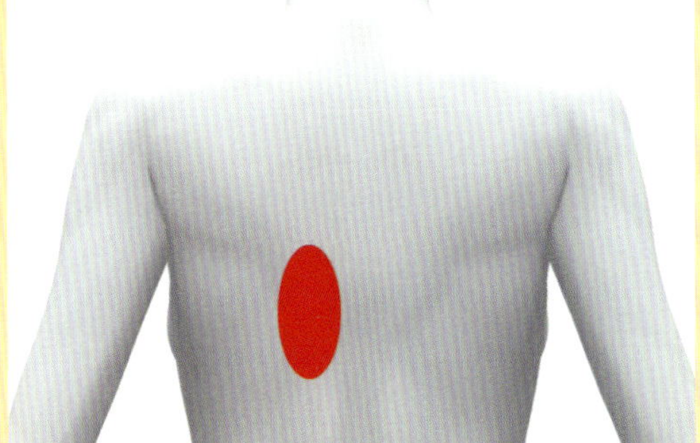
Immunmodulierendes / organstärkendes Mittel: Mucosa compositum (Heel) **Injektionsort:** Vogler-Punkt links und rechts **Injektionsart:** subcutan	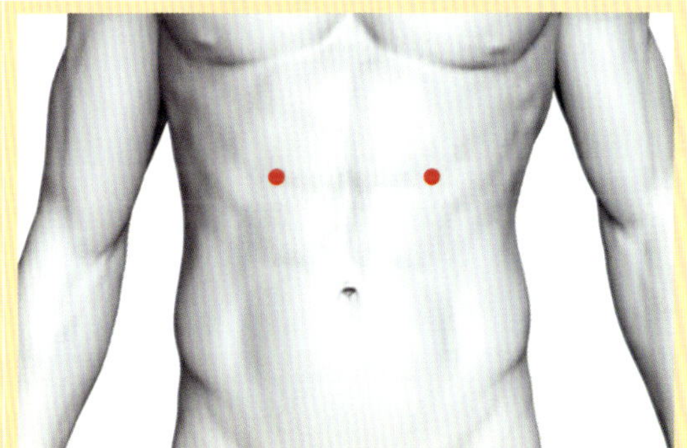
Begleittherapie: Gastricumeel Tbl. (Heel), Digestodoron (Weleda)	
Bemerkungen: Schleimsuppen zum Magenschutz	

Verdauungstrakt	Oberbauchbeschwerden (Leber-, Galleschwäche) 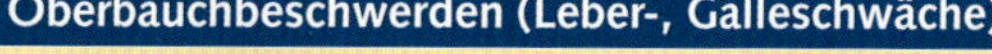
Symptomatisches Mittel: Leptandra compositum (Heel) **Injektionsort:** Vogler-Punkte **Injektionsart:** subcutan	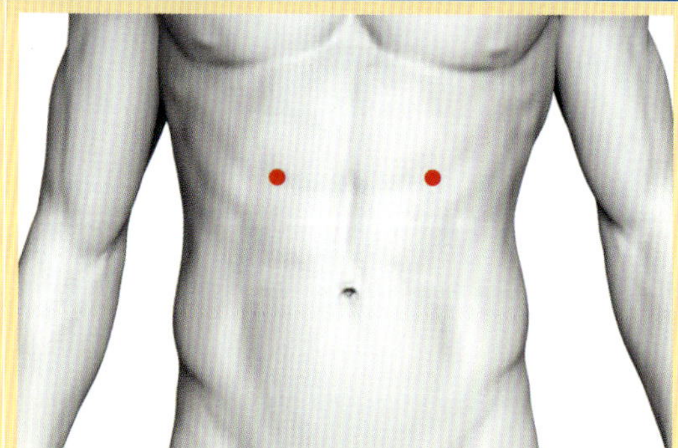
Regulierendes Mittel: Chelidonium-Homaccord (Heel) **Injektionsort:** Gallenzone **Injektionsart:** subcutan	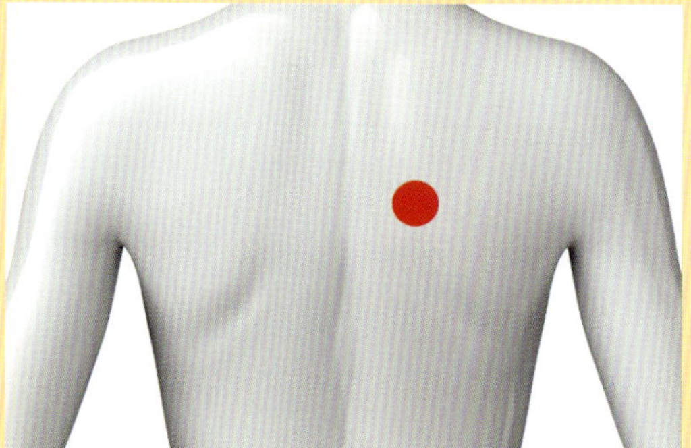
Immunstärkendes / organstärkendes Mittel: Hepeel N (Heel) **Injektionsort:** Leberzone **Injektionsart:** subcutan	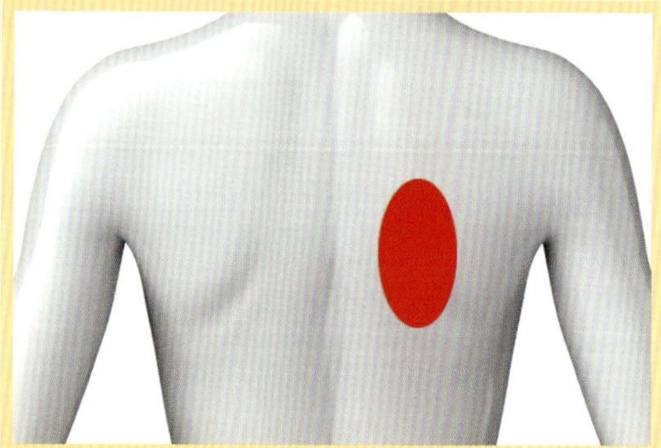
Begleittherapie: Vitamin B12-Hevert plus Folsäure-Hevert (Hevert) i.m. 2x wöchentlich 10x, Legana (Nestmann)	
Bemerkungen: Alkoholkarenz, Bitterstoffe einsetzen	

Verdauung / Stoffwechsel	Obstipation
Symptomatisches Mittel: Nux Vomica-Homaccord (Heel) **Injektionsort:** Solar plexus **Injektionsart:** präperitonel bis zur Linea alba	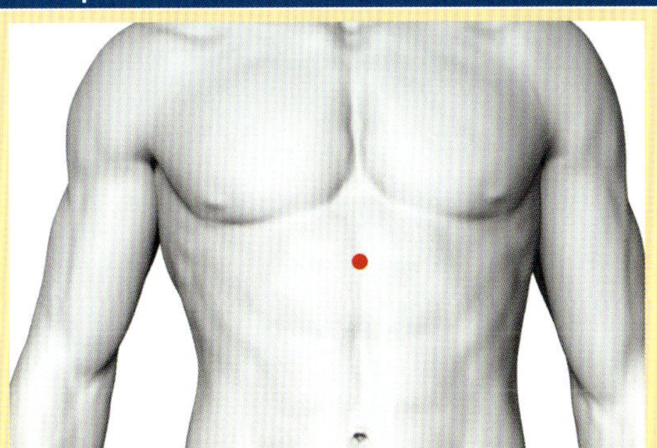
Regulierendes Mittel: Medorrhinum-Injeel (Heel) **Injektionsort:** Ohrpunkte 55 (Shen Men) 81 (Rectum) 88 (Dünndarm) 91 (Kolon) Den verbleibenden Rest aus der Spritze gemeinsam mit Cor suis mischen und dann weiter zur 3. Injektion **Injektionsart:** intracutan	
Immunmodulierendes / organstärkendes Mittel: Colon suis-Injeel (Heel) **Injektionsort:** Bauchkranz nach Hopfer **Injektionsart:** intracutan	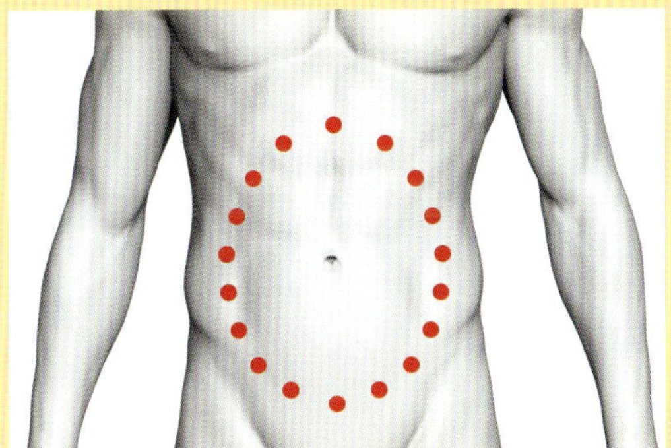
Begleittherapie: Yomogi (Ardeypharm)	
Bemerkungen: Ballaststoffreiche Ernährung, Sauerkraut und -saft, Darmsanierung, Bauchmassage	

<table>
<tr><th>Verdauungstrakt</th><th>Pankreasinsuffizienz</th></tr>
<tr><td>Symptomatisches Mittel:
Leptandra compositum (Heel)

Injektionsort:
Epigastrischer Winkel

Injektionsart:
subcutan</td><td>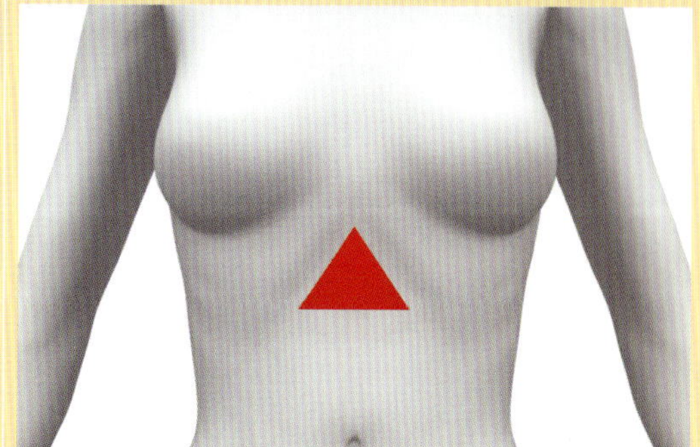</td></tr>
<tr><td>Regulierendes Mittel:
Pankreaticum Hevert Injekt N (Hevert)

Injektionsort:
Pankreaszone

Injektionsart:
subcutan</td><td>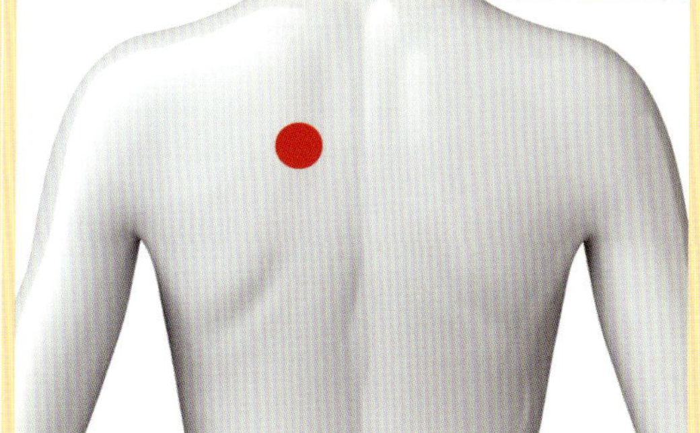</td></tr>
<tr><td>Immunstärkendes / organstärkendes Mittel:
Momordica compositum N (Heel)

Injektionsort:
Ohrpunkt
96 (Bauchspeicheldrüse)

Injektionsart:
intracutan</td><td>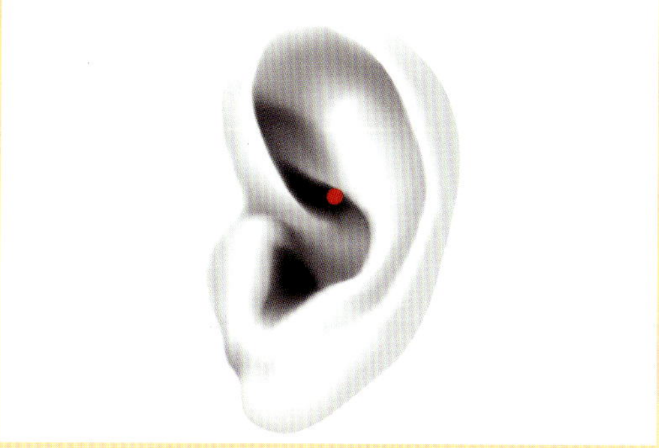</td></tr>
<tr><td colspan="2">Begleittherapie:
Pancreaticum-Hevert (Hevert) evtl. Enzymsubstitution</td></tr>
<tr><td colspan="2">Bemerkungen:
strikte Alkoholkarenz</td></tr>
</table>

Verdauungstrakt	Reizdarmsyndrom
Symptomatisches Mittel: Spascupreel (Heel) **Injektionsort:** KG 7 (1 cun unterhalb des Bauchnabels) KG 9 (1,5 cun oberhalb des Bauchnabels) Ma 25 (2 cun seitlich des Zentrums des Nabels beidseitig) **Injektionsart:** intracutan	
Regulierendes Mittel: Mucosa compositum und Lymphomyosot (Heel) **Injektionsort:** Bauchkranz nach Hopfer **Injektionsart:** subcutan	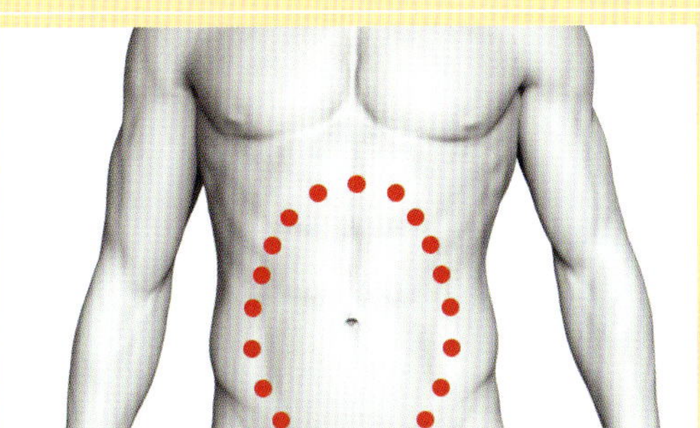
Immunstärkendes / organstärkendes Mittel: Neuro-Injeel (Heel) **Injektionsort:** 3 QF unter dem Processus xiphoideus **Injektionsart:** tief praeperitoneal	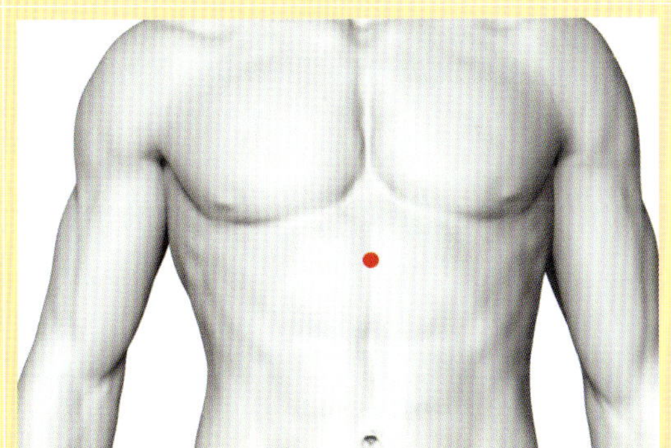
Begleittherapie: Schröpfmassage zur vegetativen Umstimmung	
Bemerkungen: feuchtwarme Bauchkompressen	

Verdauungstrakt	Roemheld-Syndrom
Symptomatisches Mittel: Spascupreel (Heel) **Injektionsort:** Ohrpunkt 55 (Shen Men) 97 (Leber) **Injektionsart:** intracutan	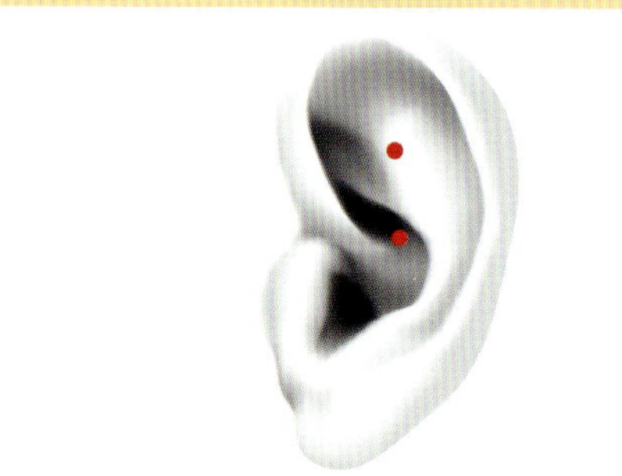
Regulierendes Mittel: Momordica compositum N (Heel) **Injektionsort:** linker Rippenbogen **Injektionsart:** subcutan	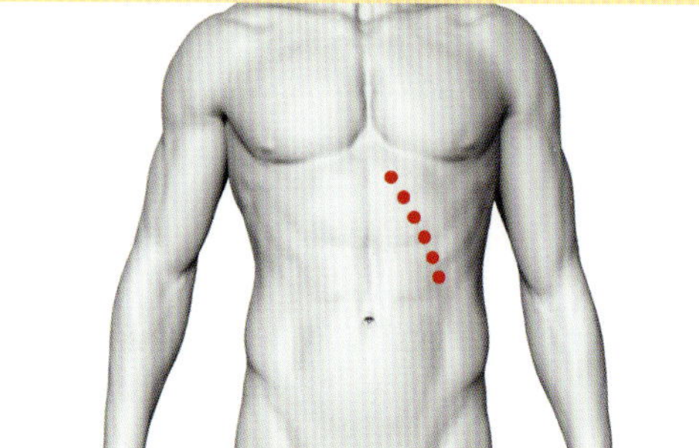
Immunstärkendes / organstärkendes Mittel: Cor suis compositum N (Heel) **Injektionsort:** Herzsegment **Injektionsart:** subcutan	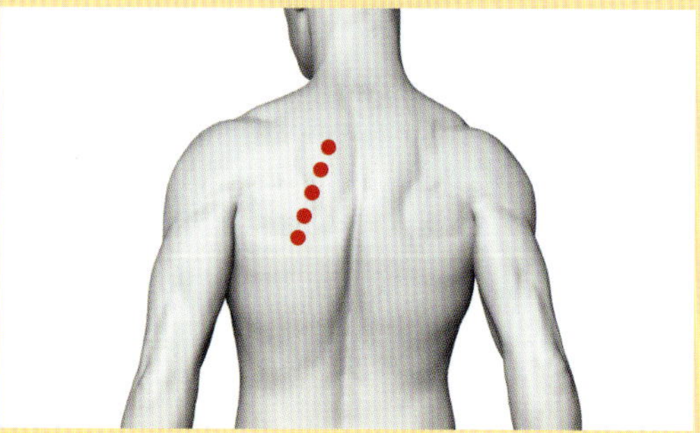
Begleittherapie: Curcu-Truw (Truw), abendliche Leberwickel, Rheum-Synergon	
Bemerkungen: DD.: BWS-Syndrom	

Verdauungstrakt	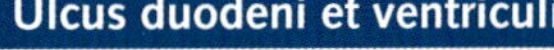 Ulcus duodeni et ventriculi
Symptomatisches Mittel: Nux vomica-Homaccord (Heel) **Injektionsort:** 3 QF unter dem Processus xiphoideus **Injektionsart:** tief präperitoneal bis an die Linea alba	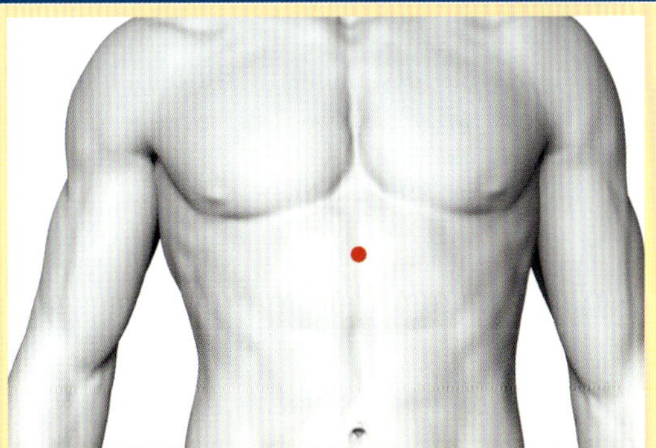
Regulierendes Mittel: Mucosa compositum (Heel) **Injektionsort:** Vogler-Punkte links und rechts **Injektionsart:** subcutan	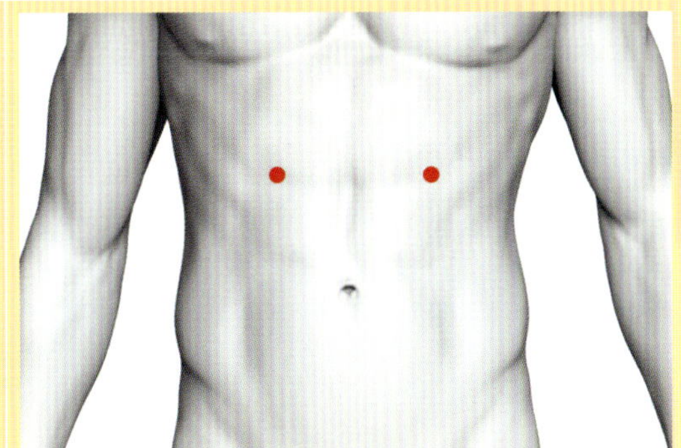
Immunstärkendes / organstärkendes Mittel: Duodenum suis-Injeel (Heel) **Injektionsort:** Magenzone **Injektionsart:** subcutan	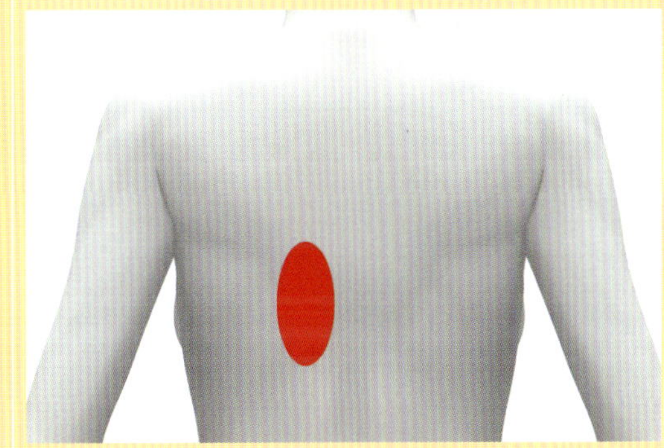
Begleittherapie: Psyche mitbehandeln, Gastritol (Dr. Klein), Duodenoheel (Heel)	
Bemerkungen: Cave Dauergebrauch von Säureblockern!	

8.4 Haut

Haut	Juckende Hautekzeme
Symptomatisches Mittel: Mezereum-Homaccord (Heel) **Injektionsort:** Weihe-Punkt mez 1 (Medianlinie Abdomen Mitte Sternum-Nabel) **Injektionsart:** subcutan	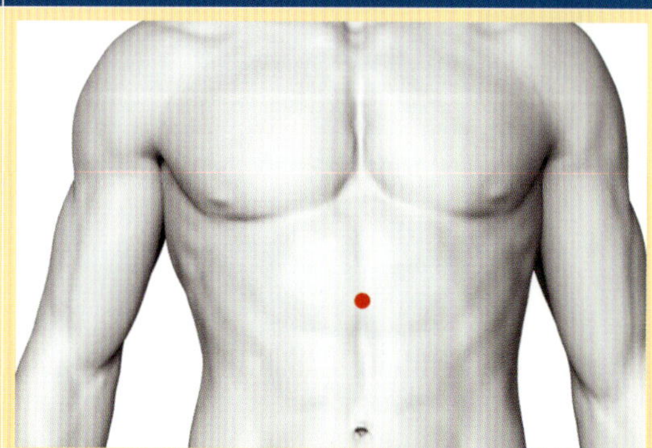
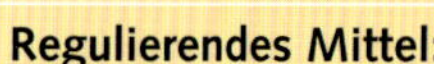 **Regulierendes Mittel:** Sulfur-Injeel S (Heel) **Injektionsort:** Weihe-Punkte sulph 1 (entspricht 3E15 rechts) (auf halber Strecke zwischen Akromionspitze und Dornfortsatzspitze des 7 HW) **Injektionsart:** große Quaddel rechts, mit dem Rest des Mittels 3. Injektion aufziehen	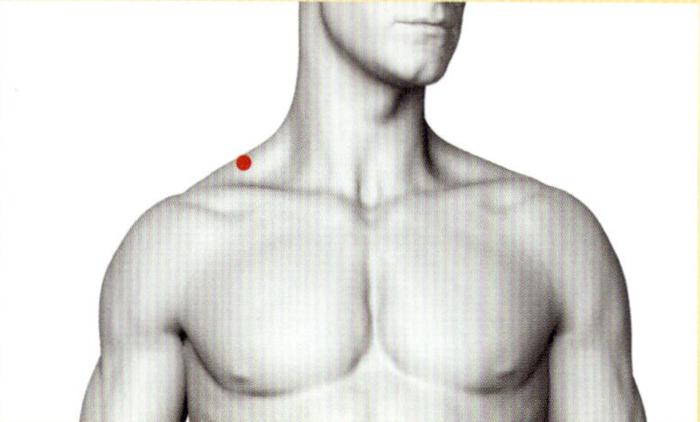
Immunmodulierendes / organstärkendes Mittel: Hepar comp. (Heel) **Injektionsort:** Quaddelung im Lebersegment **Injektionsart:** subcutan infiltrierend	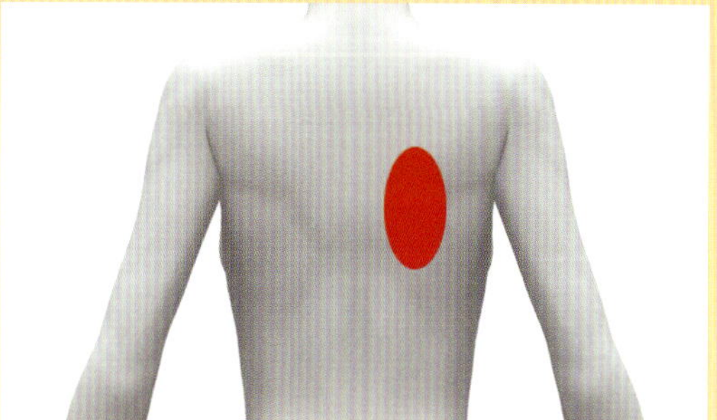
Begleittherapie: Dr. Pandalis Cystus Creme, Salbe und Tee, Waschungen mit Dr. Pandalis Cystus Bio Teekraut, Nachtkerzenöl-Kapseln innerlich	
Bemerkungen: immer Leber mitbehandeln, histaminhaltige Nahrungsmittel vermeiden	

Haut	Neurodermitis
Symptomatisches Mittel: Cutis compositum N (Heel) **Injektionsort:** 3 E 6 (kühlt Hitze in der Haut leitet Toxine über Darm aus) (zwischen Radius und Ulna, radial des M. Extensor digitorum communi)beidseitig **Injektionsart:** subcutan	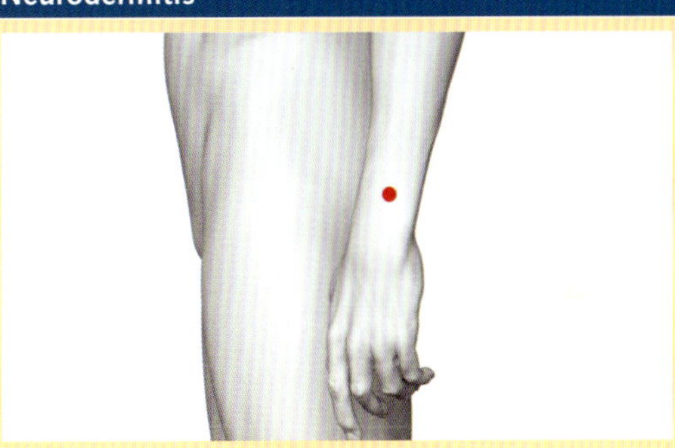
Regulierendes Mittel: Calcium carbonicum-Injeel forte (Heel) **Injektionsort:** Weihe-Punkt calc 1 (hinter der Mitte der rechten Clavicula in der dortigen Vertiefung) **Injektionsart:** große Quaddel rechts, mit dem Rest des Mittels 3. Injektion aufziehen Cave: Lunge	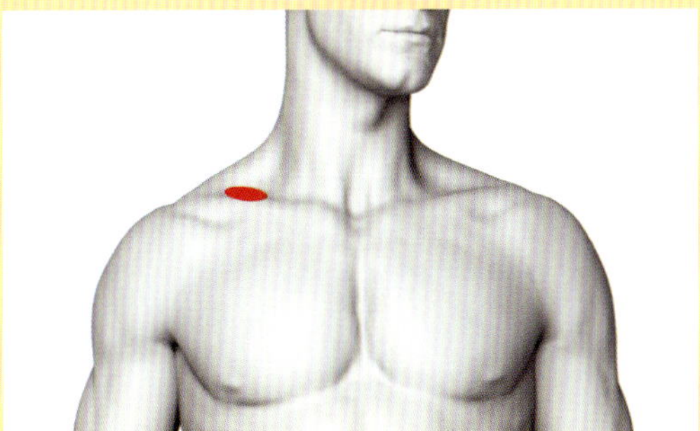
Immunmodulierendes / organstärkendes Mittel: Histamin-Injeel (Heel) **Injektionsort:** Intravenös, intramuskulär **Injektionsart:** 0,5 ml Eigenblut i.v. entnehmen mit Histamin-Injeel mischen und i.m. applizieren	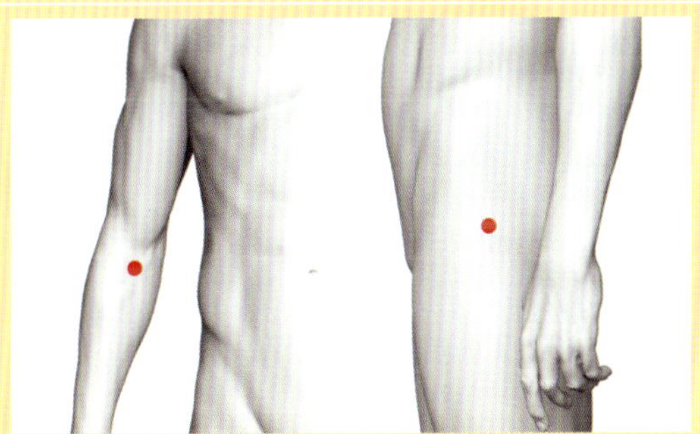
Begleittherapie: Zinkorot Tabletten (Wörwag), Vitamin B12 Injektionen (Wörwag), Dermaveel (Heel)	
Bemerkungen: Darmsanierung, Ernährung: kein Zucker, Weizen, Schweinefleisch, Kuhmilch langfristige Eigenblutbehandlung	

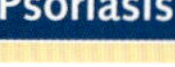

Haut	Psoriasis
Symptomatisches Mittel: Antimonium crudum-Injeel (Heel) **Injektionsort:** Weihe-Punkt ant-c 2 entspricht Di 10 (auf der Innenseite des Oberarms, 3 Querfinger distal des äußeren Endes der Ellenbogenfalte) beidseitig 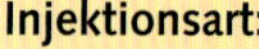**Injektionsart:** subcutan	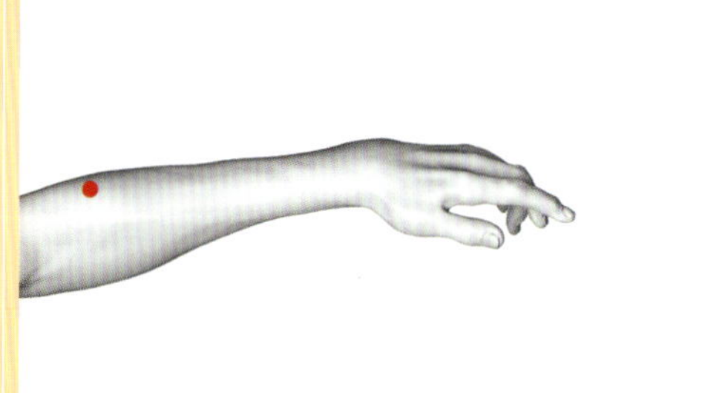
Regulierendes Mittel: Graphites-Homacord (Heel) **Injektionsort:** Weihe-Punkt graph 3 entspricht Ma 41 (auf der Mitte der Fußwurzel am unteren Tibiarand) beidseitig Weihe-Punkt graph 2 (seitlich am Hals auf dem M. scalenus posterior) beidseitig **Injektionsart:** große Quaddeln	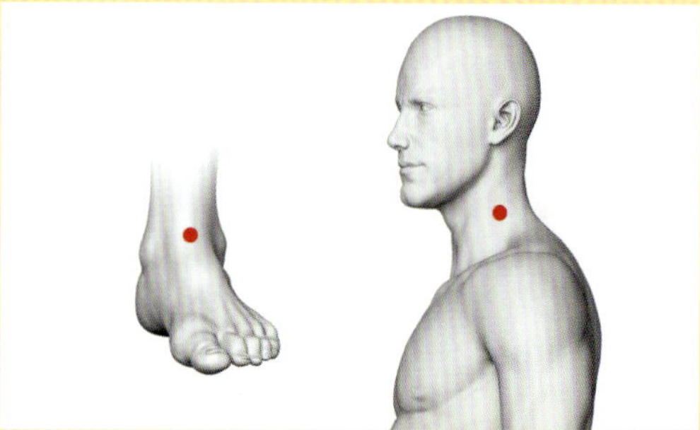
Immunmodulierendes / organstärkendes Mittel: Psoriasis Nosode D 10 (Stauffen Pharma) **Injektionsort:** Intravenös, intramuskulär **Injektionsart:** Homöopathisiertes Eigenblut mit Nosode mischen und i.m. applizieren	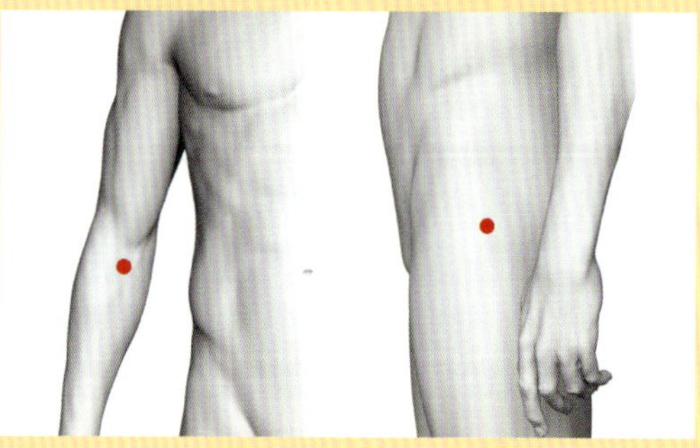
Begleittherapie: Sulfur comp. Tabl. (Heel)	
Bemerkungen: Darmsanierung, Ernährung: kein Zucker, Weizen, Schweinefleisch, Kuhmilch langfristige Eigenblutbehandlung 1x wöchentlich	

8.5 Blase, Niere, Prostata

Blase, Niere, Prostata	BPH (benigne Prostatahypertrophie)
Symptomatisches Mittel: Sabal-Homaccord (Heel) **Injektionsort:** über der Symphyse **Injektionsart:** subcutan	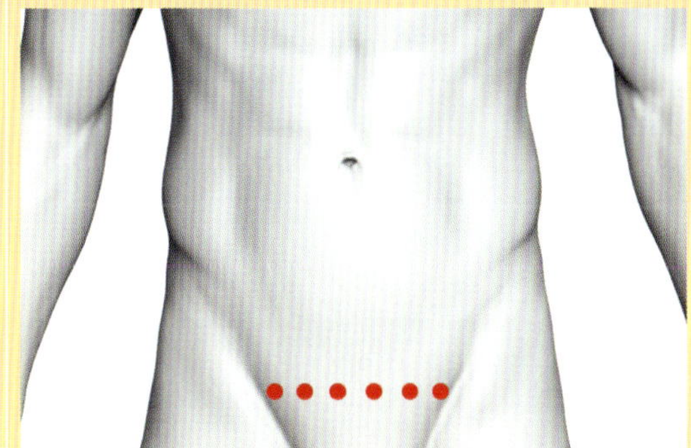
Regulierendes Mittel: Ubichinon compositum + Coenzyme compositum (Heel) **Injektionsort:** systemisch **Injektionsart:** intravenös	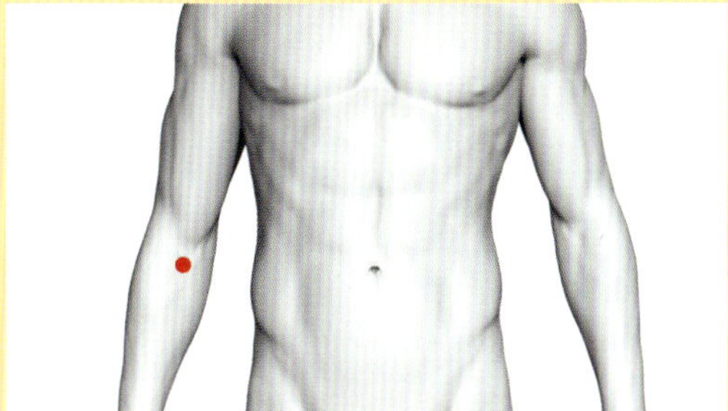
Immunmodulierendes / organstärkendes Mittel: Prostata Suis-Injeel (Heel) **Injektionsort:** Sacrum **Injektionsart:** Quaddelung	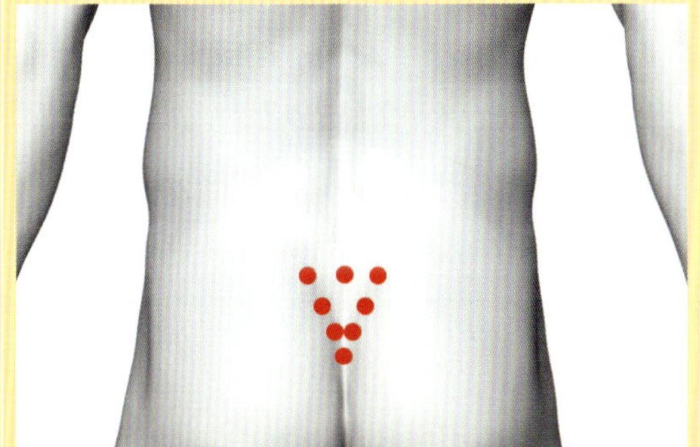
Begleittherapie: Tee aus Weidenröschenkraut (Epilobii herba), Hanosabal Tr. (Hanosan) Beckenboden-Gymnastik	
Bemerkungen: Cave Alkohol! für weichen Stuhl sorgen, keine kalten Füße! Im Stehen urinieren	

Blase, Niere, Prostata	Chronisch rezidivierende Harnwegsinfekte 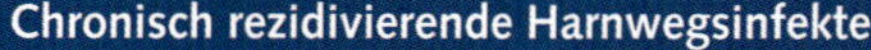
Symptomatisches Mittel: Cantharis compositum S (Heel) **Injektionsort:** i.v. und i.m. **Injektionsart:** Mittel zu 2/3 intravenös, dann mit aspiriertem Blut den Rest als modifizierte Eigenblutbehandlung intramuskulär	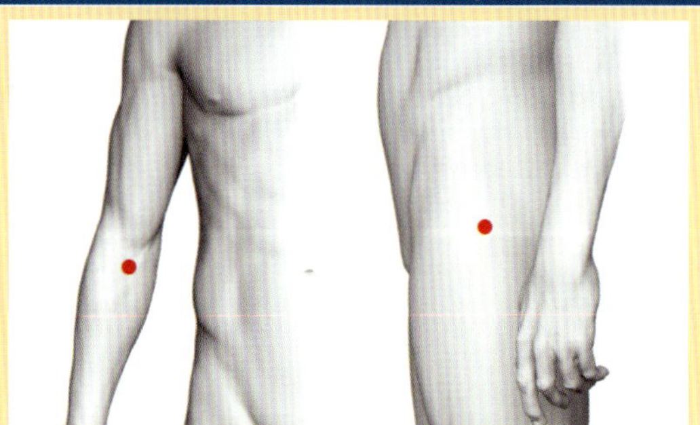
Regulierendes Mittel: Mucosa compositum (Heel) **Injektionsort:** suprapubisch **Injektionsart:** subcutan	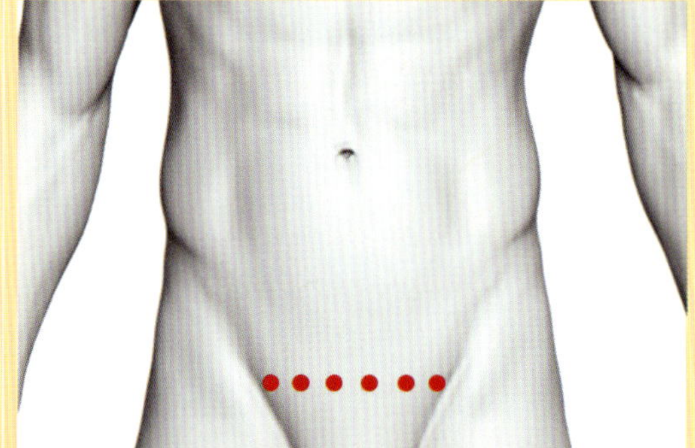
Immunmodulierendes / organstärkendes Mittel: Cantharis-Injeel (Heel) **Injektionsort:** KG 4 (3 cun unterhalb des Bauchnabels) Ohrpunkte 92 (Blase) 95 (Niere) **Injektionsart:** Quaddelung	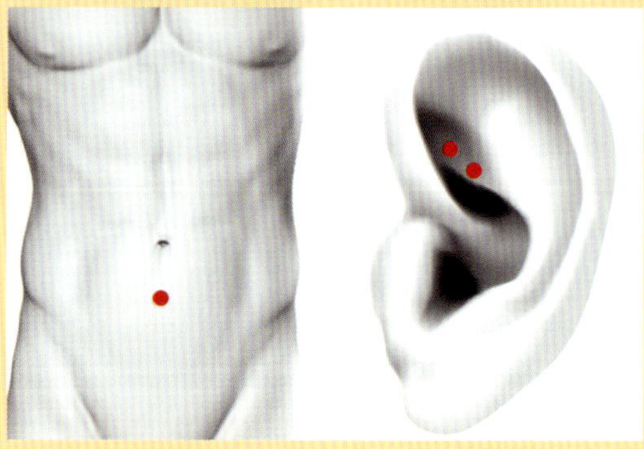
Begleittherapie: 6x Infusion mit Pascorbin 7,5 g 1x wöchentlich, Cranberry als Blasenschutz, Solidago Hevert	
Bemerkungen: evtl. Darmsanierung gemäß Stuhlbefund	

Blase, Niere, Prostata	Nephritis
Symptomatisches Mittel: Cantharis compositum S (Heel) **Injektionsort:** Nierenzone **Injektionsart:** subcutan	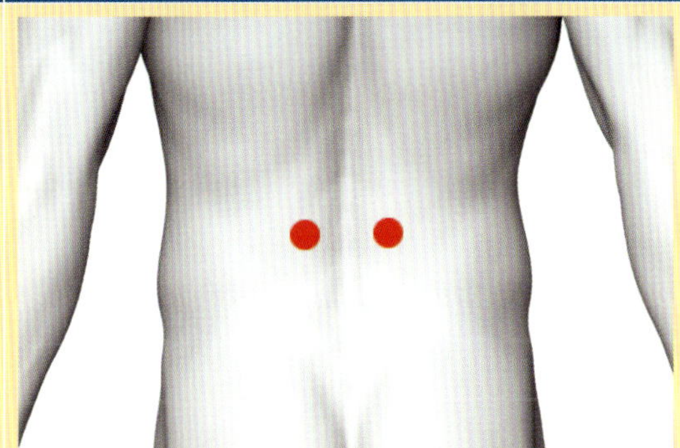
Regulierendes Mittel: Solidago comp. Heel (Heel) **Injektionsort:** Ni 23 (im 4. Intercostalraum, 2 cun distal des KG) KG 9 (1,5 cun oberhalb des Bauchnabels) **Injektionsart:** subcutan	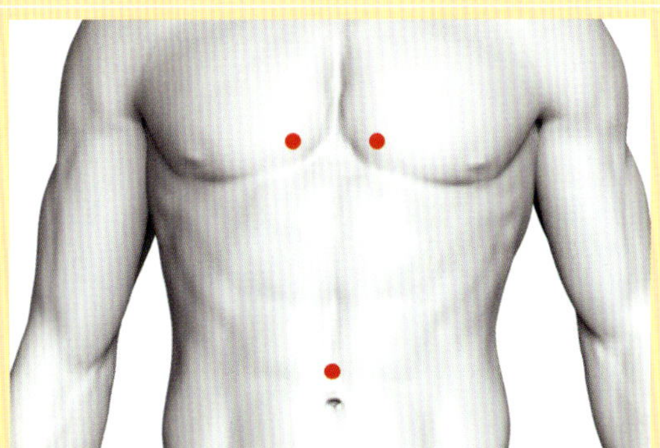
Immunstärkendes / organstärkendes Mittel: Streptococcus haemolyticus-Injeel (Heel) **Injektionsort:** Musculus gluteus medius **Injektionsart:** intramuskulär	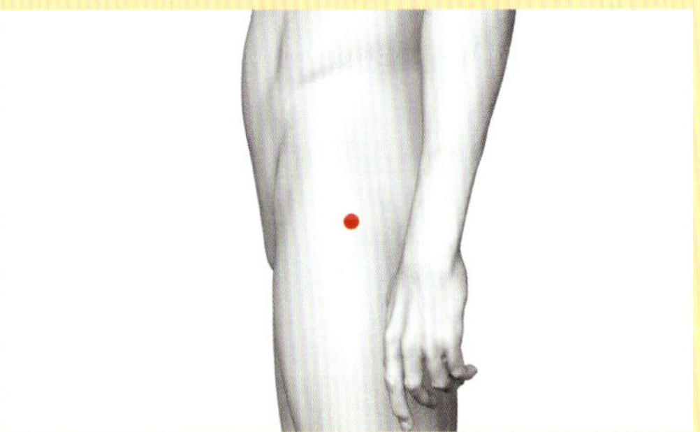
Begleittherapie: ASST – Auto-Sanguis-Stufentherapie, Nephroplex Steierl	
Bemerkungen: meist nur adjuvante Behandlung möglich	

Blase, Niere, Prostata	Prostatitis
Symptomatisches Mittel: Traumeel S (Heel) **Injektionsort:** als Kuhle tastbare beide ersten Foramina sacrale **Injektionsart:** subcutan	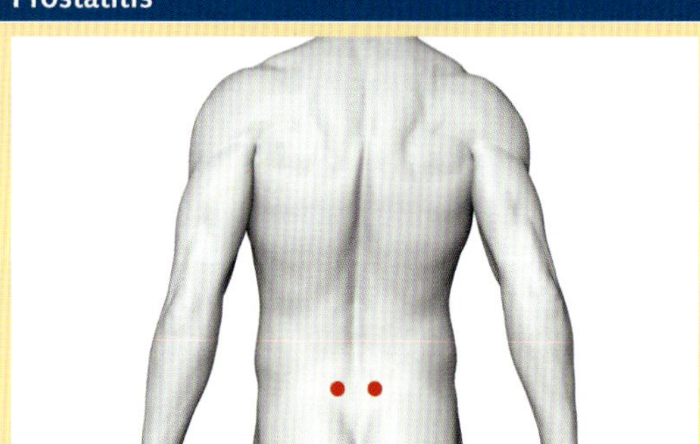
Regulierendes Mittel: Lympomyosot N (Heel) **Injektionsort:** über der Symphyse **Injektionsart:** Quaddelung	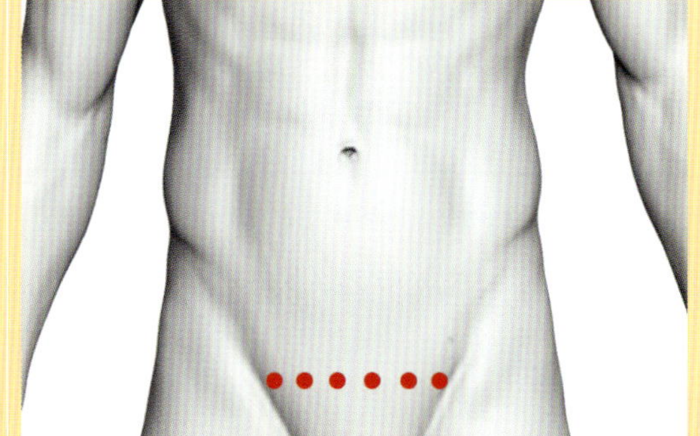
Immunmodulierendes / organstärkendes Mittel: Cantharis-Injeel (Heel) **Injektionsort:** Ohrpunkt 93 (Prostata) **Injektionsart:** Quaddelung	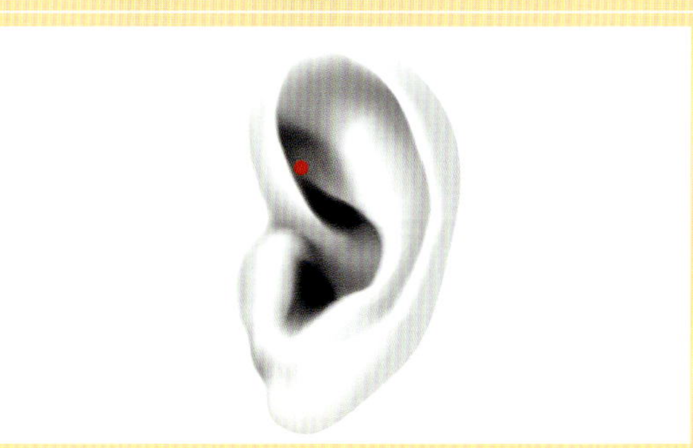

Begleittherapie:
6x Infusion mit Pascorbin 7,5 g (Pascoe) 1x wöchentlich, Phlogenzym (Mucos Pharma), Hanosabal Tropfen (Hanosan)

Bemerkungen:
körperliche Schonung, für weichen Stuhl sorgen, keine kalten Füße!

<table>
<tr><th>Blase, Niere, Prostata</th><th>Reizblase</th></tr>
<tr><td>Symptomatisches Mittel:
Cantharis compositum S (Heel)

Injektionsort:
suprapubisch

Injektionsart:
subcutan</td><td>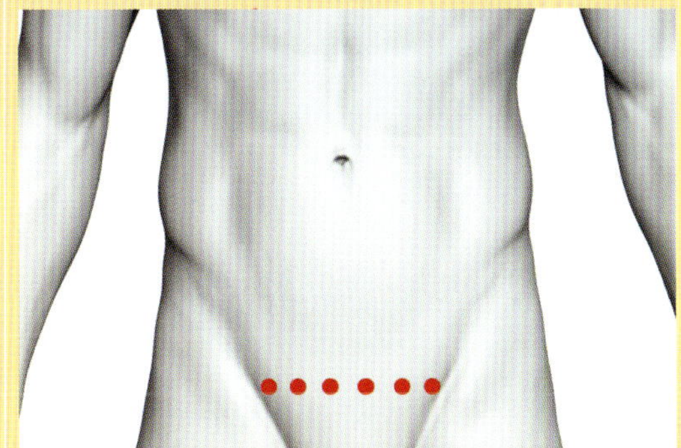</td></tr>
<tr><td>Regulierendes Mittel:
Sabal-Homaccord (Heel)

Injektionsort:
Michaelisraute

Injektionsart:
Quaddelung</td><td>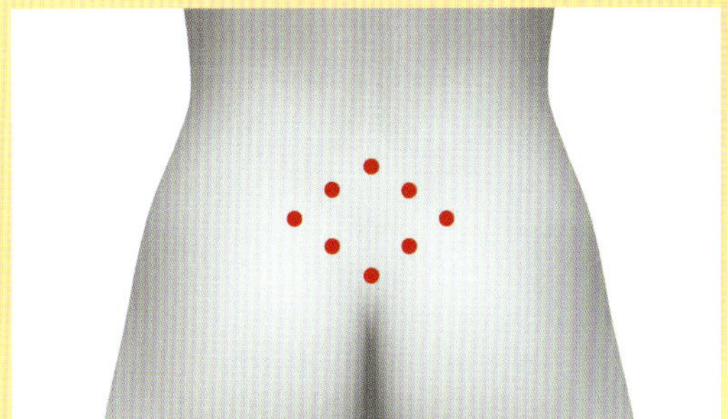</td></tr>
<tr><td>Immunmodulierendes / organstärkendes Mittel:
Neuro-Injeel (Heel)

Injektionsort:
Ohrpunkte
55 (Shen Men) und
92 (Blase)

Injektionsart:
Quaddelung</td><td>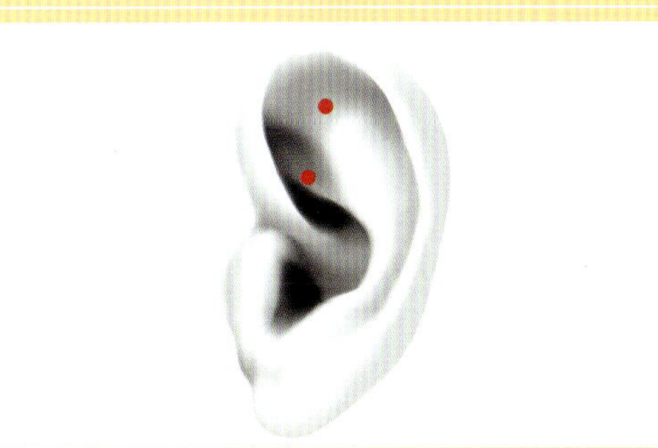</td></tr>
<tr><td colspan="2">Begleittherapie:
Darmsanierung nach Stuhllabor-Befund, Nemasabal (Nestmann)</td></tr>
<tr><td colspan="2">Bemerkungen:
Psychosomatik erkennen und mitbehandeln</td></tr>
</table>

8.6 Sucht

Sucht	Adipositas 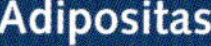
Symptomatisches Mittel: Thyreoidea comp. (Wala) **Injektionsort:** rechts und links an die Schildrüse entspricht Ma 10 (Vorderrand des M. sternocleidomastoideus) **Injektionsart:** subcutan	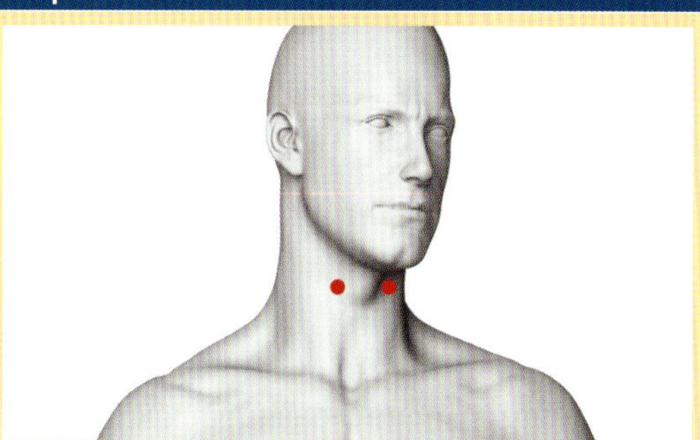
Regulierendes Mittel: Cholesterinum-Injeel (Heel) **Injektionsort:** Ma 36 (eine Handbreite unter der Patella, 1 Fingerbreit distal der Tibiakante, im M. tibialis anterior) beidseitig **Injektionsart:** subcutan	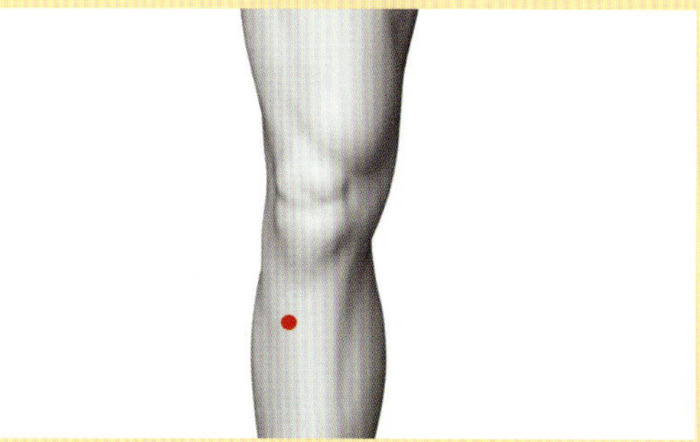
Immunmodulierendes / organstärkendes Mittel: Lachesis-Injeel (Heel) **Injektionsort:** Ohrpunkte Begierde Essverlangen Antiaggression im Wechsel mit Dauernadeln **Injektionsart:** intracutan	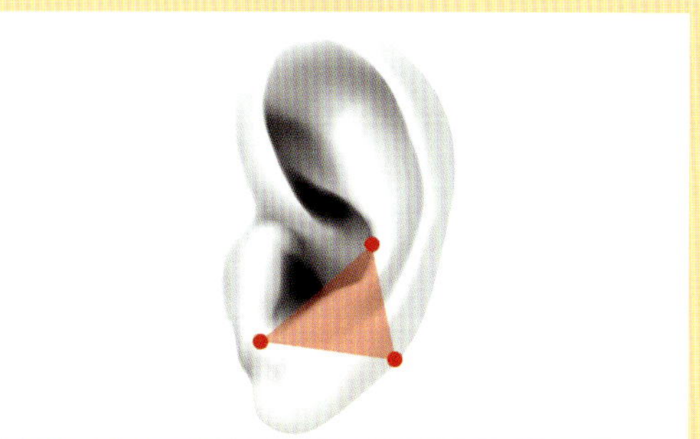
Begleittherapie: Cefamadar Tabletten (Cefak)	
Bemerkungen: Intermittierendes Fasten, Mitochondriendysfunktion berücksichtigen/NO-Stress (anderer Therapieansatz)	

Sucht	Alkoholabusus 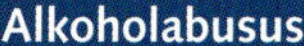
Symptomatisches Mittel: Acidum sulfuricum-Injeel (Heel) **Injektionsort:** Weihe-Punkt sul-ac 1 (auf der hinteren Axilliarlinie im 5. Intercostalraum) rechts Weihe-Punkt sul-ac 2 (auf der Mammillarlinie im 2. Intercostalraum) rechts **Injektionsart:** große Quaddeln	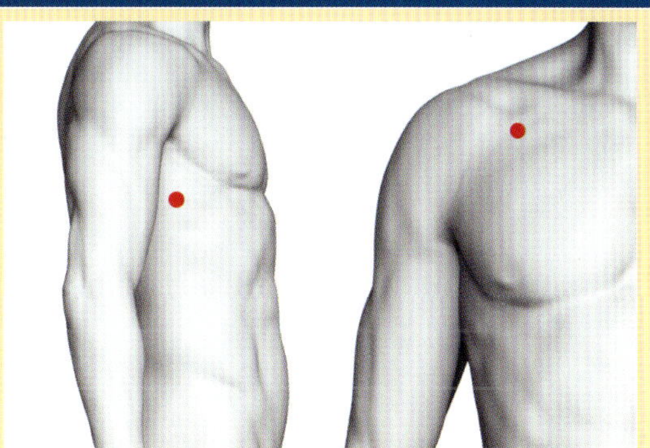
Regulierendes Mittel: dysto-loges N (Dr. Loges) **Injektionsort:** Pe 6 (2 cun proxiamal der Handgelenksbeugefalte zwischen den Sehnen des M. palmaris longus und M. flexor carpi radialis) Le 3 (Fußrücken, in der Mulde distal der proximalen Verbindung des ersten und zweiten Metatarsale) heruntergeschluckter Zorn und Aggression **Injektionsart:** subcutan in den Punkt jeweils 0,5 ml (beidseitig)	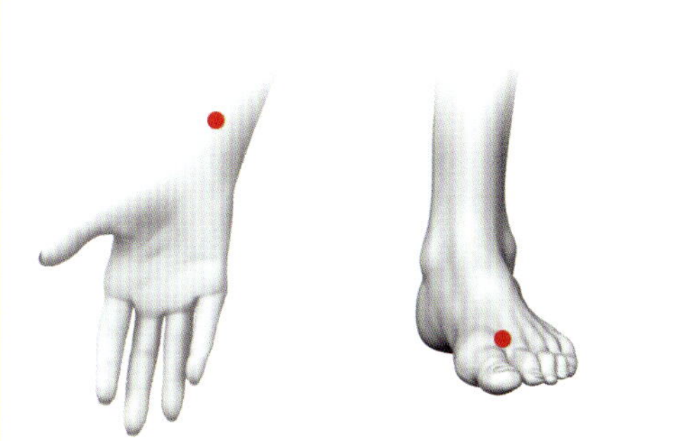
Immunmodulierendes / organstärkendes Mittel: Hepeel N (Heel) **Injektionsort:** über der Leberzone **Injektionsart:** Quaddelung	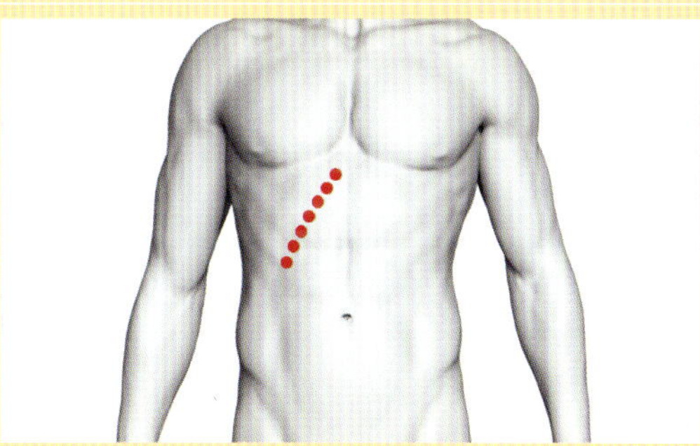
Begleittherapie: Ohrakupunktur-Dauernadeln (siehe Nicotinabusus), Entgiftungskur: Derivatio Tabletten (Pflüger), Passidon Tabletten (Ardeypharm)	
Bemerkungen: Entgiftung über langen Zeitraum, psychische Begleitung, je nach Schwere Entzug in der Klinik	

Sucht	Nikotinabusus 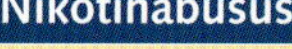
Symptomatisches Mittel: Tabacum-Injeel (Heel) **Injektionsort:** Weihe-Punkt tab 1 (zwischen processus mastoideus und Kiefergelenk rechts) Weihe-Punkt tab 2 (zwischen processus mastoideus und Kiefergelenk links) **Injektionsart:** jeweils 1 große Quaddel	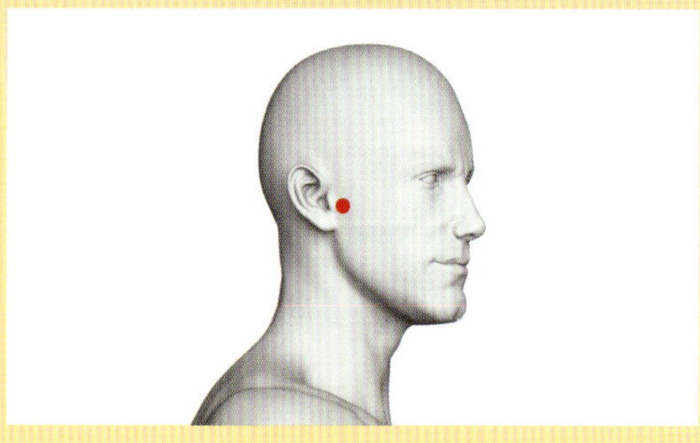
Regulierendes Mittel: dysto-loges N (Dr. Loges) **Injektionsort:** Ohrpunkte Begierde Ohrpunkt Frustration Ohrpunkt Antiaggression im Wechsel mit Dauernadeln **Injektionsart:** intracutan	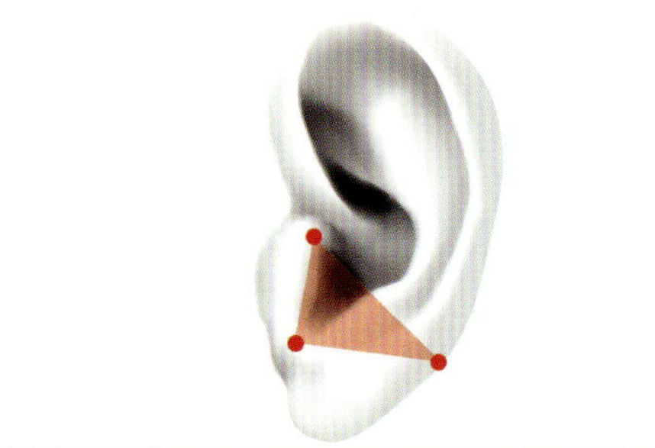
Immunmodulierendes / organstärkendes Mittel: Bronchus suis-Injeel (Heel) **Injektionsort:** rechts und links über den Bronchialästen **Injektionsart:** Quaddelung	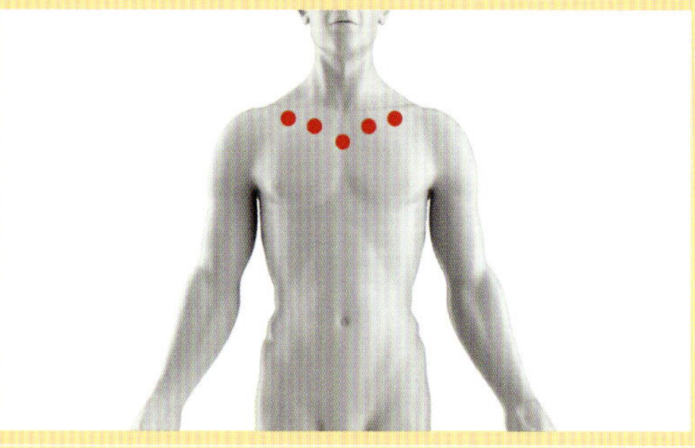
Begleittherapie: Tabacum (DHU), Passidon (Ardeypharm)	
Bemerkungen: Entspannungstechniken zum Stressabbau	

8.7 Schilddrüse

Schilddrüse	Hyperthyreose 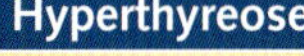
Symptomatisches Mittel: Graphites-Injeel (Heel) **Injektionsort:** Weihe-Punkte graph 2 entspricht Gb 21 (seitlich am Hals auf dem M.scalenus posterior) beidseitig **Injektionsart:** große Quaddel	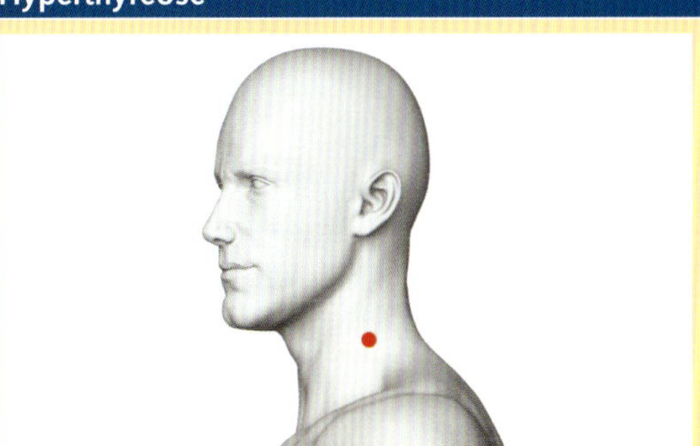
Regulierendes Mittel: Lycopus virg. D 4 (DHU) (blockieren die Umwandlung des Speicherhormons fT4 in das stoffwechselaktive Hormon fT3) **Injektionsort:** Ohrpunkte 45 (Thyrioidea) 22 Endokrinum (innenliegend) TSH neben dem Endokrinum (wird mit einer Injektion behandelt) **Injektionsart:** intracutan	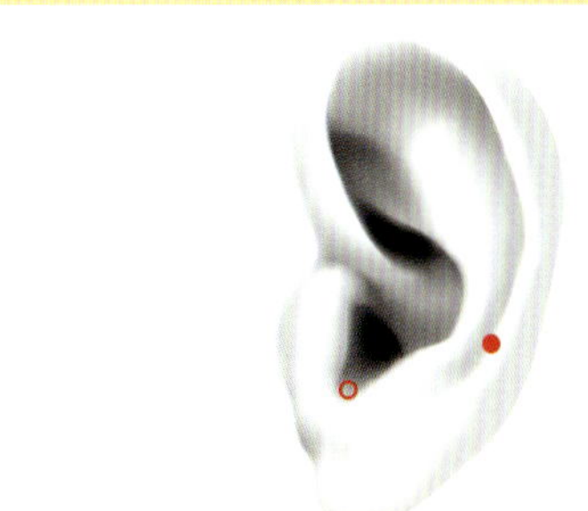
Immunmodulierendes / organstärkendes Mittel: Procain 0,5 % (Steigerwald) **Injektionsort:** rechts und links an die Schilddrüse **Injektionsart:** 2 große Quaddeln	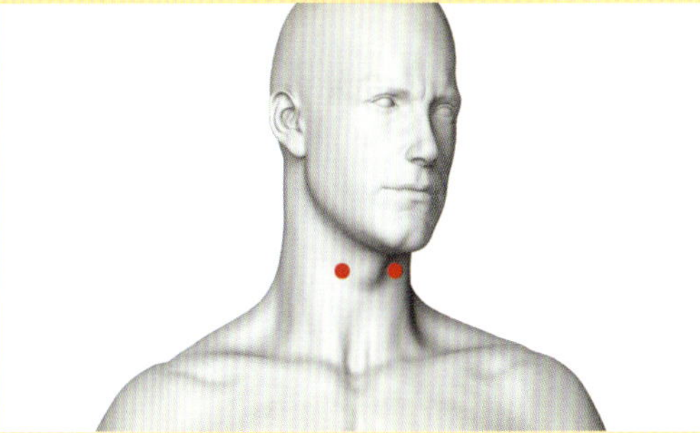
Begleittherapie: thyreo-loges Tabletten (Dr. Loges)	
Bemerkungen: immer Laborkontrolle, Herzgespann (Leonurus cardiaca) Flavonoide blockieren die Umwandlung von fT4 in fT3	

Schilddrüse	Hypothyreose
Symptomatisches Mittel: Thyreoidea comp. (Wala) **Injektionsort:** KG 22 (in der Mitte der Fossa suprasternalis, Struma) 3 E 16 (Posterior und inferior des Processus mastoideus, am Hinterrand des M. sternocleidomastoideus in Kieferwinkelhöhe, Halsenge) beidseitig **Injektionsart:** intracutan	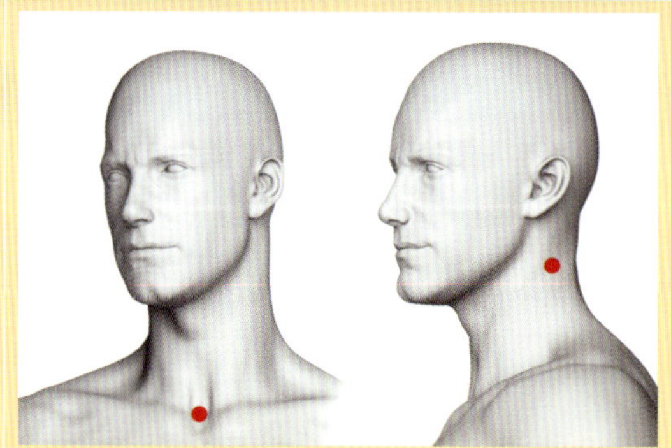
Regulierendes Mittel: Conium D 6 (Stauffen Pharma) **Injektionsort:** Ma 10 (dicht neben dem Ligamentum conicum zwischen Schild- und Ringknorpel des Kehlkopfes) beidseitig **Injektionsart:** 2 große Quaddeln	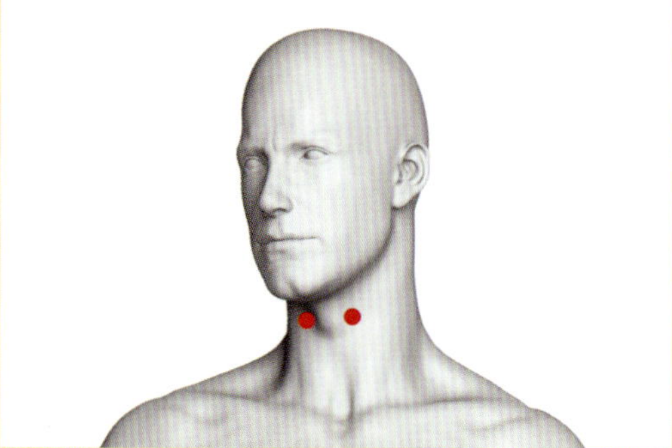
Immunmodulierendes / organstärkendes Mittel: Lymphaden Hevert Injekt (Hevert) **Injektionsort:** oberer Thorax, Lymph-Belt **Injektionsart:** Quaddelung	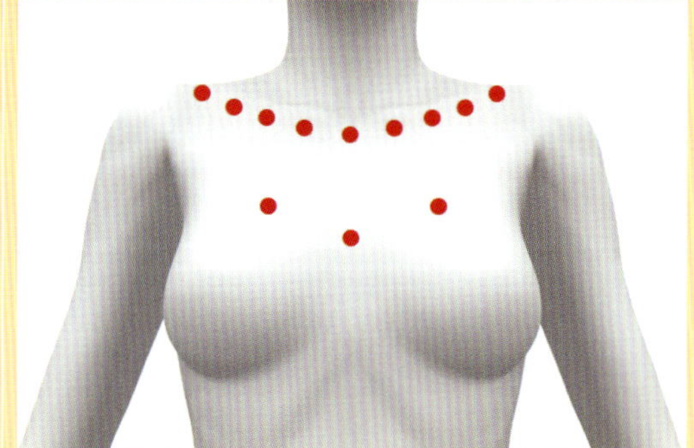
Begleittherapie: Hewethyreon Tabletten (Hevert)	
Bemerkungen: Immer Laborkontrolle	

8.8 Gynäkologie

Gynäkologie	Kinderwunsch
Symptomatisches Mittel: Ovarium comp. (Heel) (Frauen) Testis comp. (Heel) (Männer) **Injektionsort:** Michaelisraute **Injektionsart:** Quaddelung	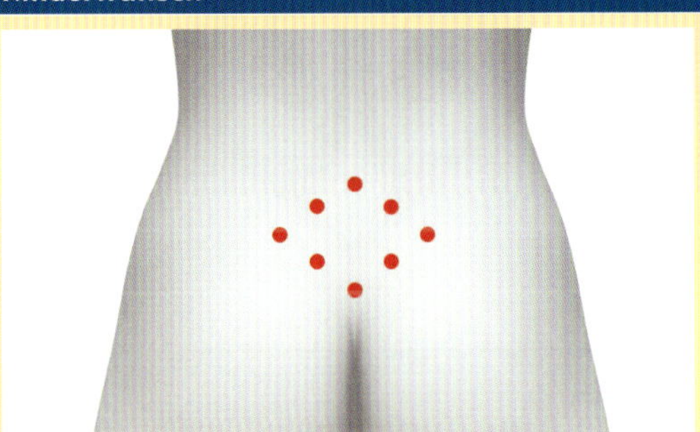
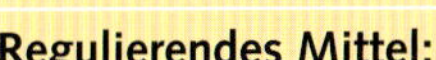 **Regulierendes Mittel:** Hypohysis suis-Injeel (Heel) **Injektionsort:** LG 4 (Tor des Lebens/ Pforte des Lichts) (unterhalb des Processus spinosus L 2) Bl 23 (Zustimmungspunkt Niere) (distal des LG4 auf der Höhe der Dornfortsatz-unterkante Le 2) **Injektionsart:** subcutan	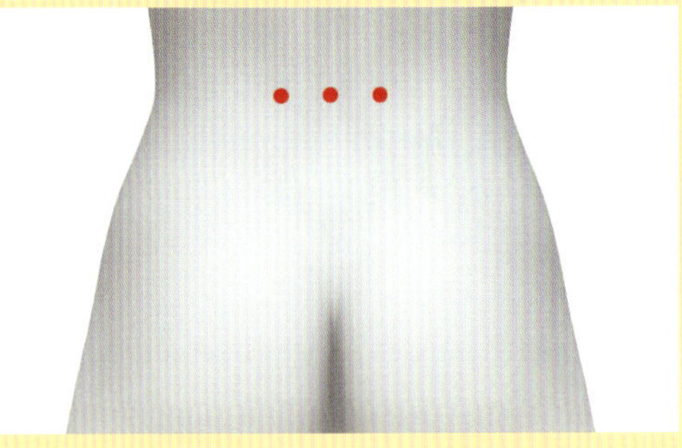
Immunmodulierendes / organstärkendes Mittel: dysto-loges N (Dr. Loges) **Injektionsort:** KG 4 (stärkt kleines Becken) (3 cun unterhalb des Bauchnabels) **Injektionsart:** subcutan	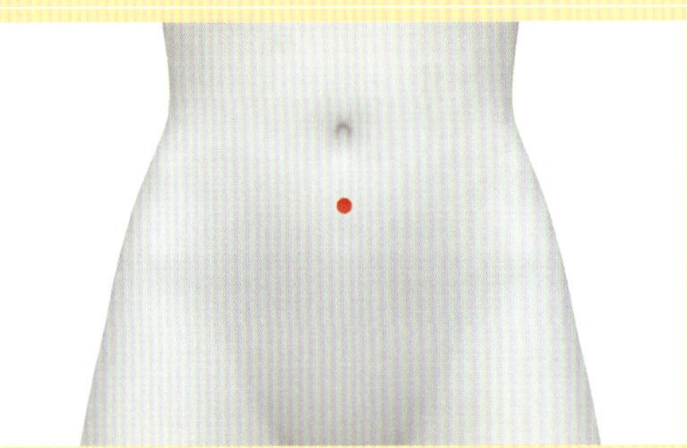
Begleittherapie: Phyto C (Steirl) Ordnungstherapie, Ausleitung, Entzündungsherde und Toxine entfernen (Zähne)	
Bemerkungen: Bioresonanztherapie-Rayonex, Stressabbau	

<table>
<tr><th>Gynäkologie</th><th>Klimakterium</th></tr>
<tr><td>Symptomatisches Mittel:
Cimicifuga-Homaccord (Heel)

Injektionsort:
unterhalb des Bauchnabels KG 7

Injektionsart:
subcutan</td><td>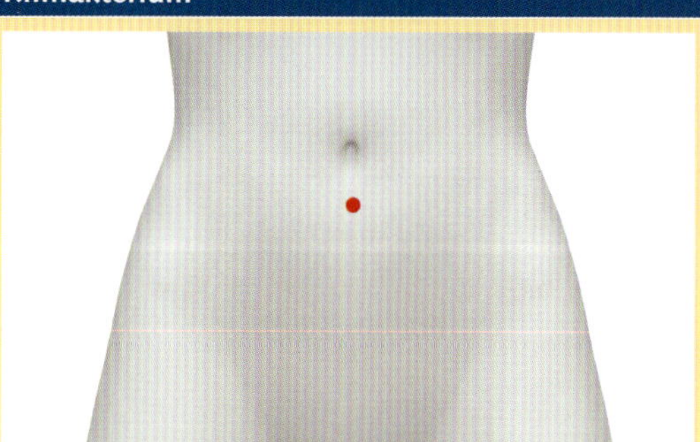</td></tr>
<tr><td>Regulierendes Mittel:
Aurum Valeriana Injekt (Wala)

Injektionsort:
Ohrpunkte
22 (Endokrinum)
58 (Uterus)
Angst/Sorge

Injektionsart:
intracutan</td><td>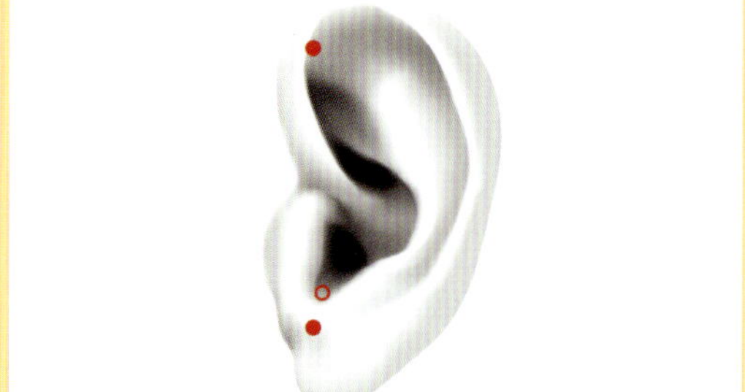</td></tr>
<tr><td>Immunmodulierendes / organstärkendes Mittel:
Lachesis-Injeel S (Heel)

Injektionsort:
Weihe-Punkt lach 2 entspricht Bl 31
(Medial vom 1. Sakralloch) beidseits

Injektionsart:
Quaddelung</td><td>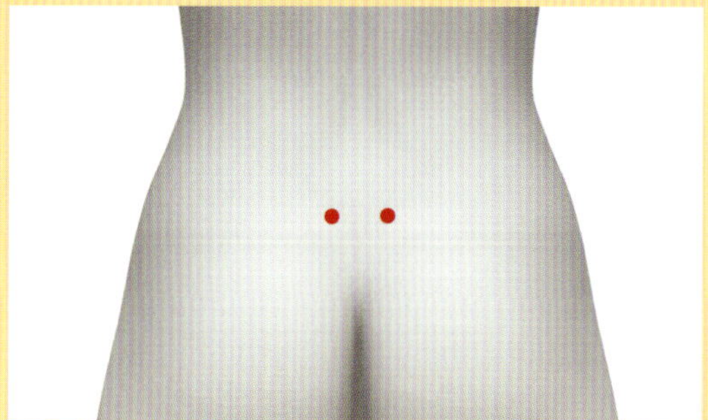</td></tr>
<tr><td colspan="2">Begleittherapie:
Yamswurzel (Hyperhidrosis)</td></tr>
<tr><td colspan="2">Bemerkungen:
Entspannungstechniken, Annehmen lernen</td></tr>
</table>

<table>
<tr><th>Gynäkologie</th><th>Ovarialzysten</th></tr>
<tr><td>Symptomatisches Mittel:
Apis-Homaccord (Heel)

Injektionsort:
über der Symphyse

Injektionsart:
Quaddelung</td><td>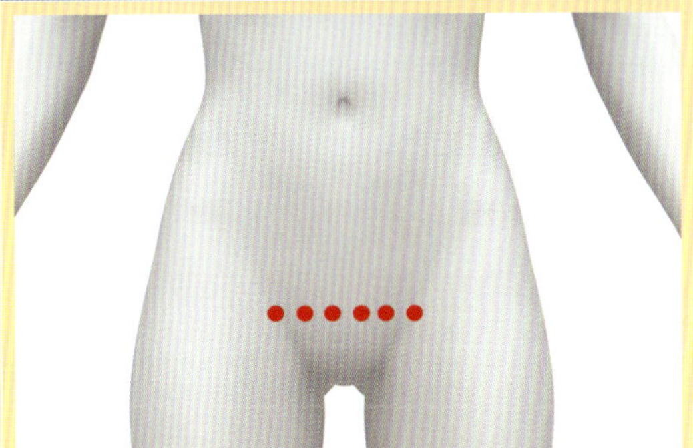</td></tr>
<tr><td>Regulierendes Mittel:
Galium-Heel N (Heel)

Injektionsort:
um den Hormonbuckel

Injektionsart:
subcutan infiltrierend</td><td>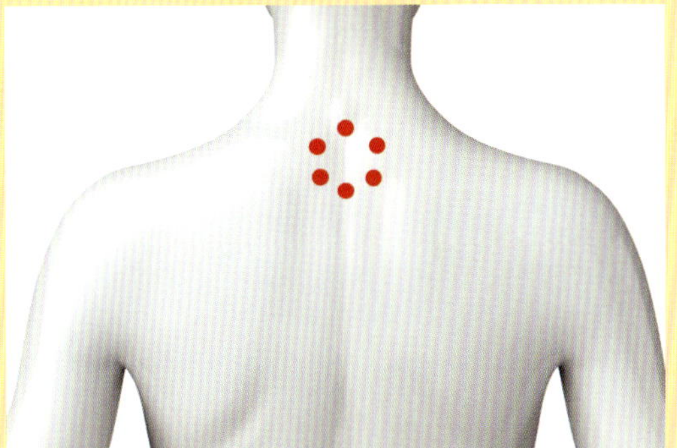</td></tr>
<tr><td>Immunstärkendes / organstärkendes Mittel:
Ovarium suis-Injeel (Heel)

Injektionsort:
Genitalzone

Injektionsart:
subcutan</td><td>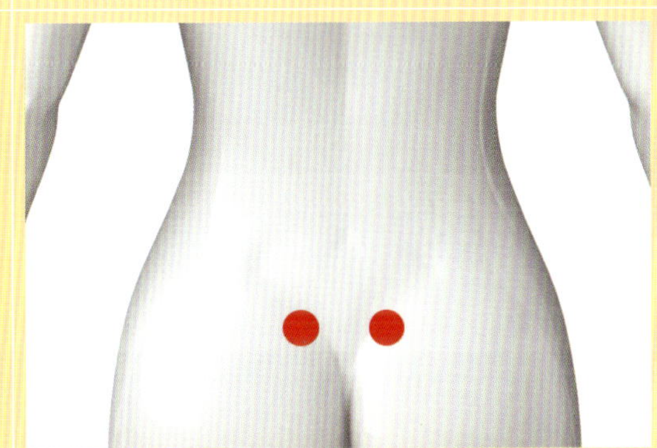</td></tr>
<tr><td colspan="2">Begleittherapie:
Stoffwechseladerlass nach Hildegard von Bingen, Ovaria comp. (Wala), Alchemilla (Ceres)</td></tr>
<tr><td colspan="2">Bemerkungen:
Beckenbodengymnastik, Basenbäder</td></tr>
</table>

<table>
<tr><th>Gynäkologie</th><th>PMS</th></tr>
<tr><td>Symptomatisches Mittel:
Neuro-Injeel (Heel)
Spascupreel Heel (bei Schmerzen)

Injektionsort:
Michaelisraute

Injektionsart:
Quaddelung</td><td>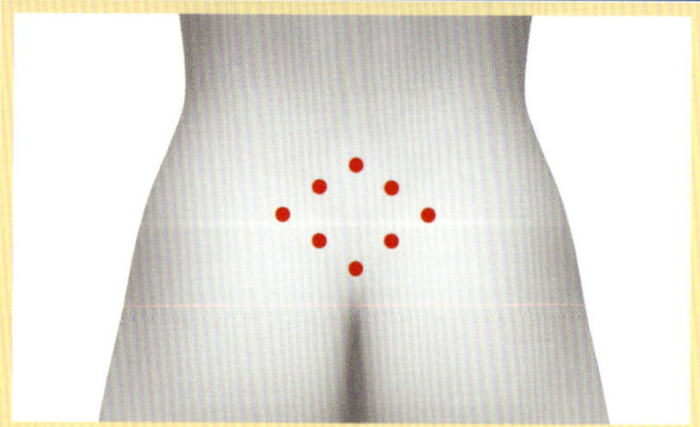</td></tr>
<tr><td>Regulierendes Mittel:
Hormeel SN (Heel)

Injektionsort:
Ringförmig um den C7 („Hormonbuckel“)

Injektionsart:
subcutan</td><td>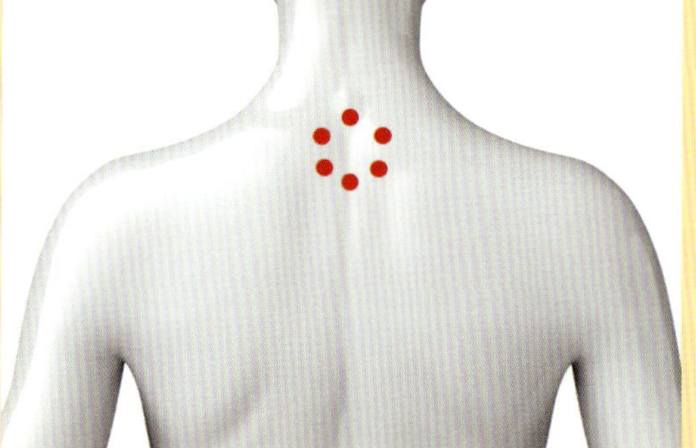</td></tr>
<tr><td>Immunstärkendes / organstärkendes Mittel:
Hypophysis suis-Injeel (Heel)

Injektionsort:
3E 15
(in der Mitte zwischen Gb 21 und Dü 13, auf dem Angulus superior scapulae)
und darunterliegender Muskel (Trapezius)

Injektionsart:
Quaddel auf den 3E 15 und durch die Quaddeln intramuskulär in den Trapezius</td><td>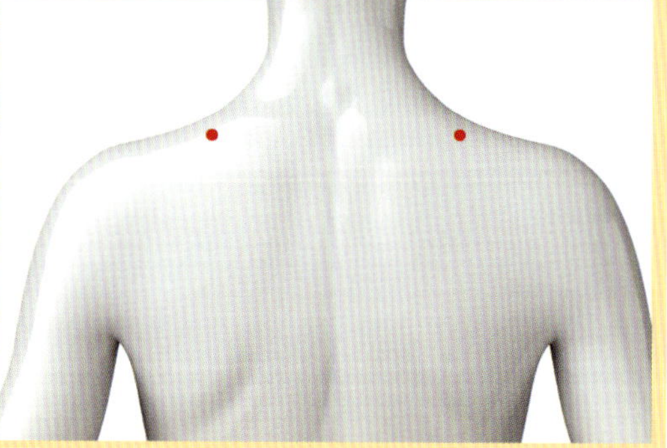</td></tr>
<tr><td colspan="2">Begleittherapie:
Vitamin B6, Bewegungstherapie, Hatha-Yoga</td></tr>
<tr><td colspan="2">Bemerkungen:
Schilddrüse abklären!</td></tr>
</table>

Gynäkologie	Uterusmyom
Symptomatisches Mittel: Tormentilla comp. (Wala) (bei starker Blutung) Agnus castus-Injeel (Heel) (bei ziehenden Schmerzen) **Injektionsort:** über der Symphyse **Injektionsart:** Quaddelung	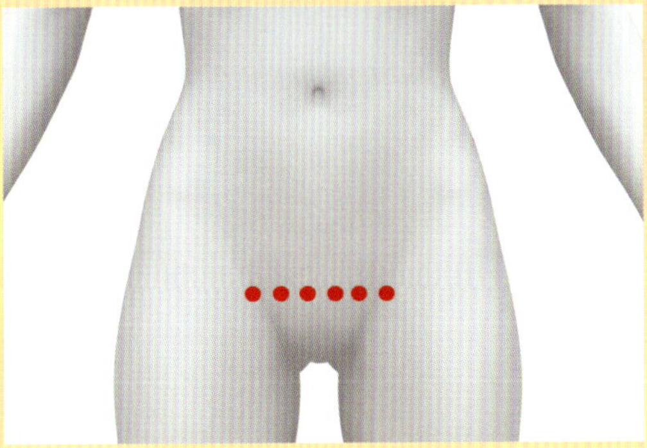
Regulierendes Mittel: Berberis/Uterus comp. Amp. (Wala) **Injektionsort:** über der Symphyse **Injektionsart:** subcutan durch die Quaddel	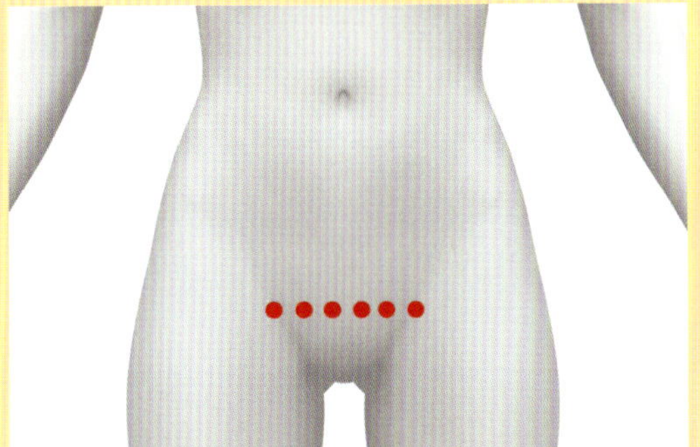
Immunstärkendes / organstärkendes Mittel: Galium-Heel N (Heel) **Injektionsort:** Musculus gluteus medius **Injektionsart:** intramuskulär	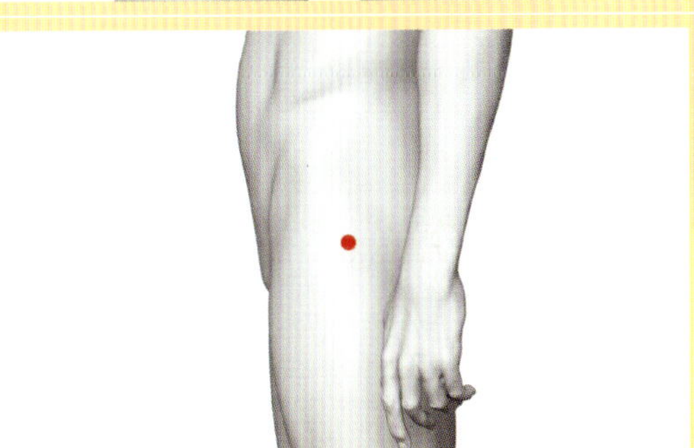
Begleittherapie: Strumeel Tr. (Heel) zur Anregung der Schilddrüse	
Bemerkungen: eventuell Enukleation empfehlen	

8.9 Immunsystem

Immunsystem	Abwehrschwäche
Symptomatisches Mittel: Galium-Heel N (Heel) **Injektionsort:** Musculus gluteus medius **Injektionsart:** intramuskulär	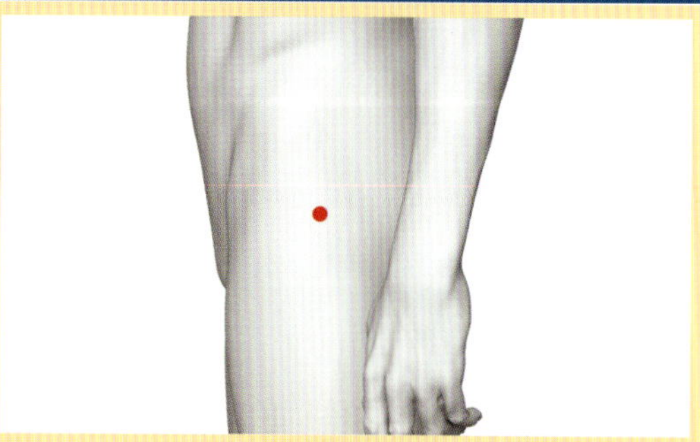
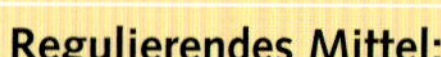 **Regulierendes Mittel:** Engystol N (Heel) plus Eigenblut **Injektionsort:** Intravenös, intramuskulär **Injektionsart:** 0,5 ml Eigenblut i.v. entnehmen mit Engystol mischen und i.m. applizieren	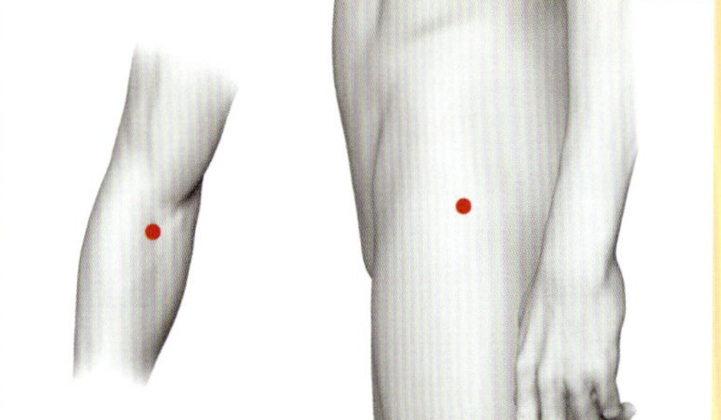
Immunmodulierendes / organstärkendes Mittel: Sulfur Injeel S **Injektionsort:** Weihe-Punkte sulph 1 (entspricht 3E15) (rechts auf halber Strecke zwischen Akromionspitze und Dornfortsatzspitze des 7. HW) **Injektionsart:** große Quaddel rechts, den Rest des Mittels oral einnehmen	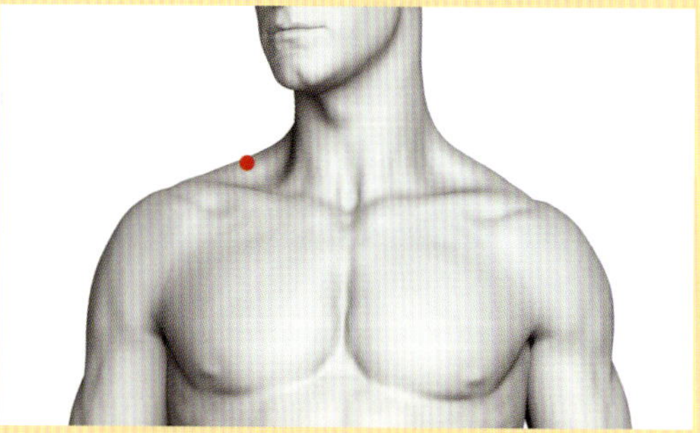
Begleittherapie: Spenglersan G (Spenglersan Meckl), in die Armbeuge einreiben, Metavirulent (Meta Fackler Arzneimittel), Phyto N (Steirl)	
Bemerkungen: Immunsystem stärken, Bewegung, Ernährung	

Immunsystem	Ausleitung, Entgiftung, Umstimmung
Symptomatisches Mittel: Metabiarex S (Metafackler) **Injektionsort:** intravenös und intramuskulär **Injektionsart:** Mittel zu 2/3 intravenös, dann mit aspiriertem Blut den Rest als modifizierte Eigenblutbehandlung intramuskulär	
Regulierendes Mittel: Lymphomyosot (Heel) **Injektionsort:** Lymph-Belt **Injektionsart:** Quaddelung	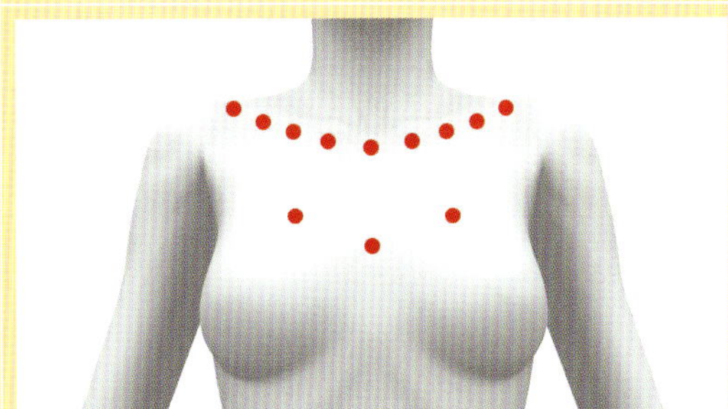
Immunmodulierendes / organstärkendes Mittel: Metahepat (Metafackler) Metasolidago (Metafackler) **Injektionsort:** Head´sche Zone-Leber, Niere **Injektionsart:** subcutan infiltrierend	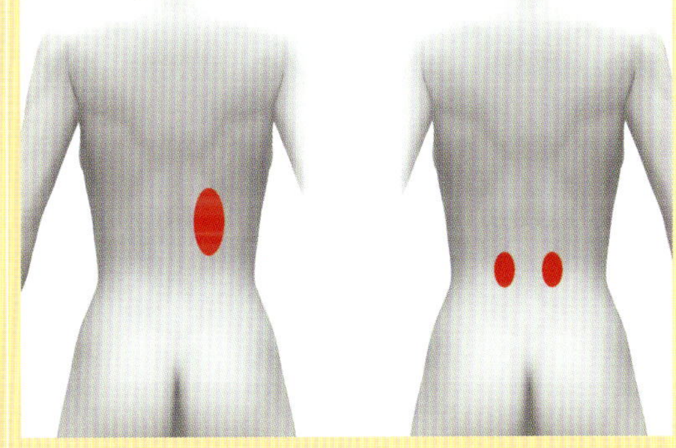
Begleittherapie: Symbioselenkung Darm, Cystus 052-Sud zur Schwermetallausleitung (Dr. Pandalis) Phönix Entgiftungskur (Phönix)	
Bemerkungen: Entgiftung medikamentös begleiten 3–4 Monate	

Immunsystem	Herpes labialis 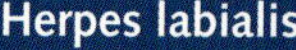
Symptomatisches Mittel: Engystol (Heel) **Injektionsort:** systemisch **Injektionsart:** intravenös	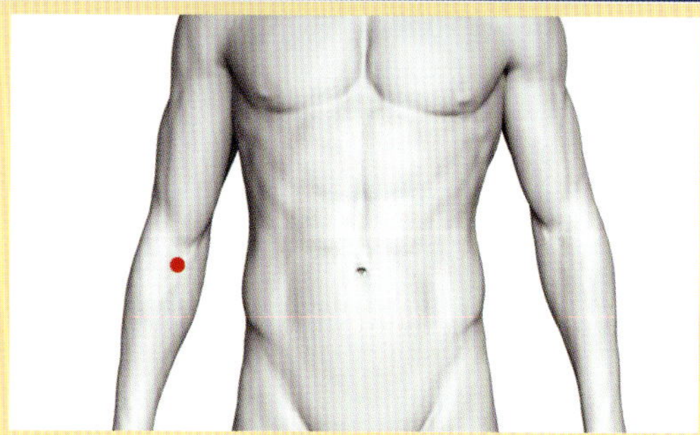
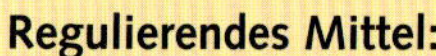 **Regulierendes Mittel:** Mezereum-Homaccord (Heel) **Injektionsort:** Musculus gluteus medius **Injektionsart:** intramuskulär	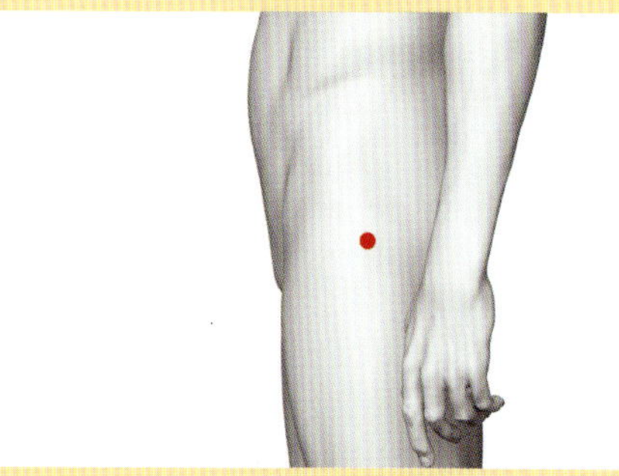
Immunstärkendes / organstärkendes Mittel: Herpes-simplex-Nosode-Injeel (Heel) **Injektionsort:** Musculus gluteus medius kontralateral zur befallenen Seite **Injektionsart:** intramuskulär	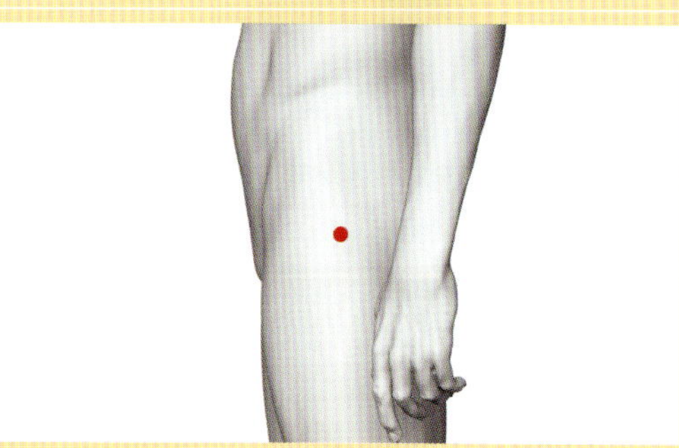
Begleittherapie: L-Lysin, Vitamin C-Infusion 7,5 g, extern Cistus 052 Sud (Pandalis), ContraVir (Wulf Rabe)	
Bemerkungen: Hausmittel: Honig und Propolis, Teebaumöl	

<table>
<tr><th>Immunsystem</th><th>Herpes Zoster</th></tr>
<tr><td>Symptomatisches Mittel:
Mezereum-Homaccord (Heel)

Injektionsort:
um das befallene Dermatom

Injektionsart:
subcutan</td><td>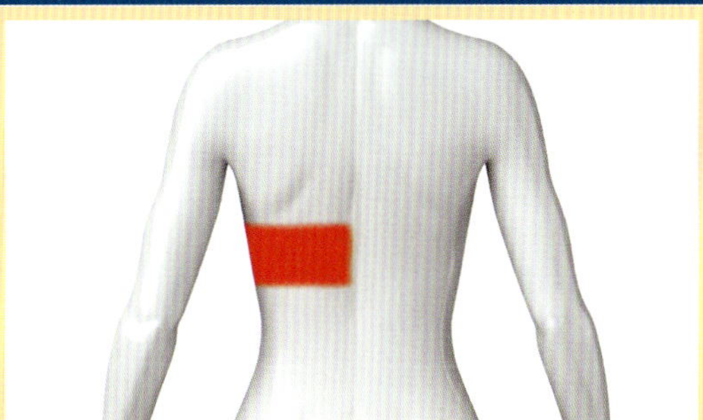</td></tr>
<tr><td>Regulierendes Mittel:
Engystol (Heel)

Injektionsort:
Paravertebral je nach Ausdehnung

Injektionsart:
subcutan</td><td>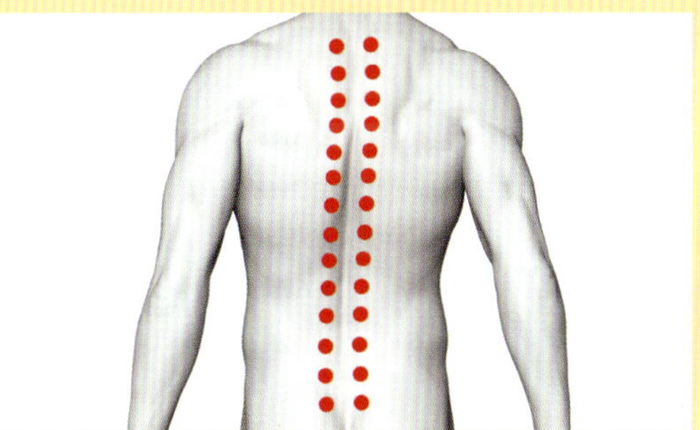</td></tr>
<tr><td>Immunstärkendes / organstärkendes Mittel:
Herpes zoster-Nosode-Injeel (Heel)

Injektionsort:
Musculus gluteus medius
kontralateral zur befallenen Seite

Injektionsart:
intramuskulär</td><td>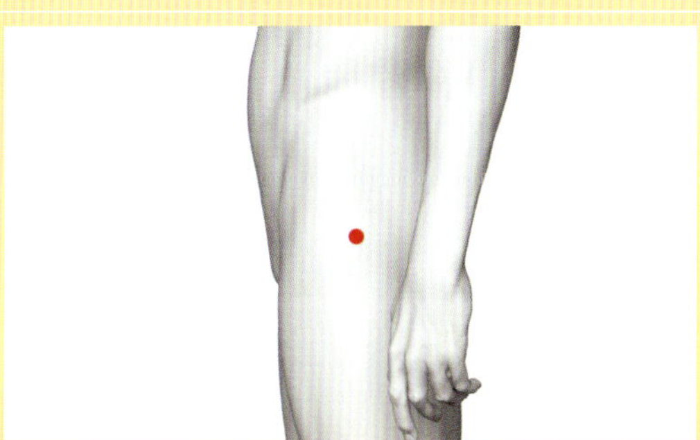</td></tr>
<tr><td colspan="2">Begleittherapie:
Vitamin B12 hochdosiert (Hevert)
Infusion mit Pascorbin 7,5 g (Pascoe) 2x wöchentlich bis zum Abklingen der akuten Phase
Euphorbium Comp. Nasentropfen SN (Heel) oder Aconit Schmerzöl (Wala) bei Zoster-Neuralgie</td></tr>
<tr><td colspan="2">Bemerkungen:
Nosode nach Abklingen der akuten Phase</td></tr>
</table>

Immunsystem	Lymphatische Erkrankungen 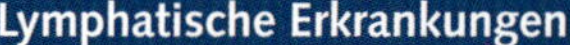
Symptomatisches Mittel: Lymphomyosot (Heel) **Injektionsort:** Lymph-Belt **Injektionsart:** Quaddelung 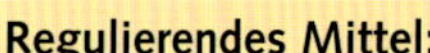	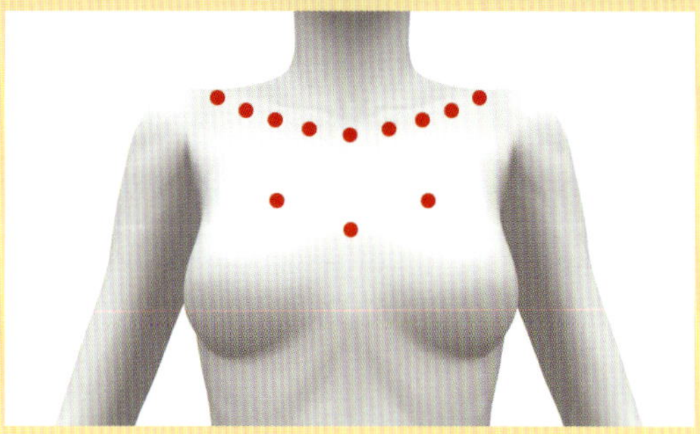
Regulierendes Mittel: Mercurius solubilis Hahnemanni-Injeel (Heel) **Injektionsort:** Lymphsee nach Voll (Schwimmfalte zwischen Großzeh und zweite Zehe etwa Le 2) beidseitig **Injektionsart:** subcutan	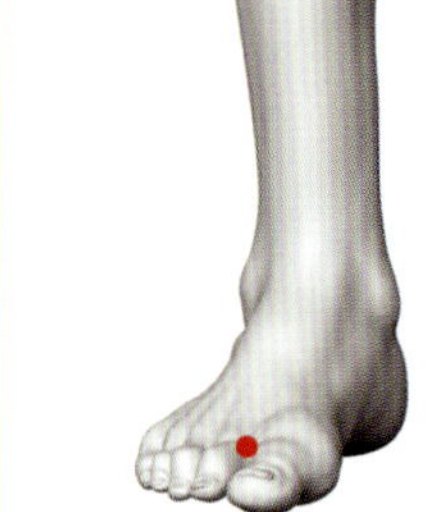 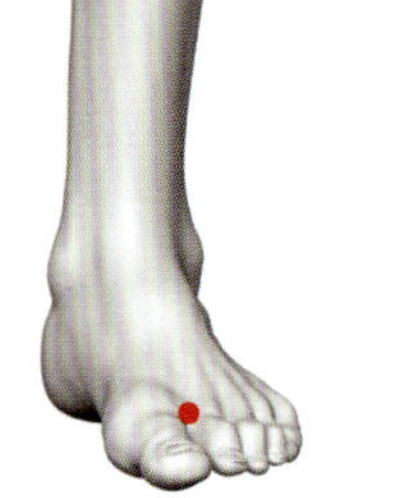
Immunmodulierendes / organstärkendes Mittel: Thuja-Injeel S (Heel) **Injektionsort:** Weihe-Punkt thj 1 (zwischen der Spitze des Procesus xiphoides und Nabel) **Injektionsart:** subcutan	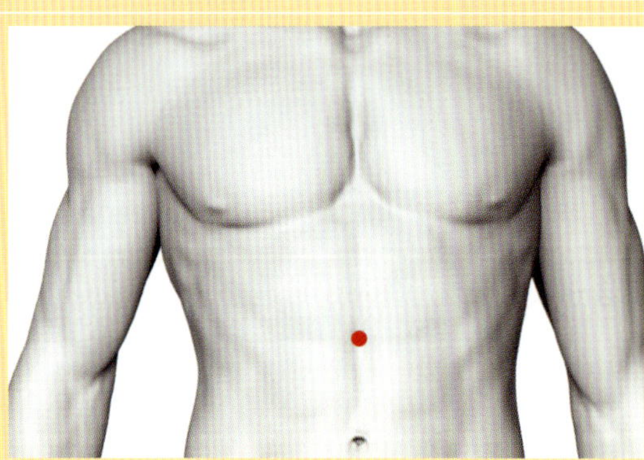
Begleittherapie: Lymphaden Tropfen (Hevert)	
Bemerkungen: sanfte Einreibungen (Hals, Achseln, Leiste) mit Lymphdiaral Salbe (Pascoe)	

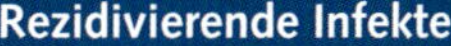

Immunsystem	Rezidivierende Infekte
Symptomatisches Mittel: Pyrogenium comp. Hanosan (Hanosan) **Injektionsort:** Bl 18 (Zustimmungspunkt Leber) (auf der Höhe der Dornfortsatzunterkante T 9) Bl 20 (Zustimmungspunkte Milz) (auf der Höhe der Dornfortsatzunterkante T 11) **Injektionsart:** subcutan ca 0,5 mm	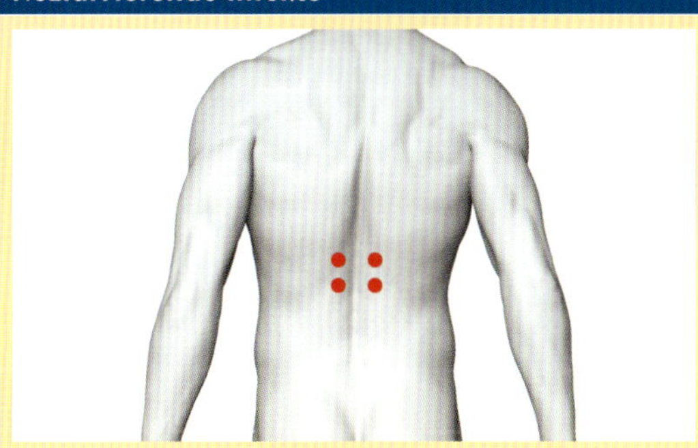
Regulierendes Mittel: Euphorbium comp. SN (Heel) **Injektionsort:** Bl 13 (Zustimmungspunkte Lunge) (auf der Höhe der Dornfortsatzunterkante T 3) Bl 23 (Zustimmungspunkte Niere) (auf der Höhe der Dornfortsatzunterkante L 2 Cave: Niere und Schwangerschaft **Injektionsart:** subcutan ca. 0,5 mm	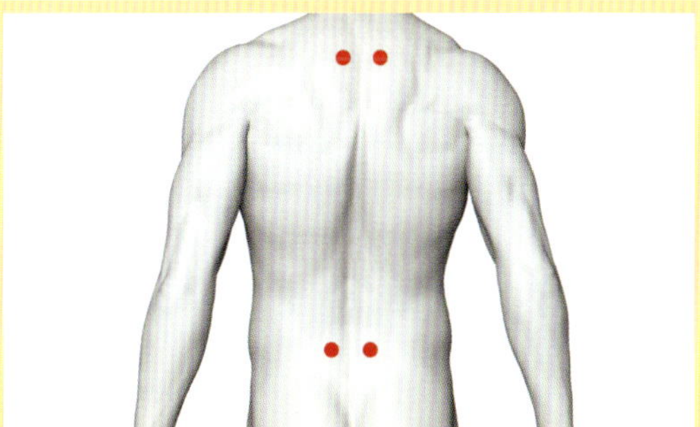
Immunmodulierendes / organstarkendes Mittel: Mucosa comp. (Heel) plus Eigenblut **Injektionsort:** intravenös, intramuskulär **Injektionsart:** Homöopatiesiertes Eigenblut i.v. entnehmen mit Mucosa compositum mischen und i.m. applizieren	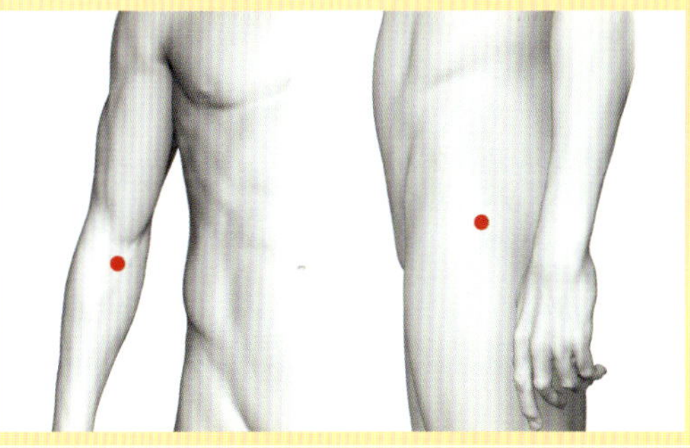
Begleittherapie: Lien comp. (Wala), Mikrobiologische Therapie, Symbioselenkung	
Bemerkungen: Ordnungstherapie, Abhärtungsmaßnahmen	

8.10 Hals, Nase, Ohren

HNO	Allergie / Heuschnupfen
Symptomatisches Mittel: Allergie-Injektopas (Pascoe) plus Eigenblut **Injektionsort:** Musculus gluteus medius **Injektionsart:** intramuskulär	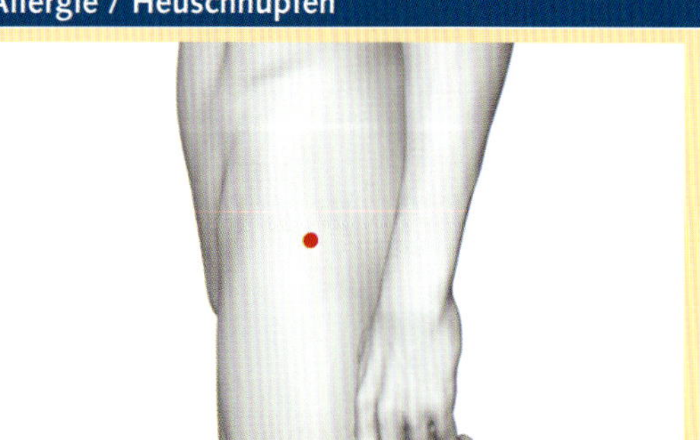
Regulierendes Mittel: Histamin-Injeel (Heel) **Injektionsort:** Ohrpunkte Histamin (78) ACTH (13) Point de Jerome (29a) **Injektionsart:** intracutan	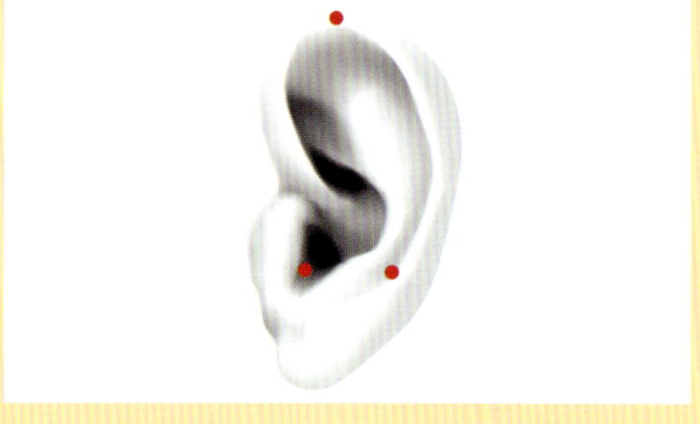
Immunmodulierendes / organstärkendes Mittel: Mucosa comp. (Heel) **Injektionsort:** Lymph-Belt **Injektionsart:** Quaddelung	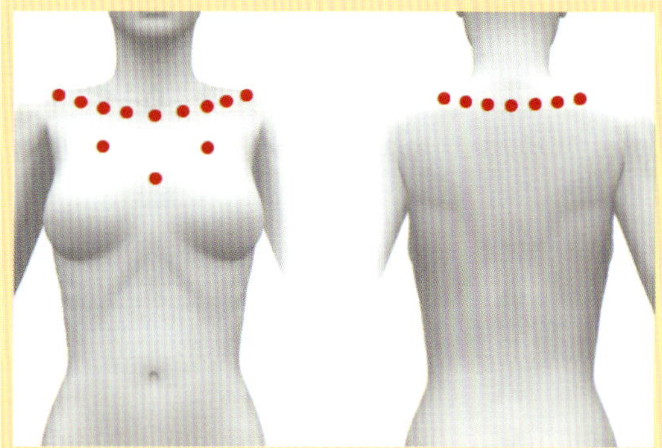
Begleittherapie: allergo-loges Tropfen (Dr. Loges), Heweallergia Complex (Hevert), Heuschnupfen Weliplex S Tropfen (Weber&Weber), Luffeel comp. Heuschnupfenspray (Heel)	
Bemerkungen: Akupunktur	

HNO	Chronische Sinusitis
Symptomatisches Mittel: Euphorbium comp. (Heel) **Injektionsort:** Bl 2 (in der Vertiefung am medialen Ende der Augenbraue) Gb 1 (0,5 cun distal des äußeren Augenwinkels, in der Vertiefung distal des äußeren Augenwinkels) LG 24 (auf der Sagitallinie des Kopfes, 0,5 cun posterior des vorderen Haaransatzes) 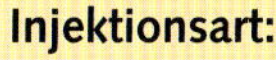 **Injektionsart:** intracutan	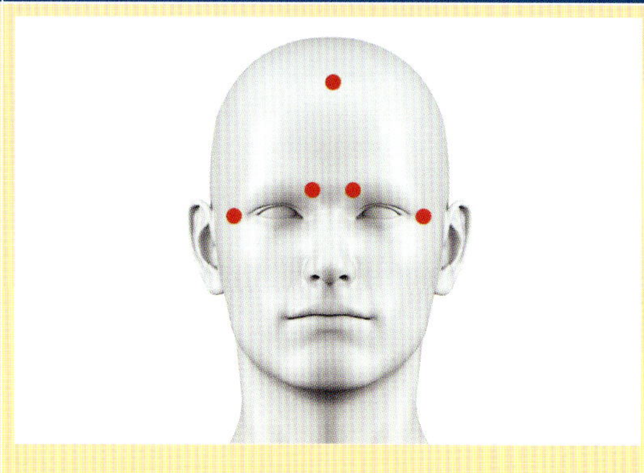
Regulierendes Mittel: Lymphomyosot (Heel) **Injektionsort:** Lymphbelt **Injektionsart:** Intracutan	
Immunstärkendes / organstärkendes Mittel: Musosa nasalis suis-Injeel **Injektionsort:** Musculus gluteus medius **Injektionsart:** intramuskulär	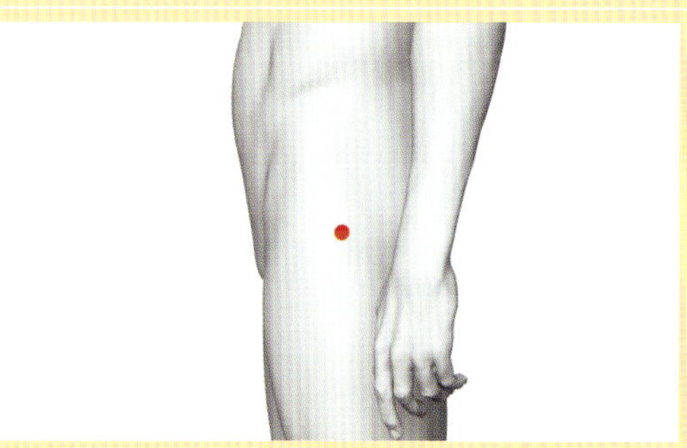

Begleittherapie:
Infusion mit Pascorbin 7,5 g (Pascoe) 4x im wöchentlichen Abstand, Sinusitis Hevert

Bemerkungen:
Nasendusche, Sinusitis Nosode i.m. im beschwerdefreien Intervall

HNO	Laryngitis / Pharyngitis
Symptomatisches Mittel: Phosphor-Homaccord (Heel) **Injektionsort:** über dem Kehlkopf **Injektionsart:** subcutan	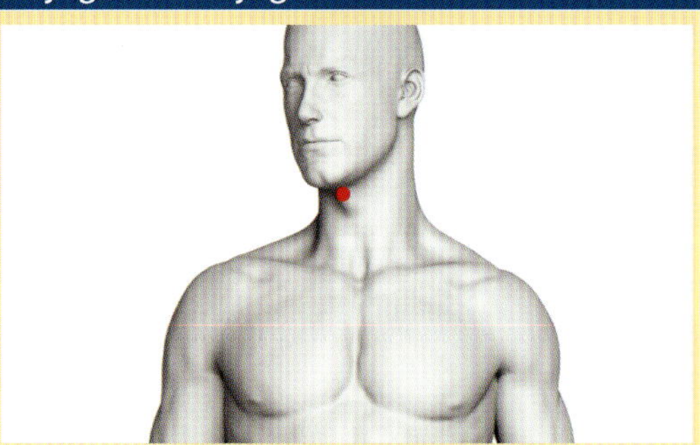
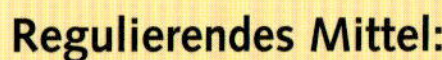 **Regulierendes Mittel:** JUV 110 (Phoenix) **Injektionsort:** Musculus gluteus medius **Injektionsart:** intramuskulär	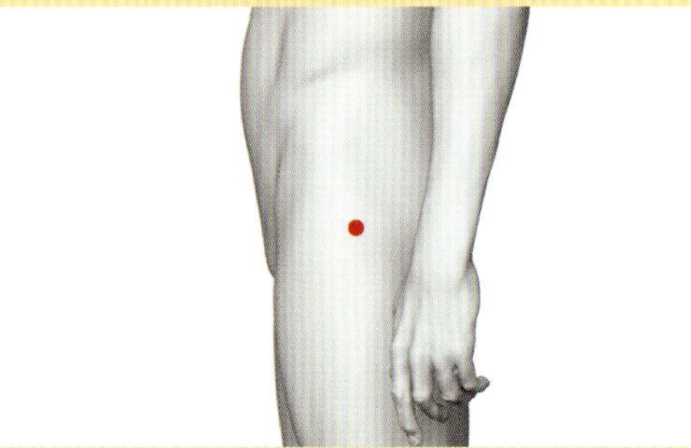
Immunstärkendes / organstärkendes Mittel: Pharynx D15 (Wala) **Injektionsort:** Nacken paravertebral **Injektionsart:** subcutan	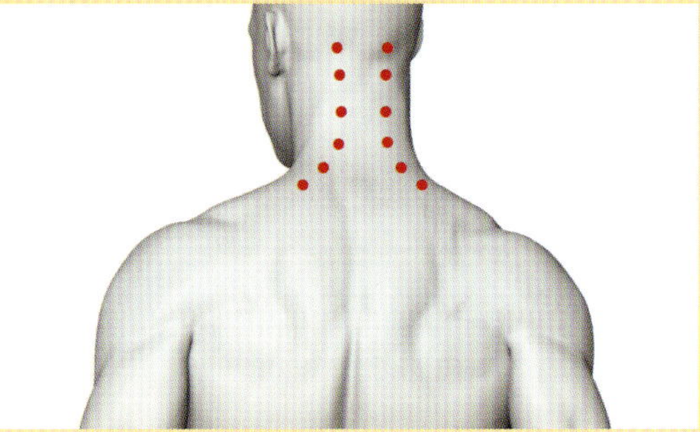
Begleittherapie: Inhalieren, Gurgeln, Lymphaden Hevert, Lymphdiaral-Salbe	
Bemerkungen: bei Therapieresistenz: cave Larynxkarzinom DD: HWS-Wurzel-Syndrom (C6/C7)	

HNO	Tinnitus
Symptomatisches Mittel: Vertigoheel (Heel) **Injektionsort:** 3E 17 (hinter dem Ohrläppchen zwischen Unterkiefer und Proc. mastoideus) **Injektionsart:** nach ventral subcutan ca. 5 mm	
Regulierendes Mittel: Procain 0,5 % (Steigerwald) **Injektionsort:** Processus mastoideus **Injektionsart:** intracutan fächerförmig	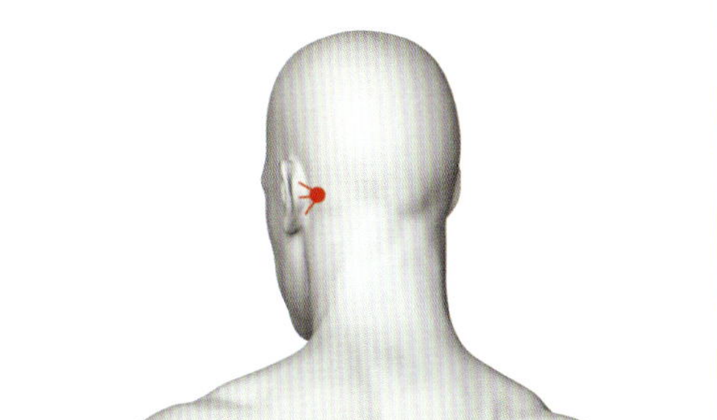
Immunmodulierendes / organstärkendes Mittel: Cerebrum comp. (Heel) **Injektionsort:** 2.–4. Halswirbel **Injektionsart:** Quaddelung	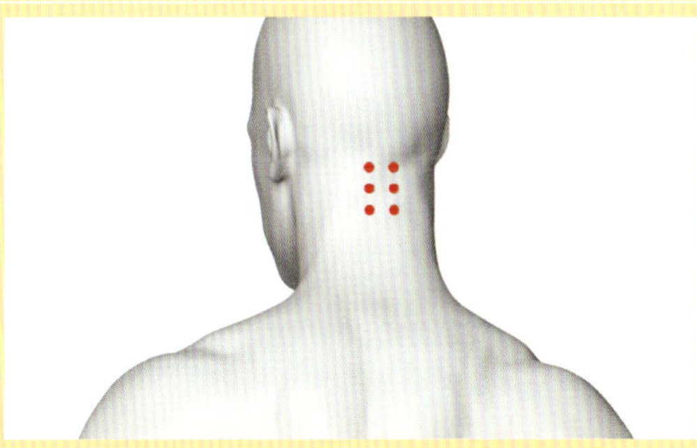
Begleittherapie: Blutegeltherapie, Akupunktur, Infusion: Gingo Biloba Hevert Injekt (Hevert)	
Bemerkungen: 3E17 nach ventral stechen bei dorsal Gefahr der Punktion der A.vertebralis	

HNO

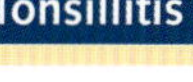

Tonsillitis

Symptomatisches Mittel:
Lachesis-Injeel (Heel)

Injektionsort:
unterhalb der Kieferwinkel

Injektionsart:
subcutan

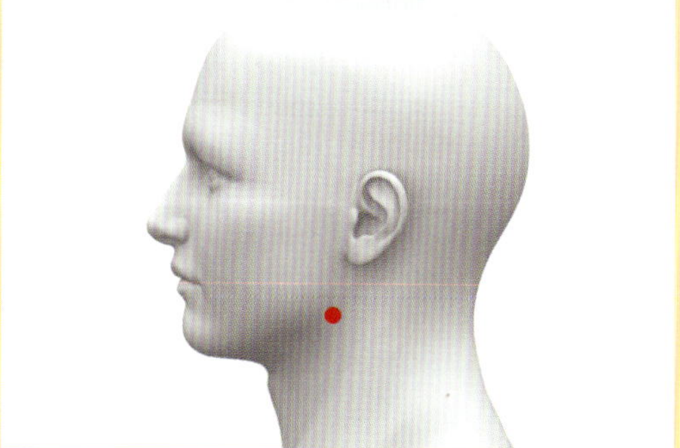

Regulierendes Mittel:
Hepar sulfuris-Injeel (Heel)

Injektionsort:
Leberzone

Injektionsart:
subcutan Fächerspritze

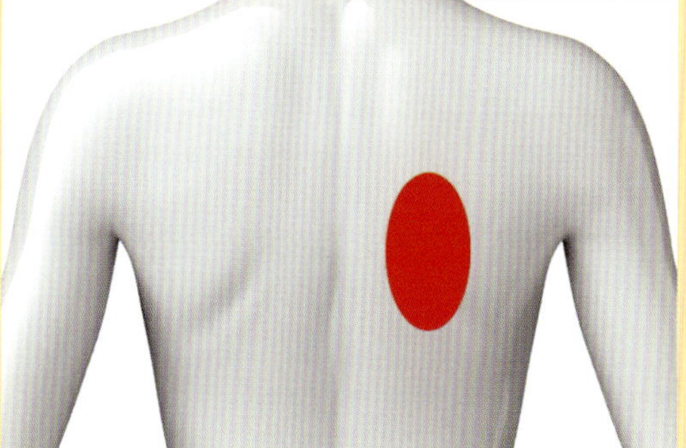

Immunstärkendes / organstärkendes Mittel:
Tonsilla suis-Injeel (Heel)

Injektionsort:
3E 15
(in der Mitte zwischen Gb 21 und Dü 13, auf dem Angulus superior scapulae)
und darunterliegender Muskel (Trapezius)

Injektionsart:
Quaddel auf den 3E 15 und durch die Quaddeln intramuskulär in den Trapezius

Begleittherapie:
Tonsillitis Nosode-Injeel (Heel) im beschwerdefreien Intervall bei chronischem Verlauf

Bemerkungen:
Cave: Herdgefahr der chronischen Tonsillitis

HNO	Vertigo
Symptomatisches Mittel: Vertigoheel (Heel) **Injektionsort:** 2.–4. Halswirbel **Injektionsart:** Quaddelung	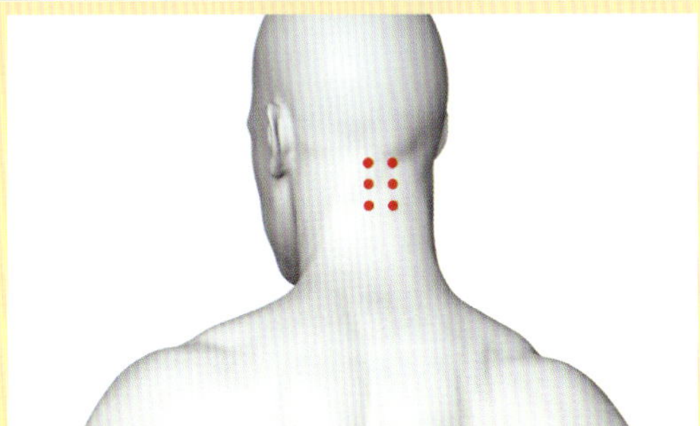
Regulierendes Mittel: Cerebrum comp. (Heel) **Injektionsort:** Schwindelpunkt / Gleichgewichtspunkt nach TCM auf Druckdolenz abtasten, beidseitig **Injektionsart:** infiltrierend intracutan Schwindelpunkt: (ca. 2 cm lang) Nadel einstechen ca. 2 cm vorschieben und beim Zurückziehen Mittel applizieren Gleichgewichtspunkt: (ca. 4 cm lang) gleiches Prozedere längere Nadel 4 cm vorschieben 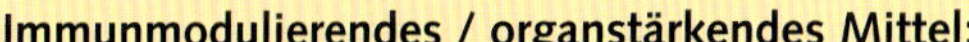	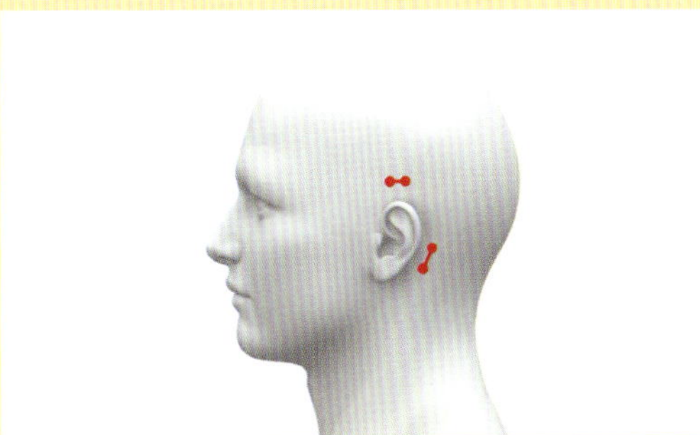
Immunmodulierendes / organstärkendes Mittel: Conium-Injeel (Heel) Altersschwindel Ambra-Injeel (Heel) psychogener Schwindel Tabacum-Injeel (Heel) mit Übelkeit Viscum album-Injeel (Heel) Hypertonie **Injektionsort:** Ohrpunkte: Niere 95 Innenohr 9 HWS Bereich v. Schweigenburg´sche Schwindelrinne (innenliegend) **Injektionsart:** Quaddeln intracutan	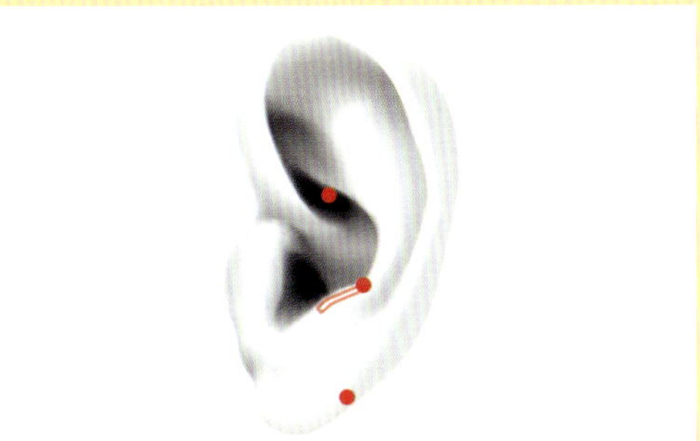
Begleittherapie: Vertigoheel Tabletten (Heel), Jsoskleran Tabletten (ISO Arzneimittel), Capillaron-Vertigo Tropfen (Madaus)	
Bemerkungen: manuelle Therapien – HWS, Akupunktur	

8.11 Stoffwechsel

Stoffwechsel	Gicht 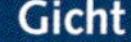
Symptomatisches Mittel: Colchiform (Hanosan) **Injektionsort:** Ba feng -Ex-BF10 (Mitte der Schwimmhäute) Ba xie -Ex-AH9 (bei lockerer Faust jeweils 4 Punkte zwischen den Metakarpalköpfchen) **Injektionsart:** subcutan	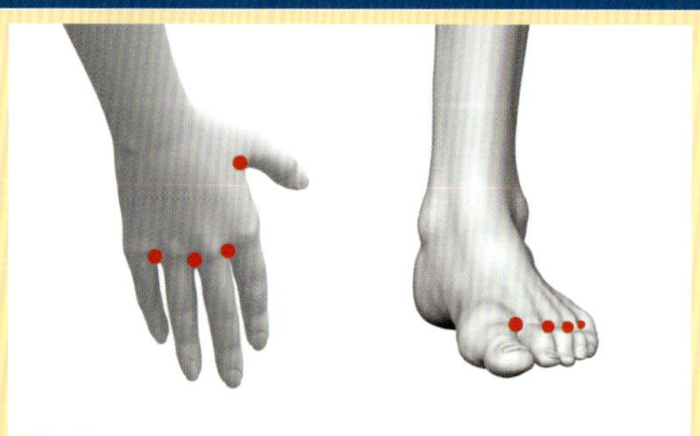
Regulierendes Mittel: Heweberberol Injekt (Hevert) **Injektionsort:** Nierenzone **Injektionsart:** subcutan infiltrierend	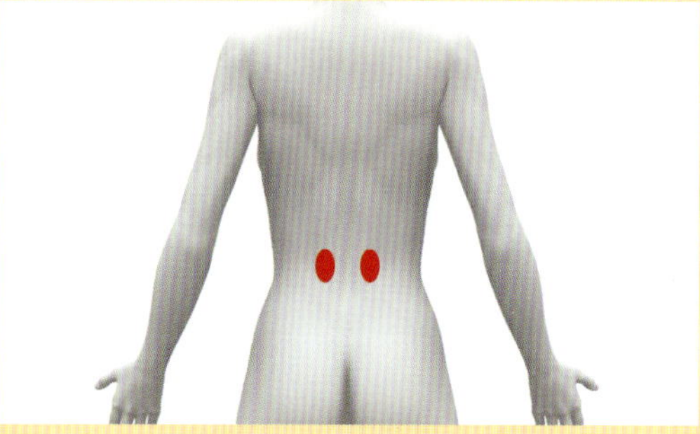
Immunmodulierendes / organstärkendes Mittel: Lactopurum (Pflüger) plus Eigenblut **Injektionsort:** Musculus gluteus medius **Injektionsart:** intramuskulär	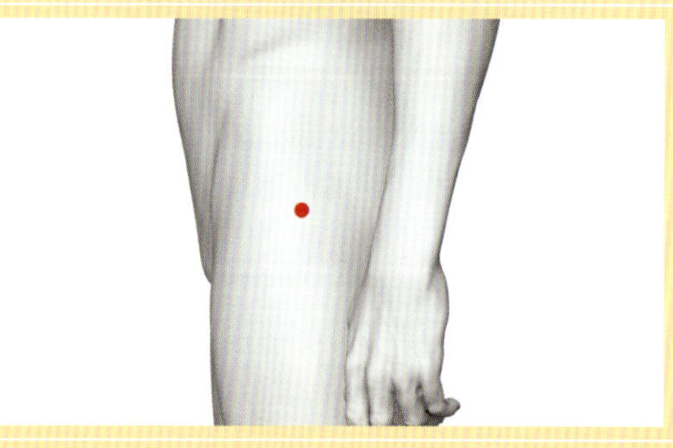
Begleittherapie: „blasses" Mittel: Acidum benzoicum D4, „rotes" Mittel: Acidum Salicylicum D4, destruktiv: Acidum oxalicum D4, mit Schmerzen: Bryonia D3 Urtinkturen: je 20 ml Löwenzahn, Weiden, Brennnessel, Pappel und Goldrute	
Bemerkungen: Ernährung basenreich, kein Schweinefleisch	

Stoffwechsel	Metabolische Azidose
Symptomatisches Mittel: Lithium carbonicum D5 (DHU) **Injektionsort:** suprapubisch **Injektionsart:** Quaddelung	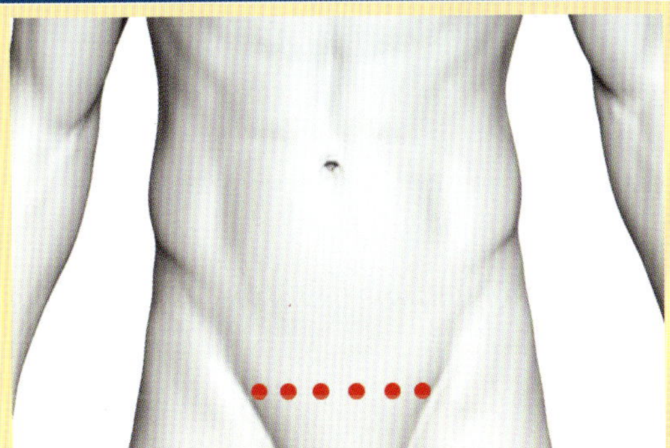
Regulierendes Mittel: Lactopurum (Pflüger) plus Eigenblut **Injektionsort:** Musculus glutaeus medius **Injektionsart:** intramuskulär	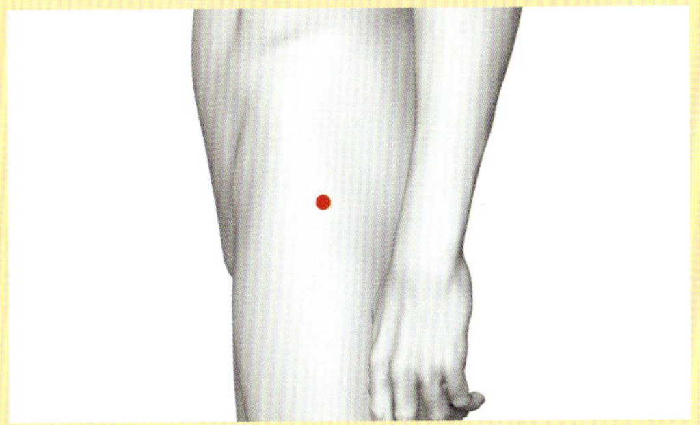
Immunmodulierendes / organstärkendes Mittel: Heweberberol Injekt (Hevert) **Injektionsort:** Nierenzone **Injektionsart:** subcutan infiltrierend	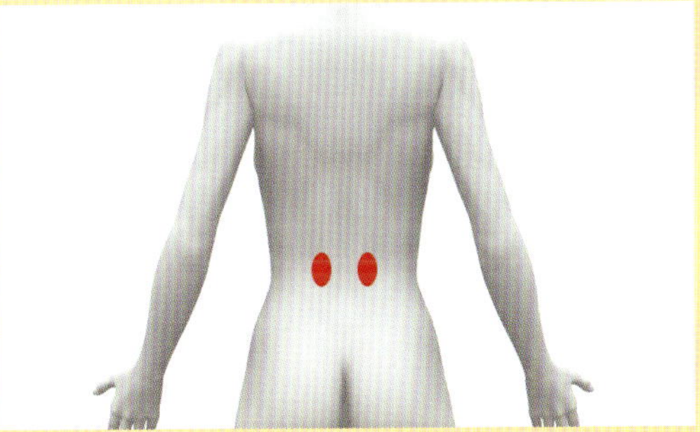
Begleittherapie: Metabiarex Tropfen (Metafackler), Basentherapeutika z. B. Luvos-Heilerde, Heweberberol (Hevert)	
Bemerkungen: basenreiche Kost, Atemtherapie, Bindegewebsmassage	

Stoffwechsel	Rheuma 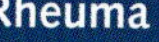
Symptomatisches Mittel: Guajacum D6 (Stauffen-Pharma) **Injektionsort:** Gb 41 (Meisterpunkt der großen Gelenke) (im proximalen Winkel zwischen dem 4. und 5. Metatarsale, distal der Sehne des M. extensor digiti minimi des Fußes) beidseitig **Injektionsart:** subcutan	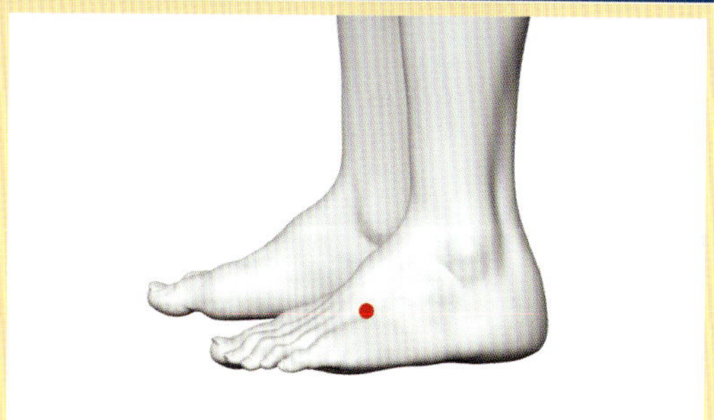
Regulierendes Mittel: Rheuma-Hewert (Hevert) **Injektionsort: beidseitig** 3 E 5 (rheumatische Entzündungen auf der radialen Seite des M. Extensor digitorum communis ca. 2 cun von der Handfalte) Ba feng -Ex-BF10 (Mitte der Schwimmhäute) Ba xie -Ex-AH9 (bei lockerer Faust jeweils 4 Punkte zwischen den Metakarpalköpfchen) **Injektionsart:** intracutan	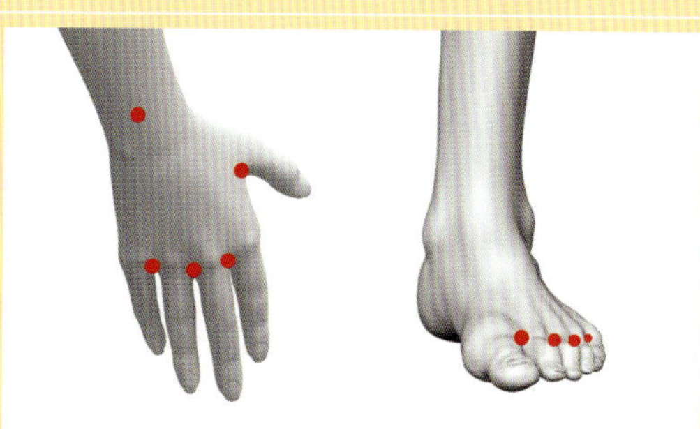
Immunmodulierendes / organstärkendes Mittel: Lymphaden (Hevert) **Injektionsort:** Lymph-Belt **Injektionsart:** Quaddelung	
Begleittherapie: Weihrauchkapseln (Mantrapharm), Omega-3-Fettsäuren, Selen, Vitamin E, Arthriselect (Dreluso)	
Bemerkungen: Heilfasten, Übersäuerung vermeiden, Arachidonsäure vermeiden	

8.12 Nerven und Psyche

<table>
<tr><th>Nerven und Psyche</th><th>Burnout</th></tr>
<tr><td>Symptomatisches Mittel:
Tonico-Injeel (Heel)

Injektionsort:
KG 12
(4 cun oberhalb des Bauchnabels)

KG17
(auf der Höhe des sterno-costalen Winkels des 4. Intercostalraumes, auf der Mittellinie des Brustbeins)

Injektionsart:
KG 12 intracutan, KG 17 subcutan</td><td>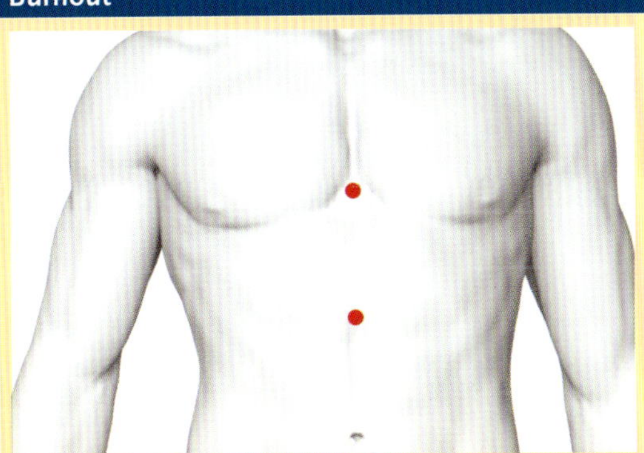</td></tr>
<tr><td>Regulierendes Mittel:
Aurum comp. (Wala)

Injektionsort:
Niere 3, Niere 6 (Lösung der Ängste)
(in der Mitte der Vertiefung zwischen der Prominenz des Malleolus medialis und der Achillessehne, posterior der A. tibialis)

Injektionsart:
subcutan</td><td>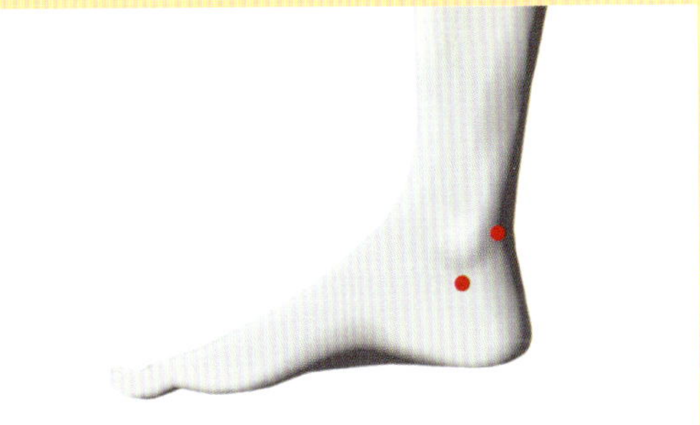</td></tr>
<tr><td>Immunmodulierendes / organstärkendes Mittel:
Zinkum Valerianicum comp. (Hevert)

Injektionsort:
Bl 13/42 – T 3-Stärkung der Lunge
Bl 15/33 – T 5 Seelenpunkt „shen“
Bl 18/47 – T 9 Seelenpunkt der Leber „hun“
Bl 20/49 – T 11 Seelenpunkt MP
Bl 23/52 – L 2 Seelenpunkt der Niere

4 ml Zinkum val. jeweils 0,2 ml nur einen Punkt der Kombination s.c (z. B. von Bl 13 nach Bl 42)

Injektionsart:
subcutan</td><td>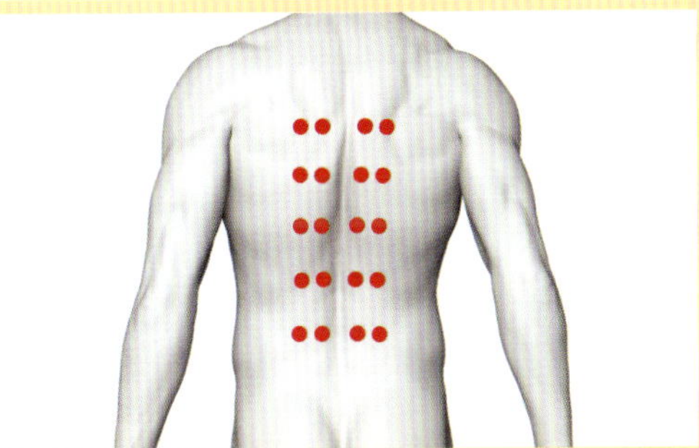</td></tr>
<tr><td colspan="2">Begleittherapie:
NeurexanTabletten (Heel), Rhodiolan (Dr. Loges)</td></tr>
<tr><td colspan="2">Bemerkungen:
Gesprächstherapie</td></tr>
</table>

<table>
<tr><th>Nerven und Psyche</th><th>Chronisches Stresssyndrom</th></tr>
<tr><td>Symptomatisches Mittel:
dysto-loges (Dr. Loges)

Injektionsort:
Solarplexus

Injektionsart:
subcutan infiltrierend</td><td>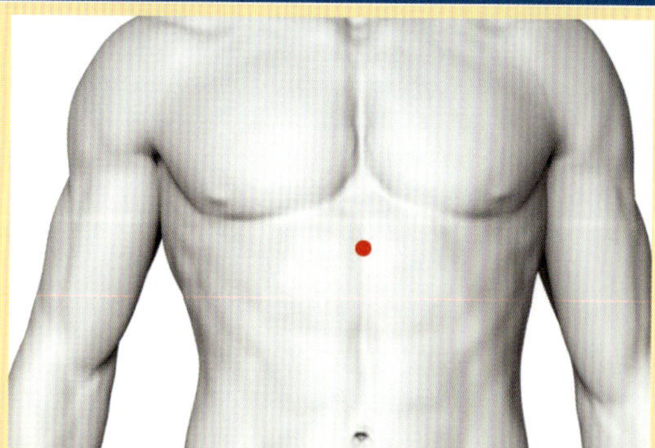</td></tr>
<tr><td>Regulierendes Mittel:
Hepar-Hevert Injekt N (Hevert)

Injektionsort:
Leberzone

Injektionsart:
subcutan Fächerinjektion</td><td>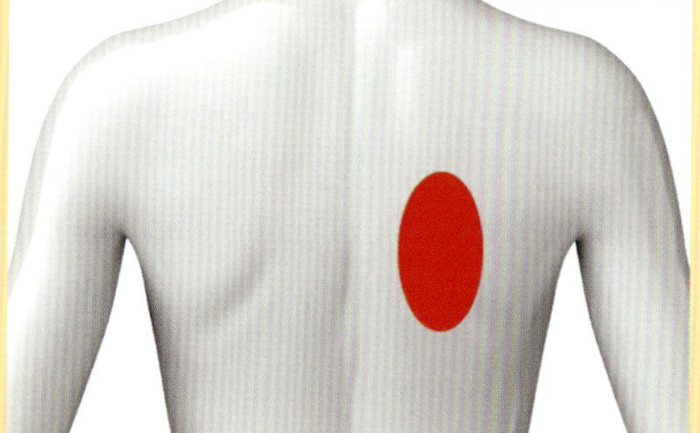</td></tr>
<tr><td>Immunstärkendes / organstärkendes Mittel:
Vitamin B12-Hevert plus Folsäure-Hevert (Hevert)

Injektionsort:
Musculus gluteus medius

Injektionsart:
intramuskulär</td><td>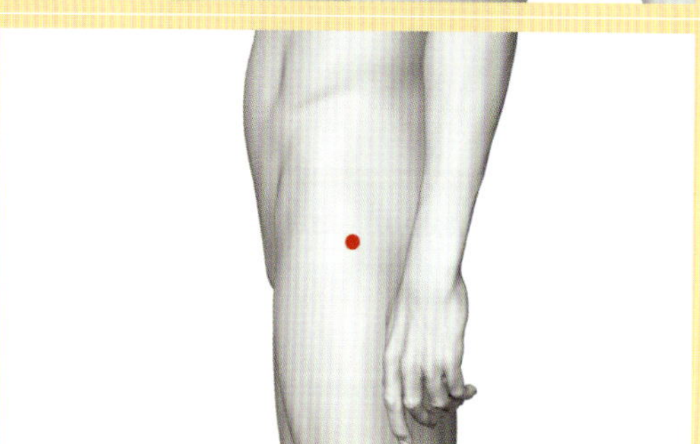</td></tr>
<tr><td colspan="2">Begleittherapie:
Neurexan (Heel), Omni Biotic Stress (Allergosan)</td></tr>
<tr><td colspan="2">Bemerkungen:
Anleitung zur Rhythmisierung, Coaching/Lebensführung</td></tr>
</table>

Nerven und Psyche	Erschöpfungssyndrom
Symptomatisches Mittel: Pascorbin 7,5 g (Pascoe) **Injektionsort:** systemisch **Injektionsart:** intravenös als Infusion	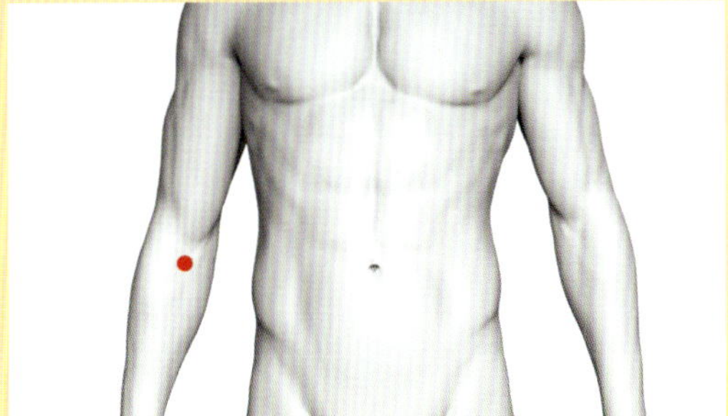
Regulierendes Mittel: Zincum valerianicum comp. Hevert (Hevert) **Injektionsort:** Solar plexus **Injektionsart:** subcutan infiltrierend	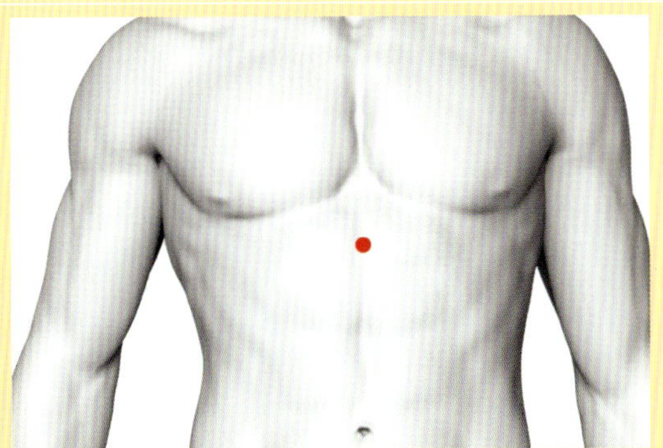
Immunstärkendes / organstärkendes Mittel: Vitamin B12-Hevert plus Folsäure-Hevert (Hevert) **Injektionsort:** Musculus gluteus medius **Injektionsart:** intramuskulär	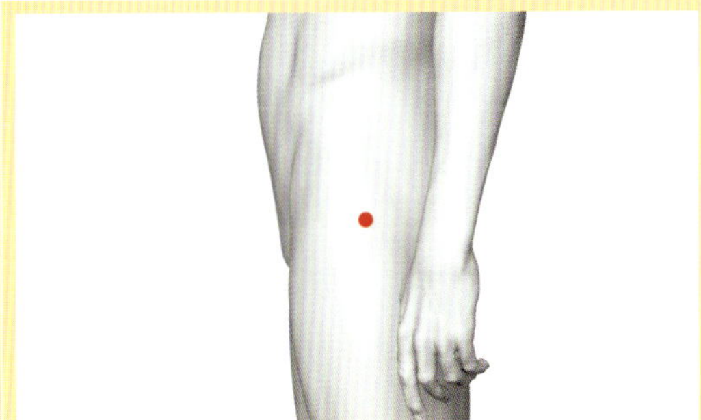
Begleittherapie: psychische Betreuung, Neurodoron (Weleda)	
Bemerkungen: Cave Burnout!	

Nerven und Psyche	Insomnie
Symptomatisches Mittel: dysto-Loges (Dr. Loges) **Injektionsort:** Zustimmungspunkte Blasenmeridian Bl 13, 15, 18, 23 **Injektionsart:** subcutan ca. 0,5 cun	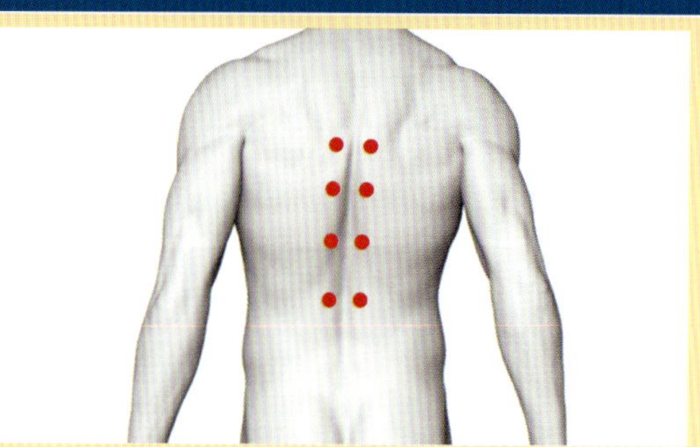
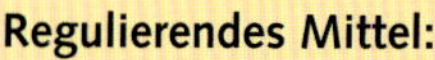 **Regulierendes Mittel:** Sulfur forte N (Heel) **Injektionsort:** He 7 (Unterarm, auf der radialen Seite der Sehnen des M. Flexor carpi ulnaris, 0,5 cun proximal der Handgelenksfalte) beidseitig **Injektionsart:** subcutan	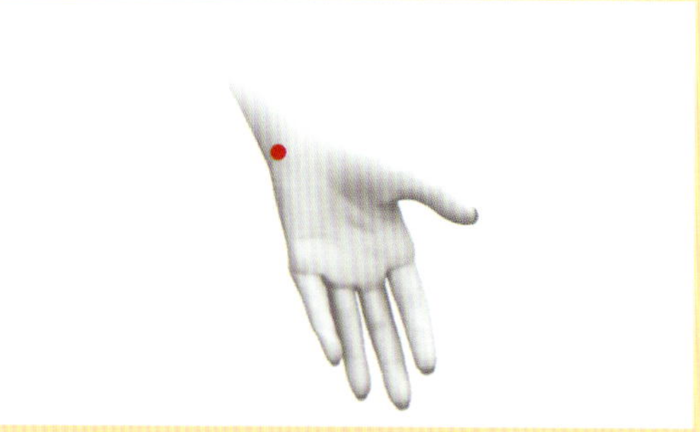
Immunmodulierendes / organstärkendes Mittel: Hepar-Hevert Injekt N (Hevert) **Injektionsort:** Leberzone **Injektionsart:** subcutan, Fächerinjektion	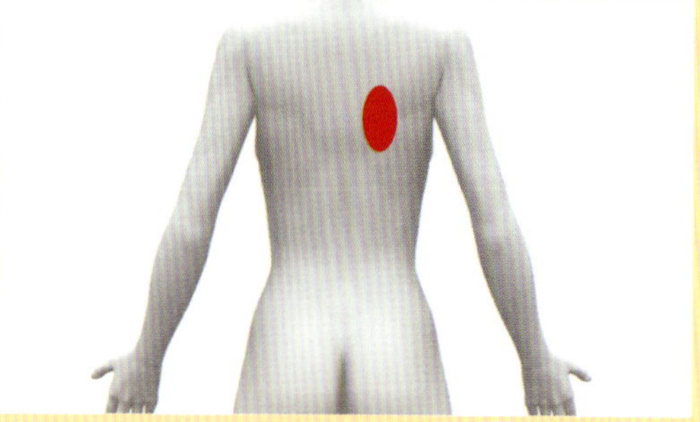
Begleittherapie: Ardeydorm L-Tryptophan (Ardeypharm)	
Bemerkungen: vor dem Schlafen laufen / entspannen, Aromatherapie-Lavendel	

Nerven und Psyche	Vaskuläre Demenz
Symptomatisches Mittel: Ginkgo Biloba Hevert Injekt (Hevert) **Injektionsort:** systemisch **Injektionsart:** intravenös	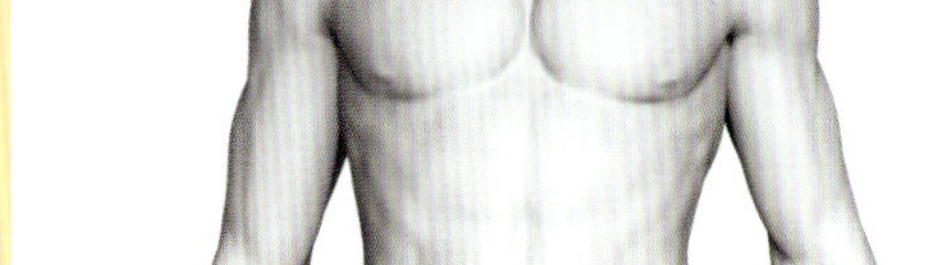 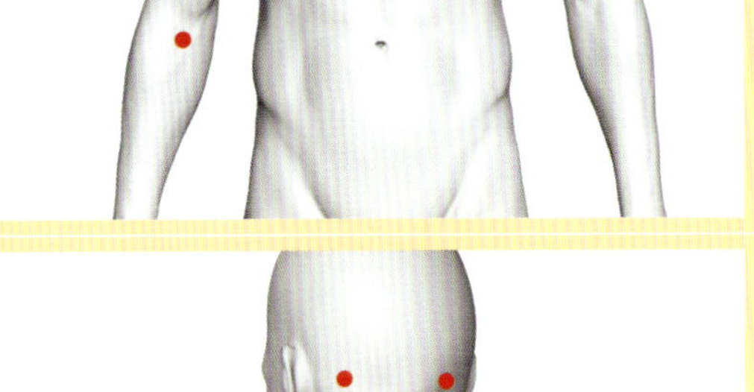
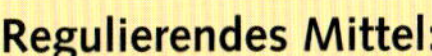 **Regulierendes Mittel:** Circulo-Injeel (Heel) **Injektionsort:** HWS paravertebral **Injektionsart:** Quaddelung	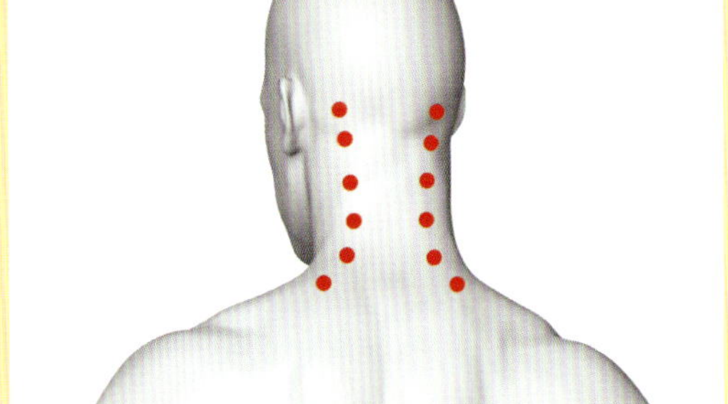
Immunmodulierendes / organstärkendes Mittel: Cerebrum comp. (Heel) **Injektionsort:** Lobulus 0,5 ml beidseitig **Injektionsart:** subcutan	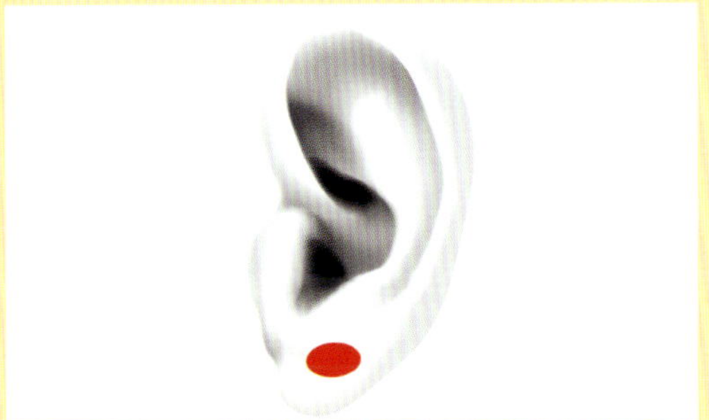
Begleittherapie: Eleu Tropfen (Curarina), Curare comp. Hanosan Tropfen (Hanosan)	
Bemerkungen: Gedächtnistraining	

<table>
<tr><th>Nerven und Psyche</th><th>Vegetative Dysregulation 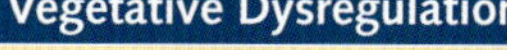</th></tr>
<tr><td>Symptomatisches Mittel:
Neuro-Injeel (Heel)

Injektionsort:
Solar Plexus

Injektionsart:
subcutan infiltrierend</td><td>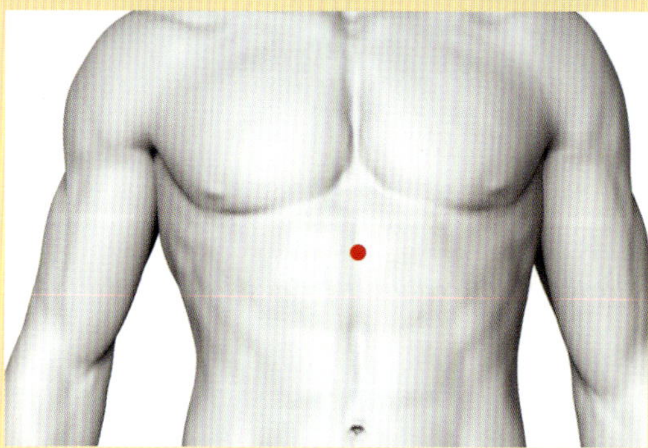</td></tr>
<tr><td>Regulierendes Mittel:
Ignatia-Homaccord

Injektionsort:
Herzzone

Injektionsart:
Quaddelung</td><td>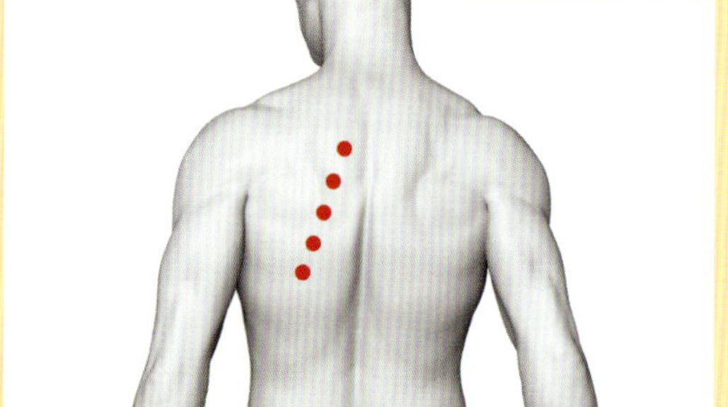</td></tr>
<tr><td>Immunmodulierendes / organstärkendes Mittel:
Vitamin B12 3000 IE Hevert plus Folsäure

Injektionsort:
systemisch

Injektionsart:
intravenös</td><td>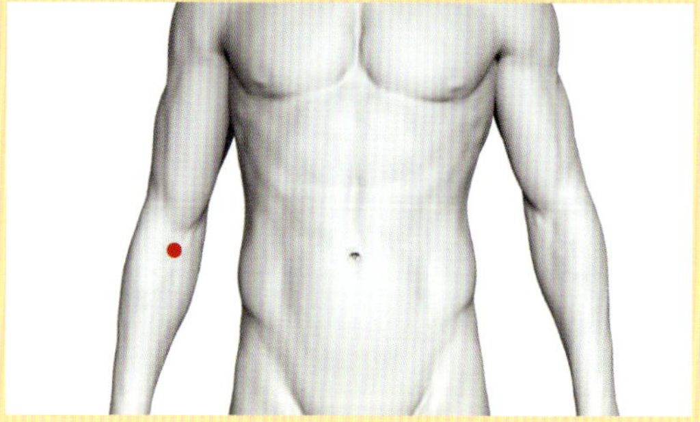</td></tr>
<tr><td colspan="2">Begleittherapie:
Calmvalera Tropfen (Hevert), Metakaveron (Metafackler)</td></tr>
<tr><td colspan="2">Bemerkungen:
anfänglich hohe Dosis oder täglich B12 (Laborwerte!), Entspannungstechniken</td></tr>
</table>

8.13 Atemwegserkrankungen

Atemwege	Asthma bronchiale
Symptomatisches Mittel: Drosera-Homaccord (Heel) **Injektionsort:** seitliche obere Sternumränder (N27, N26) **Injektionsart:** subcutan	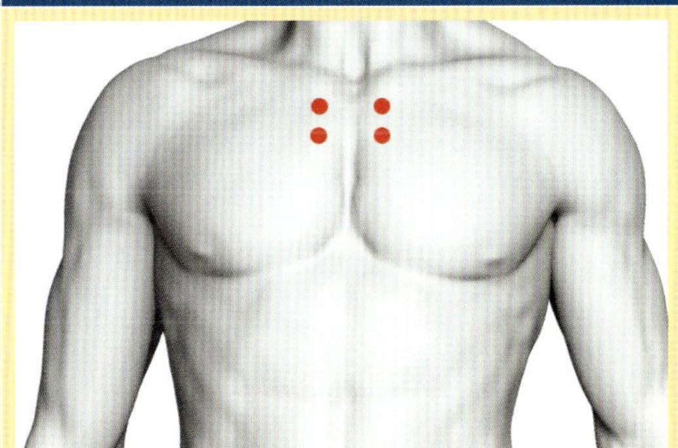
Regulierendes Mittel: Lymphomyosot N (Heel) **Injektionsort:** Hufeisen über der Lunge **Injektionsart:** Quaddelung	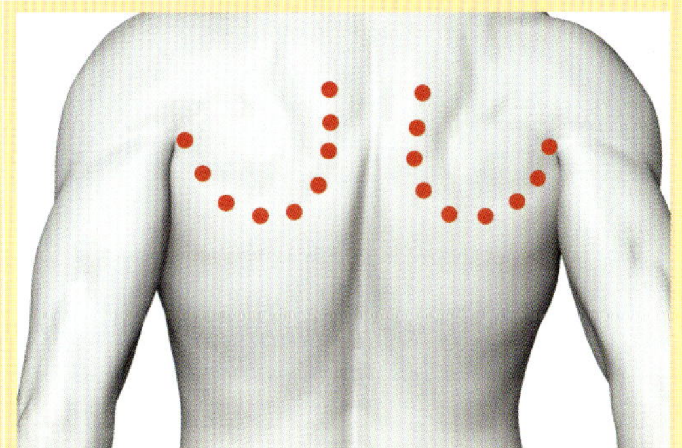
Immunstärkendes / organstärkendes Mittel: Bronchus suis-Injeel (Heel) **Injektionsort:** Lungen- und Bronchialzone **Injektionsart:** subcutan	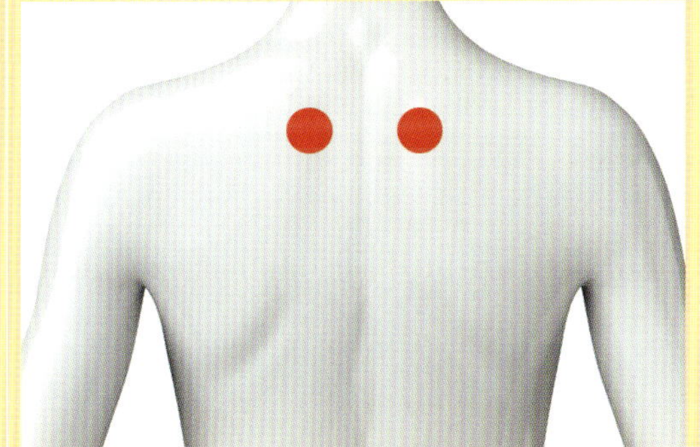
Begleittherapie: Pascorbin 7,5 (Pascoe) Infusion	
Bemerkungen: Bioresonanztestung auf Allergene	

Atemwegserkrankungen	Bronchitis 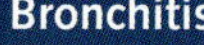
Symptomatisches Mittel: Aconitum-Homaccord (Heel) **Injektionsort:** Seitliche obere Sternumränder (N27, N26) **Injektionsart:** subcutan	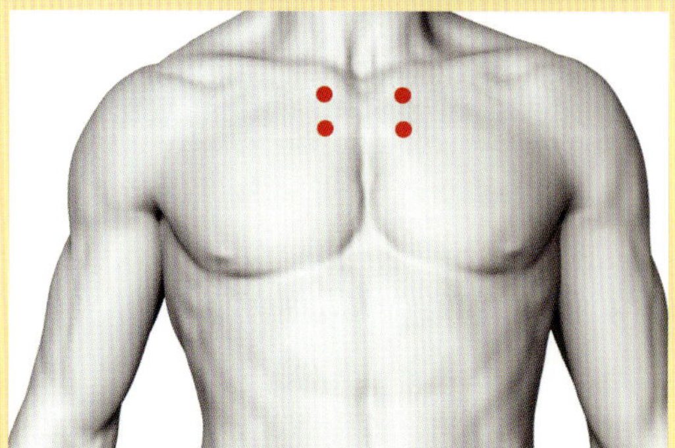
Regulierendes Mittel: Mucosa compositum (Heel) **Injektionsort:** Hufeisen über der Lunge **Injektionsart:** subcutan	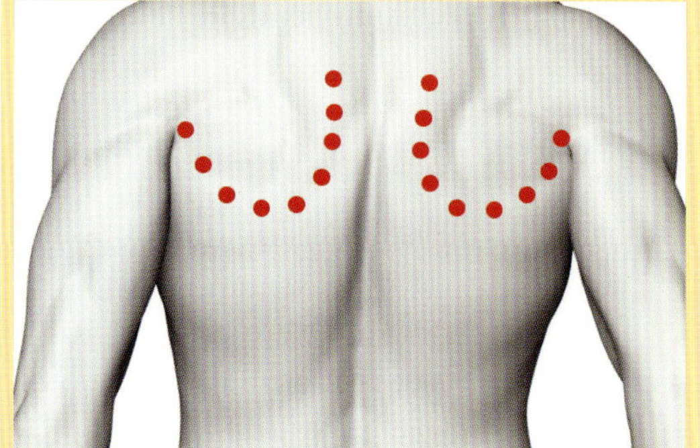
Immunstärkendes / organstärkendes Mittel: Engystol (Heel) **Injektionsort:** Lungen- und Bronchialzone **Injektionsart:** subcutan	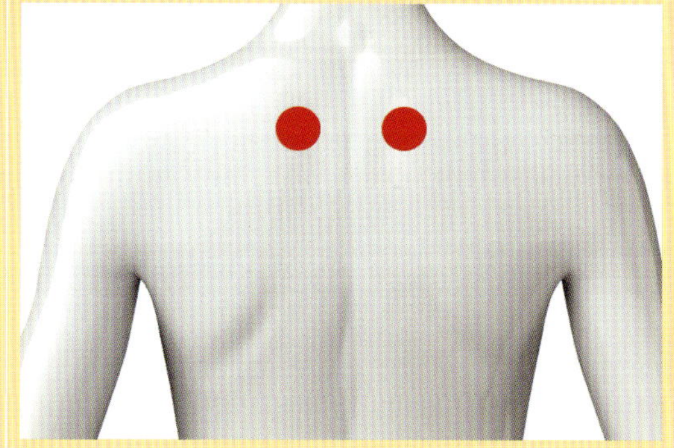
Begleittherapie: Abklopfen, Einreibungen	
Bemerkungen: Cave Pneumonie	

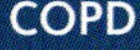

Atemwegserkrankungen	COPD
Symptomatisches Mittel: Drosera-Homaccord (Heel) **Injektionsort:** Seitliche obere Sternumränder (N27, N26) **Injektionsart:** subcutan	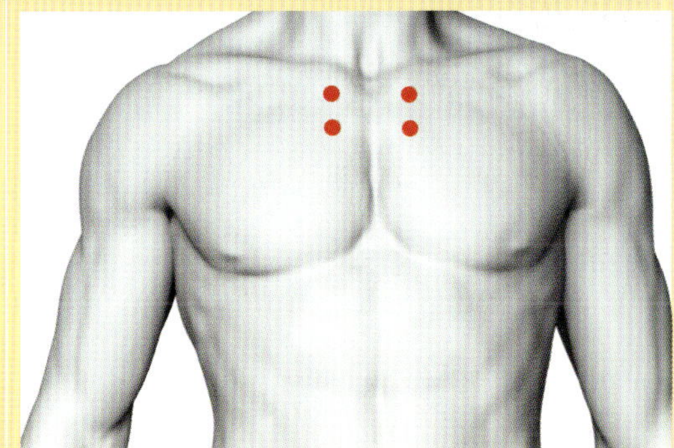
Regulierendes Mittel: Traumeel S (Heel) **Injektionsort:** Hufeisen über der Lunge **Injektionsart:** Quaddelung	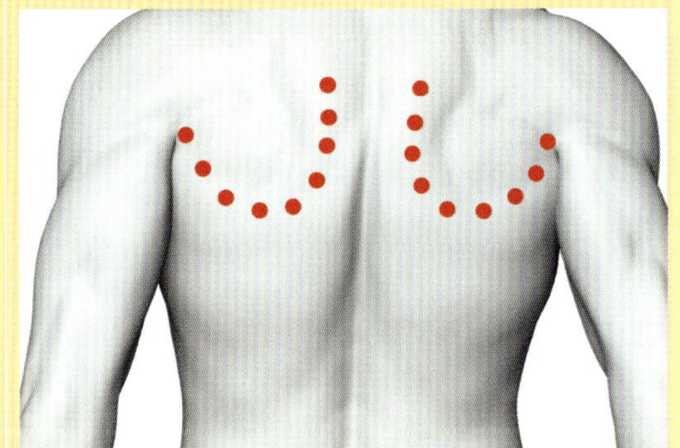
Immunstärkendes / organstärkendes Mittel: Bronchus suis-Injeel (Heel) **Injektionsort:** Lungen- und Bronchialzone **Injektionsart:** subcutan	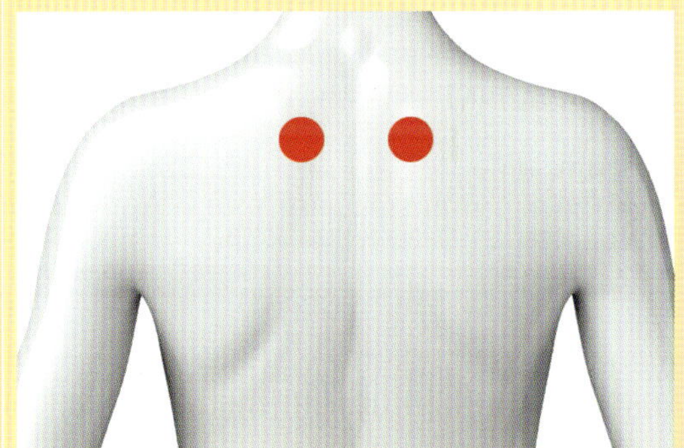

Begleittherapie:
Biobronchial WR (Wulf Rabe)

Bemerkungen:
Cave: COPD = „Wegbereiter des Todes“, DD: Allergien / Herzinsuffizienz

8.14 Allgemeine Symptome

Allgemeine Symptome	Kopfschmerz, allgemein
Symptomatisches Mittel: Gelsemium Homaccord (Heel) **Injektionsort:** Nasenwurzel, Occipitalgruben **Injektionsart:** subcutan	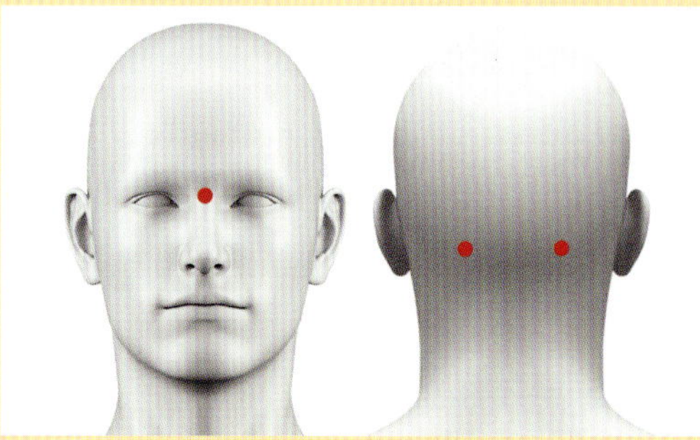
Regulierendes Mittel: Hepar comp. Heel (Heel) **Injektionsort:** rechter Rippenbogen **Injektionsart:** Quaddelung	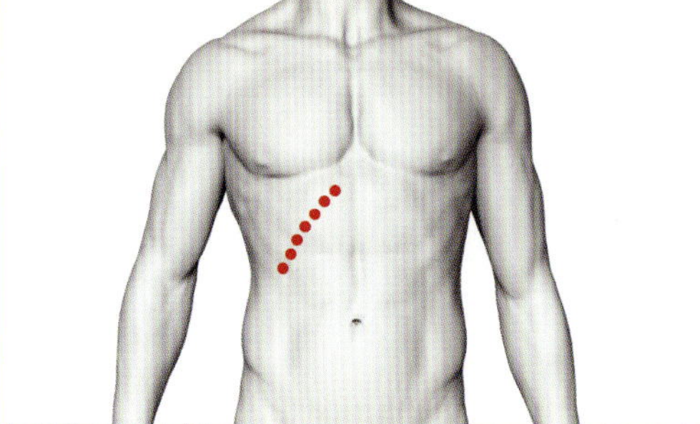
Immunstärkendes / organstärkendes Mittel: Cerebrum compositum (Heel) **Injektionsort:** Ohrpunkte 55 (Shen Men) 29 (Polster) **Injektionsart:** Quaddelung	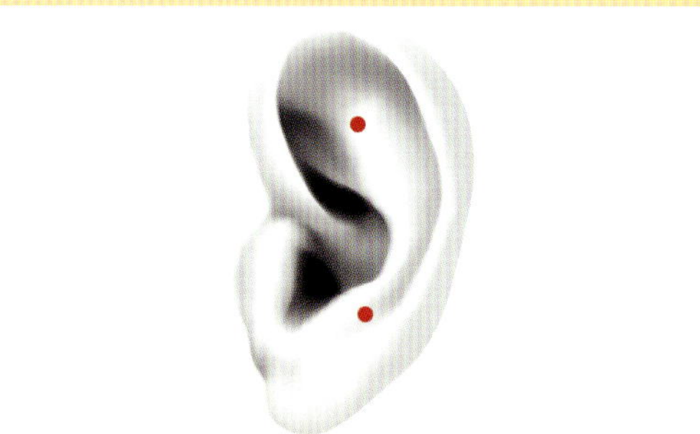
Begleittherapie: Spigelon Tbl. (Heel)	
Bemerkungen: differentialdiagnostisch denken an: Histaminose, RR-Schwankungen, HWS, Leber	

<table>
<tr><th>Allgemeine Symptome</th><th>Vitalitätsverlust / Rekonvaleszenz</th></tr>
<tr><td>Symptomatisches Mittel:
China-Homaccord S (Heel)

Injektionsort:
Reflexzonen Niere

Injektionsart:
subcutan infiltrierend</td><td>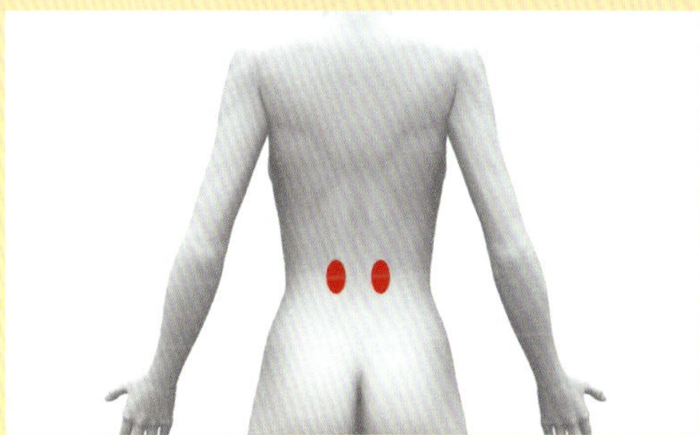</td></tr>
<tr><td>Regulierendes Mittel:
Hepar comp. (Heel)

Injektionsort:
rechter Rippenbogen

Injektionsart:
Quaddelung</td><td>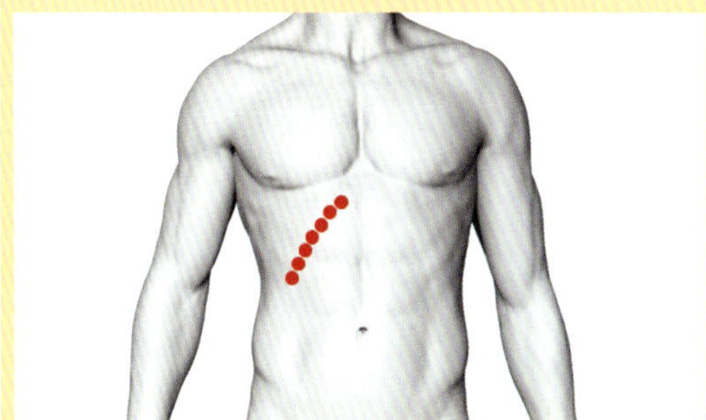</td></tr>
<tr><td>Immunmodulierendes / organstärkendes Mittel:
Silicea-Injeel (Heel)

Injektionsort:
Weihe-Punkt sil 2 (1 Querfinger oberhalb des Nabels)

Injektionsart:
subcutan</td><td>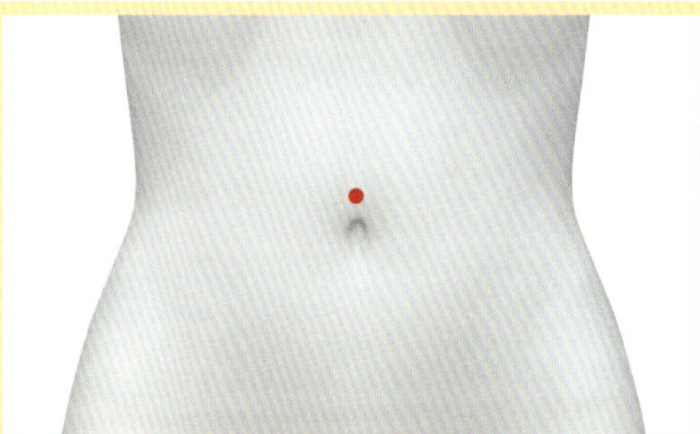</td></tr>
<tr><td colspan="2">Begleittherapie:
Infusion: Katalysatoren des Zitronensäurezyklus (Heel), B-Vitamine, VigoLoges</td></tr>
<tr><td colspan="2">Bemerkungen:
Aufbaunahrung (Nestmann)</td></tr>
</table>

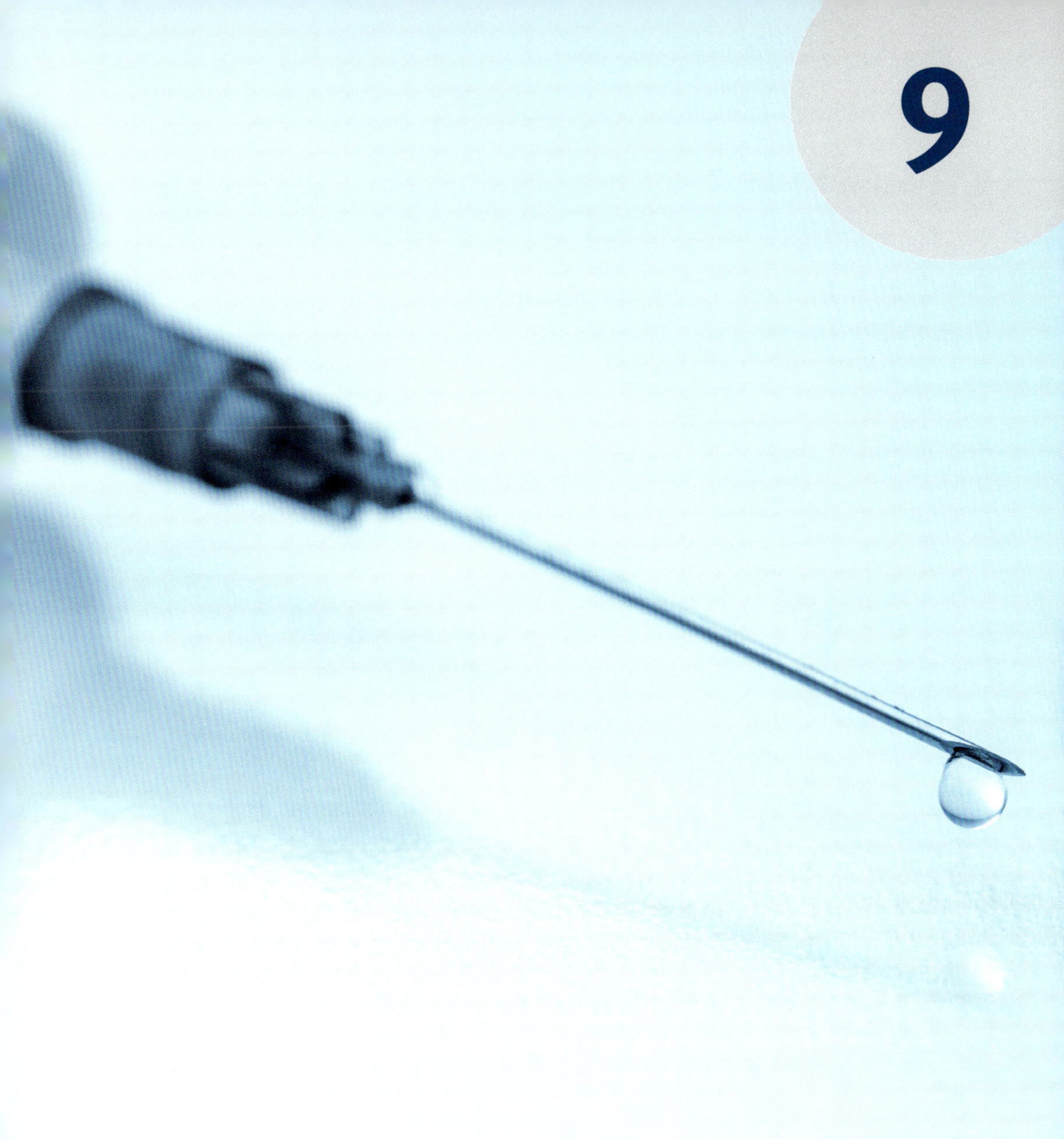

9

Anhang

9.1 Schautafeln

Reflexzonen im Gesicht und an den Lippen nach Ewald Kliegel

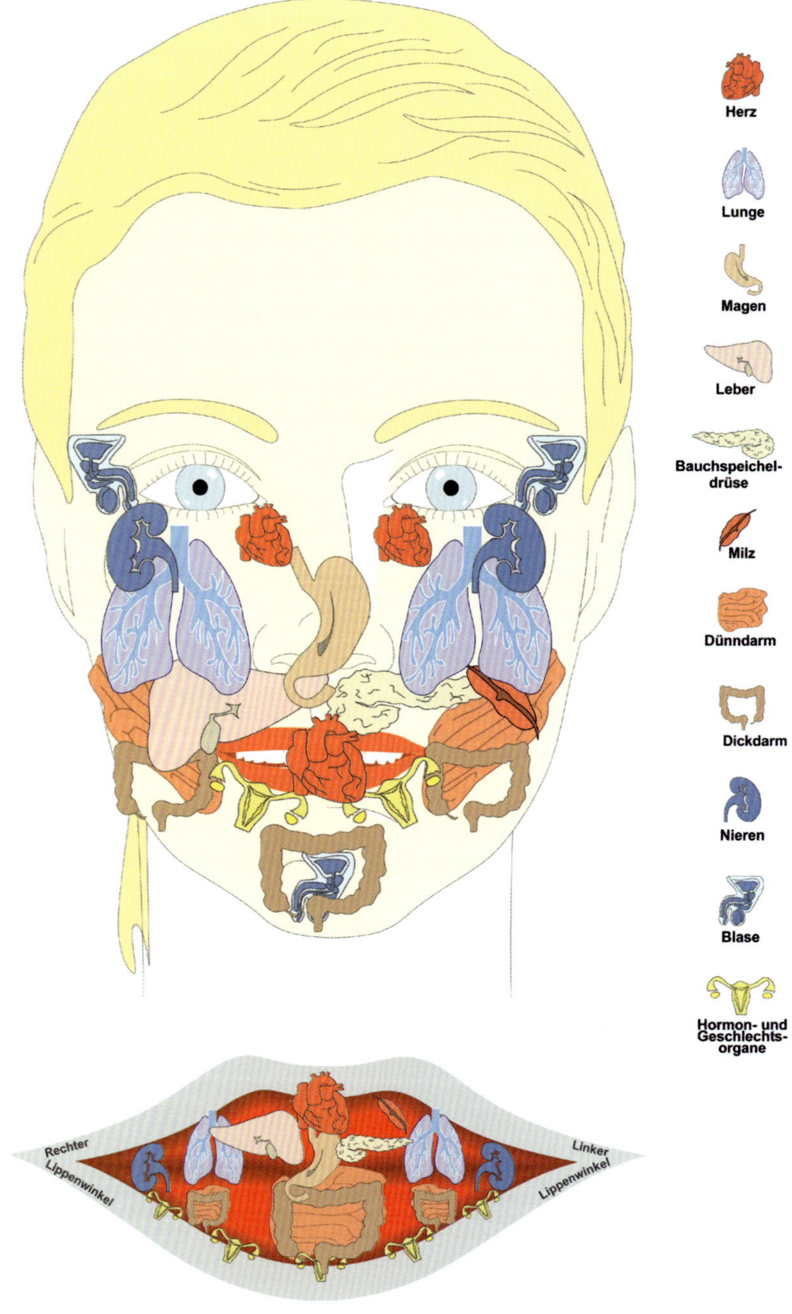

Reflexzonen – Myotome auf der Rückseite (segmentale Muskelzuordnungen) nach Ewald Kliegel

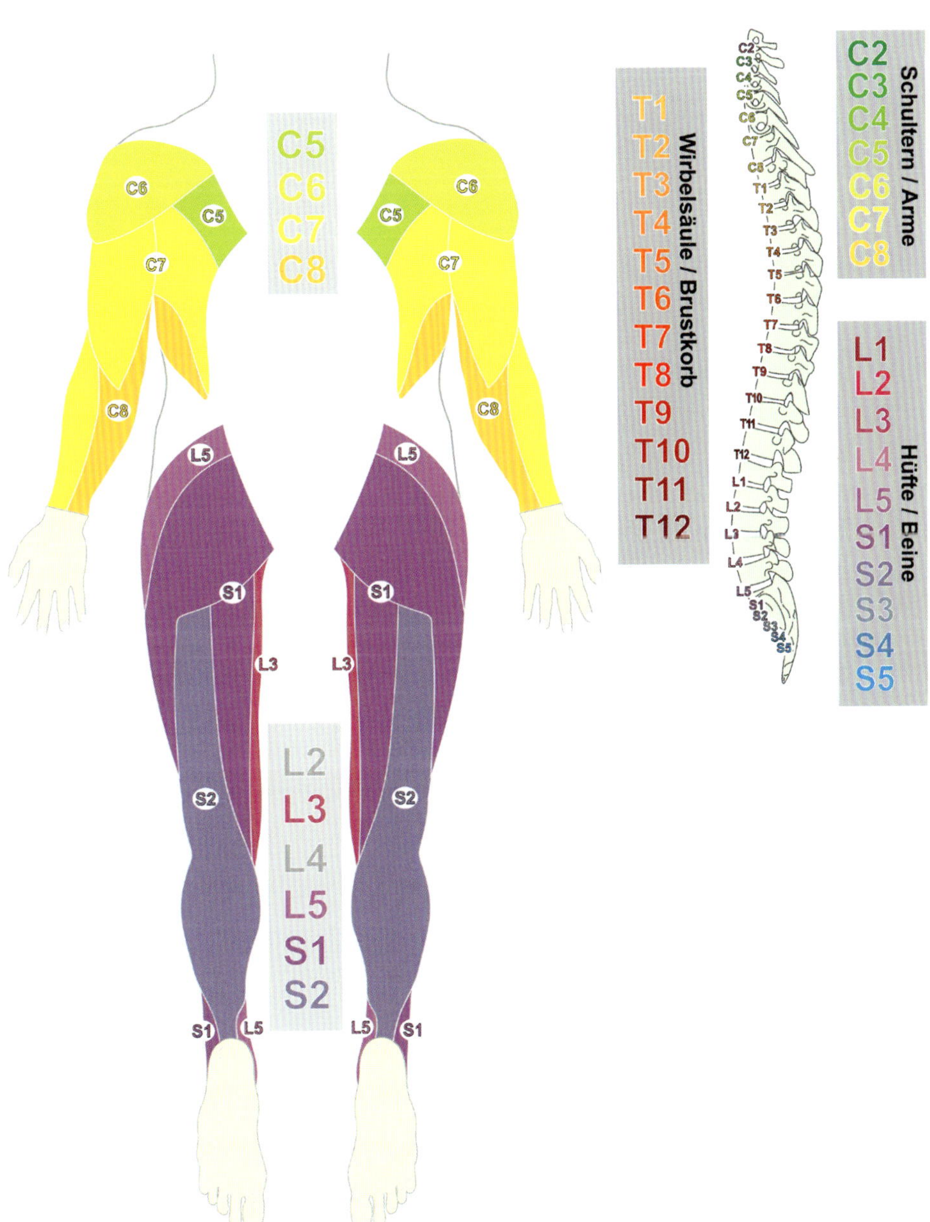

Reflexzonen – Myotome auf der Vorderseite (segmentale Muskelzuordnungen) nach Ewald Kliegel

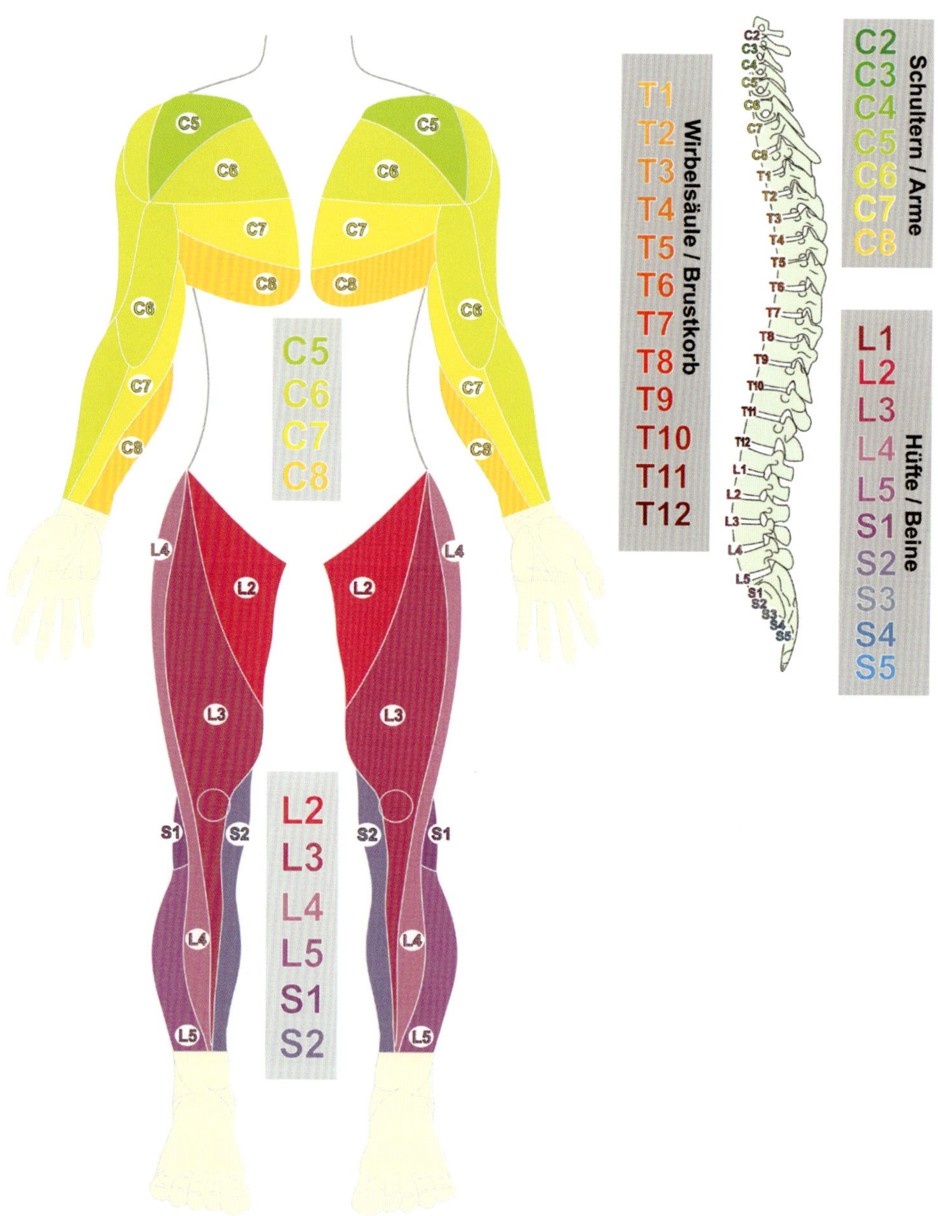

Reflexzonen am Ohr nach Ewald Kliegel

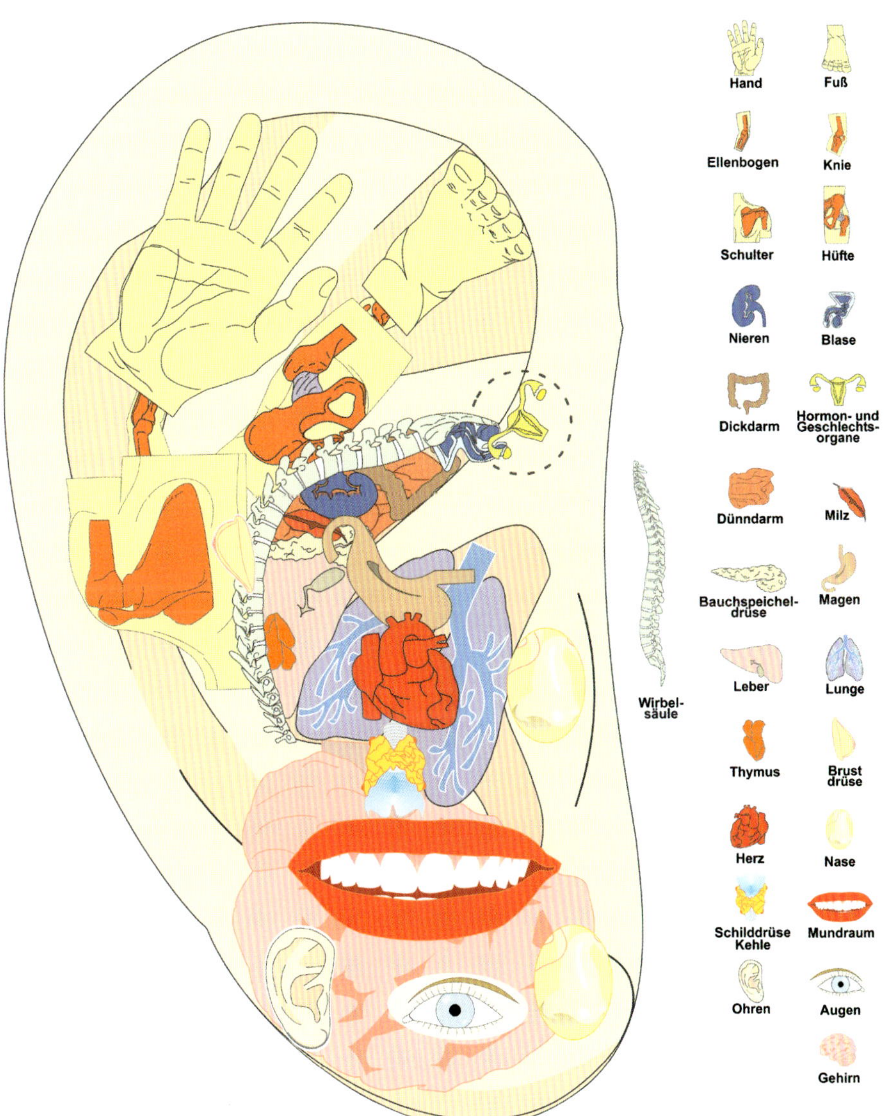

Reflexzonen am Rücken mit den Zustimmungspunkten des Akupunktursystems nach Ewald Kliegel

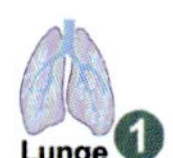

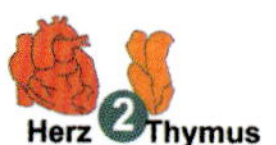

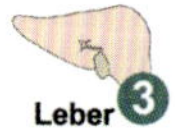

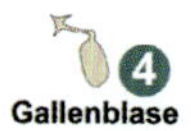

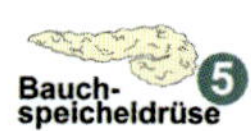

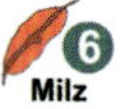

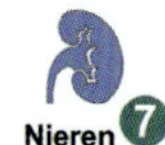

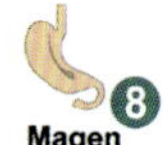

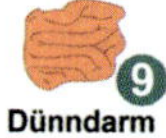

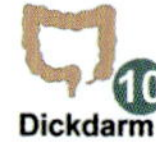

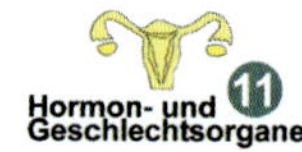

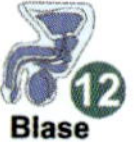

Reflexzonen – Sklerotome auf der Rückseite nach Ewald Kliegel

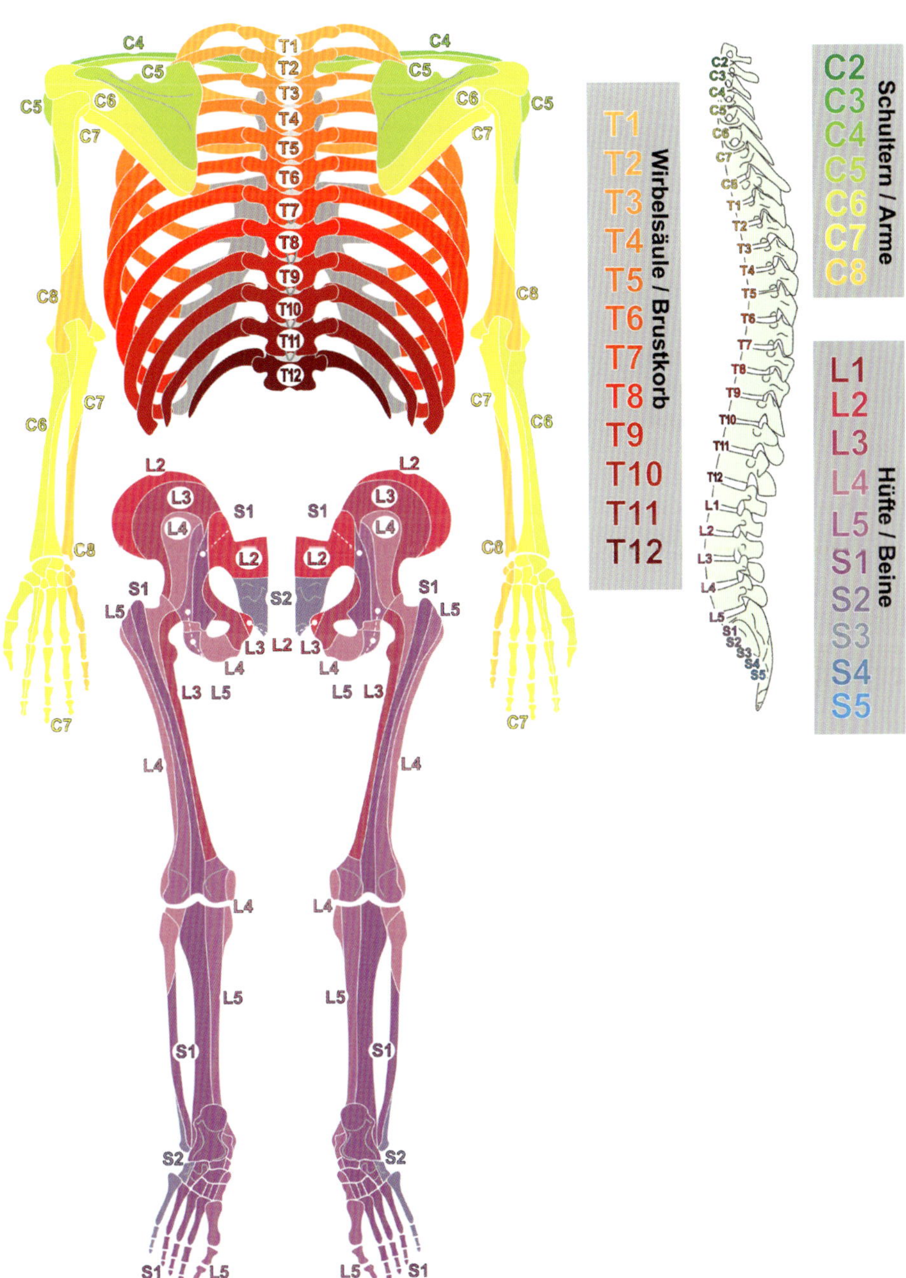

Reflexzonen – Sklerotome auf der Vorderseite nach Ewald Kliegel

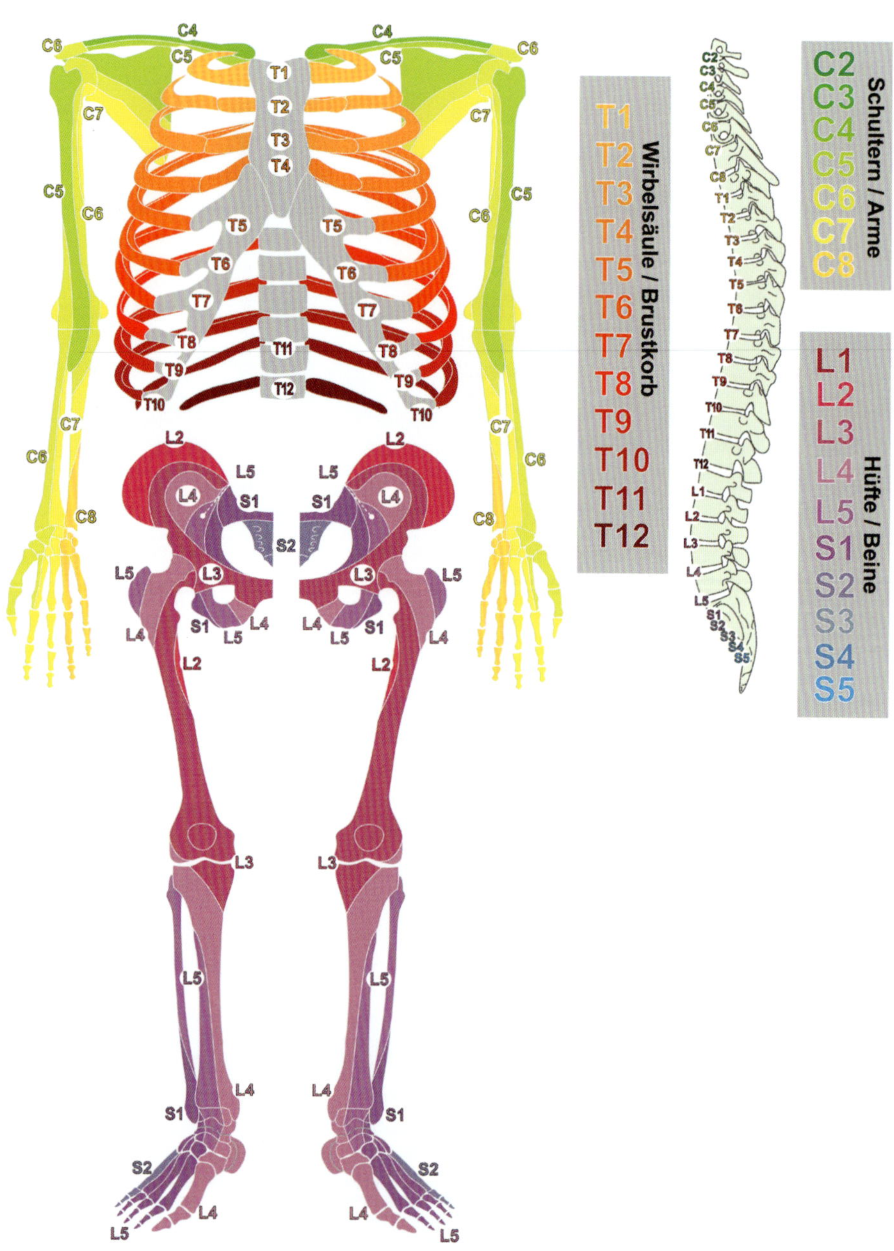

Reflexzonen am Unterschenkel nach Ewald Kliegel

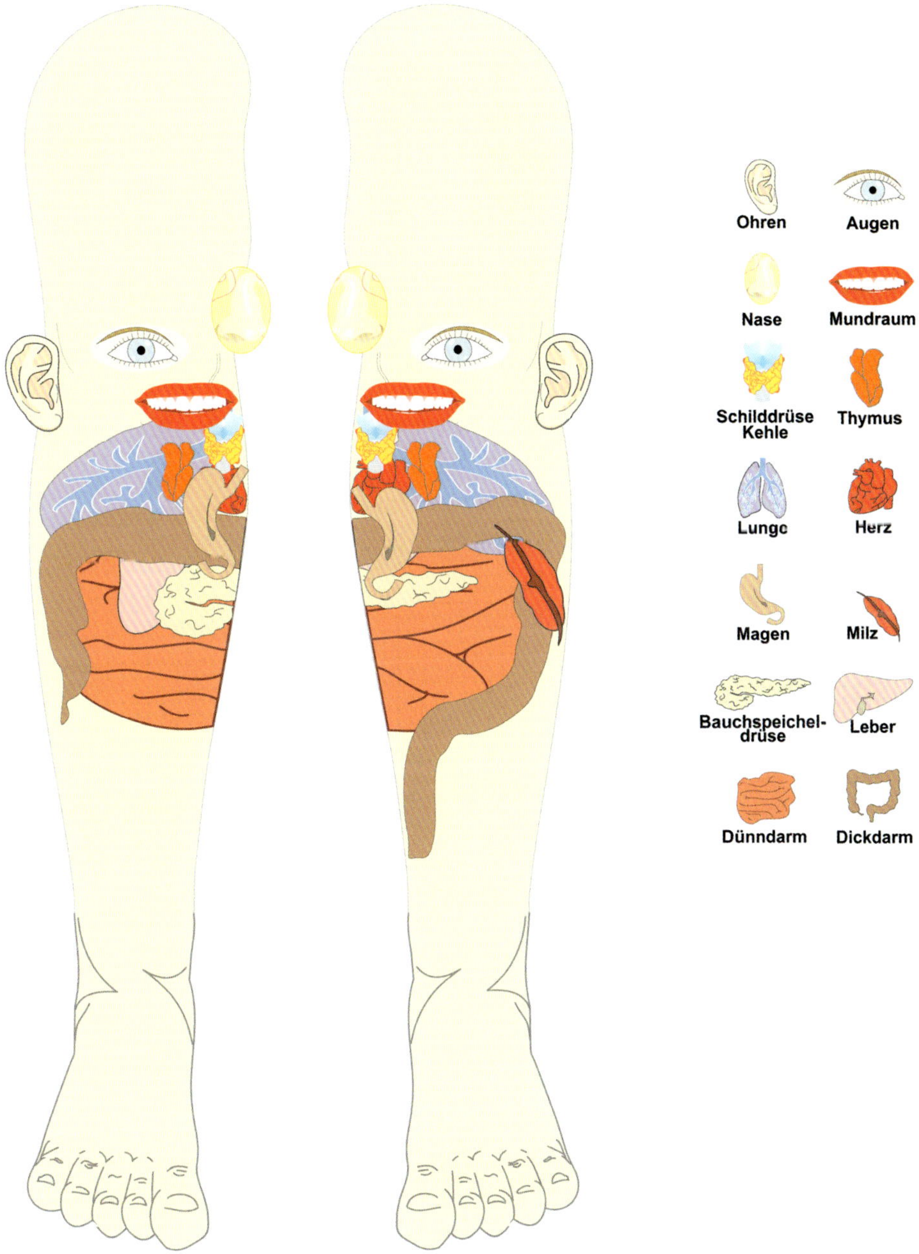

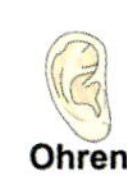
Ohren

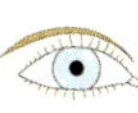
Augen

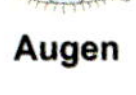

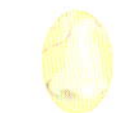
Nase

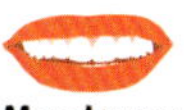
Mundraum

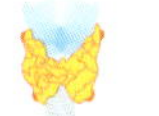
Schilddrüse
Kehle

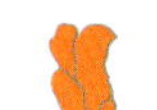
Thymus

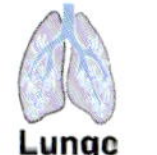
Lunge

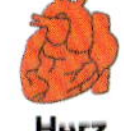
Herz

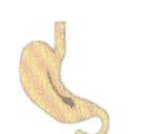
Magen

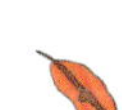
Milz

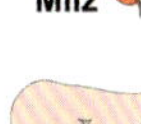

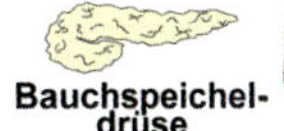
Bauchspeichel-
drüse

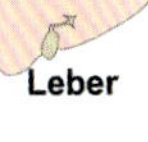
Leber

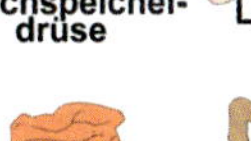

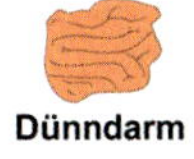
Dünndarm

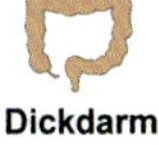
Dickdarm

Reflexzonen an der Wade nach Ewald Kliegel

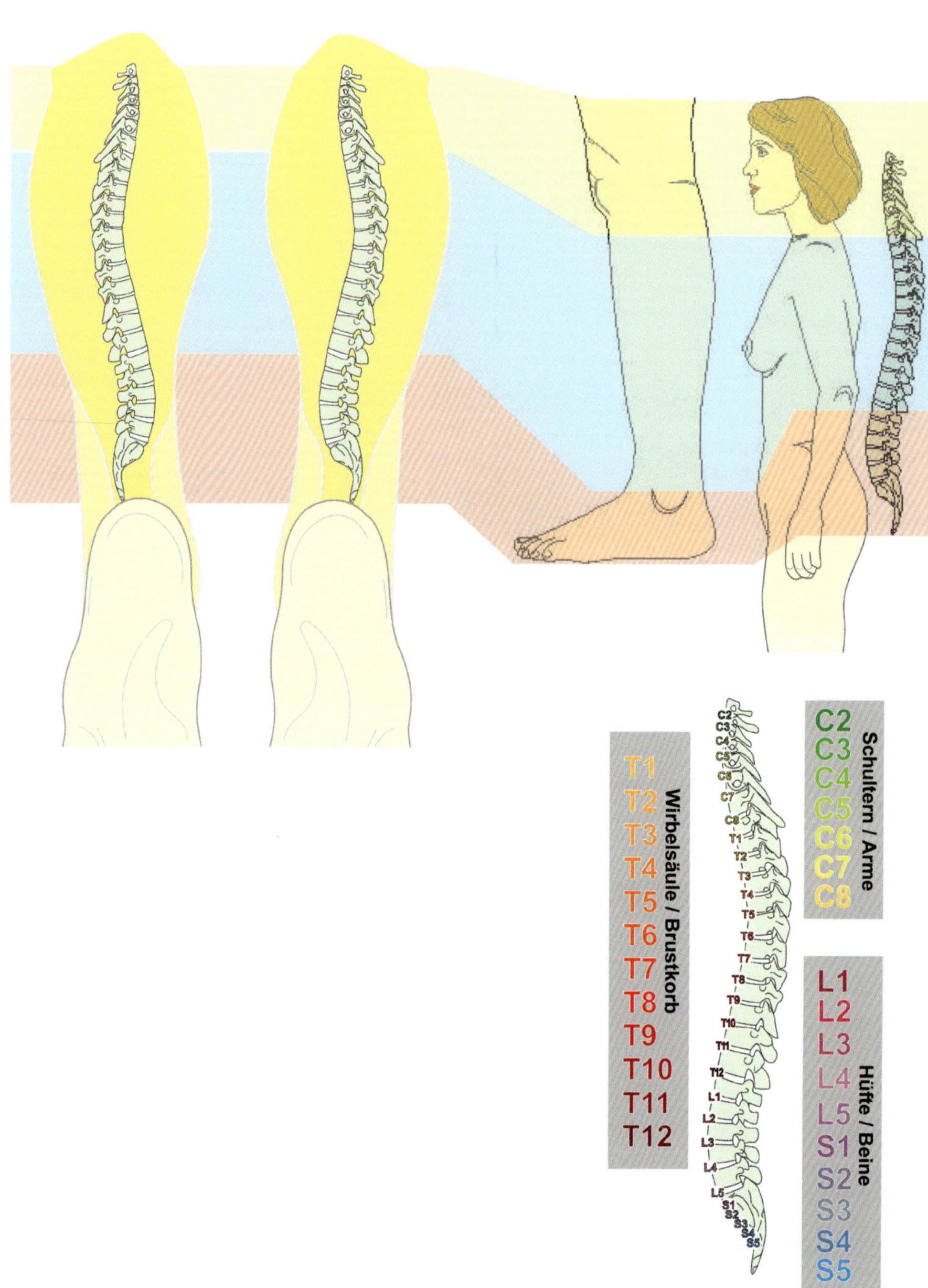

9.2 Glossar

Antigenität:

Antigenität ist die Fähigkeit des Immunsystems, eine Struktur in Abhängigkeit von ihrer Größe und Struktur als fremd zu erkennen.

Arndt-Schultz-Regel/Arndt-Schultz-Gesetz:

„Schwache Reize fachen die Lebenstätigkeit an, mittelstarke Reize fördern sie, starke hemmen sie, stärkste heben sie auf."
Pharmakologe Hugo Paul Friedrich Schultz + Psychologe Rudolf Arndt (1899)

Aurikulotherapie:

Die Aurikulotherapie oder auch Ohrakupunktur nach Paul Nogier basiert nicht auf der Meridianlehre der Akupunktur, sondern ist ein eigenständiges System, das eher im Sinne der Reflexzonen-Theorie über Nadelung von Ohrpunkten Einfluss nimmt auf Organe und Funktionen.

Autoregulation:

Die Autoregulation in biologischen Systemen funktioniert als Systemantwort auf Reize von außen durch interne Adaptionsmechanismen und lokalgesteuerte Rückkopplungsprozesse.

Auto-Sanguis-Stufentherapie (ASST):

Die Auto-Sanguis-Stufentherapie nach Dr. Reckeweg ist eine Sonderform der Eigenblutbehandlung: Patientenblut wird in Verbindung mit homöopathischen Mittel in mehreren Stufen potenziert und reinjiziert.

Biologische Fenster (William Ross Adey):

Man spricht von biologischen Fenstern, wenn Zell-Rezeptoren, die nur für bestimmte Frequenzspektren und Signalformen empfänglich sind, von eben solchen erreicht werden. Es kann zu einem Resonanzeffekt kommen, der sich im Sinne einer Verstärkung oder Blockadelösung natürlicher Signale positiv auf Energiegewinnung, Zellerneuerung, Durchblutung und Immunabwehr auswirkt.

Biopunktur:

Die Biopunktur nach Jan Kersshot (Belgien) beschreibt Injektionen im Rahmen einer biologischen Schmerztherapie, insbesondere bei Sportverletzungen. Zum Einsatz kommen homöopathische Komplexmittel, Glucoselösungen und Lidocain, die in Triggerpunkte, an Sehnen, Bänder und Gelenke injiziert und infiltriert werden.

Bioresonanztherapie:

Die Bioresonanztherapie ist ein bio-energetisches Therapieverfahren, das mit den Energien (Schwingungen, Frequenzen) des Patienten arbeitet.

Bürgi-Prinzip:
„Der Effekt zweier Substanzen, die zu derselben Änderung der Funktion führen oder dieselben Symptome beseitigen, addieren sich, wenn sie dieselbe und potenzieren sich, wenn sie verschiedene pharmakologische Angriffspunkte haben." (Bürgi 1932)

Cun:
Cun ist eine Maßeinheit, welche in der Chinesischen Medizin zum Auffinden der Akupunkturpunkte benötigt wird. Ein Cun entspricht einer Daumenbreite auf der Höhe des Daumenendgliedes bzw. dem mittlerem Glied-Abschnitt des Zeigefingers.

Cutiviszeraler Reflex:
Jegliche Art von Reizen auf der Haut (mechanisch, thermisch, pharmakologisch) übt über die Umschaltung der Viszeralnerven im Rückenmark eine reflektorische Beeinflussung von Eingeweideorganen (Bewegung, Sekretion, Durchblutung) aus, die dem gleichen Segment zugeordnet sind.

Dermatom:
Ein Dermatom ist ein Hautsegment, das von den sensiblen Fasern eines Spinalnerven versorgt wird.

Dry Needling:
Das „trockene Nadeln" ist eine Therapieform zur Behandlung von myofaszialen Triggerpunkten durch Einstiche mit Akupunkturnadeln, wobei es unterschiedliche Techniken gibt: die intramuskuläre Stimulation (IMS) und die superfizielle Afferenzstimulation (SAS).

Enterotom:
Ein Enterotom ist der Bereich in den Eingeweideorganen, der von einem der serial angeordneten Spinalnerven innerviert ist.

Erstverschlimmerung:
Von Erstverschlimmerung spricht man, wenn nach Applikation eines homöopathischen Mittels die vorhandenen Beschwerden noch einmal für kurze Zeit verstärkt auftreten. Diese Erstreaktion gilt als positives Zeichen einer Heilreaktion.

Flohleiter:
Mit Flohleiter bezeichnete man früher eine Quaddelserie mit Quaddeln rechts und links über den Querfortsätzen entlang der gesamten Wirbelsäule.

Gate-Control-Theorie:
Die Gate-Control-Theorie beschreibt die mögliche Einflussnahme des Gehirns auf die periphere Schmerzwahrnehmung: der Organismus verfügt über ein körpereigenes Schmerzhemmsystem, das die analgetische Wirkung von Akupunktur, Hypnose, Placebos etc. erklären kann.

Hämatogene Oxidationstherapie (HOT):
Die hämatogene Oxidationstherapie, auch kurz HOT genannt, wurde im Jahr 1956 von Prof. Wehrli entwickelt und gehört wie die Ozontherapie zu den Sauerstofftherapien.

Homöostase:
Homöostase ist die Summe der koordinierten physiologischen Reaktionen, die das Gleichgewicht im Körper aufrecht zu erhalten suchten.

Immunologische Beistandsreaktion:
Unter der immunologischen Beistandsreaktion (Heine) versteht man eine Anregung der immunologischen Toleranz durch sehr geringe Substanzmengen, wie sie beispielsweise in substantiellen Homöopathika enthalten sind. Voraussetzung für die Beistandsreaktion ist eine regelbare Grundsubstanz

Intermittierendes Fasten:
Das Intermittierende Fasten entspricht nicht dem klassischen Fasten, es besteht aus einem bestimmten Essensrhythmus. Man wechselt zwischen Zeiten der Nahrungsaufnahme- und der Nahrungskarenz. Es gibt unterschiedliche Ansätze von 1x wöchentlich bis im täglichen Wechsel. Es werden nachweislich Risiken für bestimmte Krankheiten reduziert, das Abnehmen fällt leichter, ohne Jojo-Effekt.

Lymphbelt nach Gleditsch / Mandel:
Der Lymphbelt gehört zu den MikroAkuPunktSystemen (MAPS) und eignet sich besonders zur Therapie bei Störungen des Lymphabflusses, Infektanfälligkeit, Bewegungseinschränkungen der HWS sowie Blockaden und Entzündungen der Neben-, Mund- und Rachenhöhle. Das Lymphbelt stellt sich als zirkuläre Hals-Punktkette dar, sie umrundet im Bereich des C4-Segments den Hals bzw. den oberen Thorax.

Lymphsee nach Voll:
Der Lymphsee nach Voll befindet sich in der Schwimmfalte zwischen Großzehe und zweiter Zehe. Er wird an beiden Füssen behandelt und ist ein effektiver Behandlungsort, um den Lymphfluss anzuregen.

MAPS:
MAPS (Mikro-Aku-Punkt-System) ist ein Oberbegriff für die verschiedenen Mikrosysteme der neuen westlichen Akupunktur, gekennzeichnet durch gegenseitige Vernetzung dieser komplexen Systeme.

Meridiane:
Meridiane sind ein vernetztes System durch das Qi (Energie) transportiert wird. Es gibt zwölf Haupt- und zwei Nebenleitbahnen, die sich noch weiter verzweigen. Blockaden in den Meridianen werden u.a. mit Akupunktur oder Injektionen behandelt. Akupunkturmeridiane und ihre Abkürzungen:

Lungenmeridian (Lu)
Dickdarmmeridian (Di)
Magenmeridian (Ma)
Milzmeridian (Mi)
Herzmeridian (He)
Dünndarmmeridian (Dü)
Blasenmeridian (Bl)
Nierenmeridian (Ni)
Perikardmeridian (Pe)
Meridian des 3-fachen Erwärmers (3E)
Gallenblasenmeridian (Gb)
Lebermeridian (Le)

Myogelose:
Der Begriff Myogelose bezeichnet eine umschriebene, tastbare, druckschmerzhafte Verhärtung eines Muskels. Verantwortlich dafür sind lokale Stoffwechselveränderungen, Übersäuerung und Einlagerung von Stoffwechselprodukten oder auch Entzündungen der Muskulatur. Analog findet sich in der Literatur auch der Begriff des „Triggerpunktes".

Myotom:
Ein Myotom ist ein Muskelsegment, das von einem Spinalnerven innerviert wird, es ist die muskuläre Entsprechung eines Dermatoms.

NPSO:
Die NPSO ist ein modernes Mikro-Aku-Punkt-System und steht für Neue Punktuelle Schmerz- und Organtherapie. Es ist ein eigenständiges Therapiesystem, dass die Methoden der Akupunktur und Neuraltherapie verbindet.

Potenzakkorde:
In Potenzakkorden sind Tief- und Hochpotenzen der homöopathischen Bestandteile kombiniert. Durch diese Potenzspreizung erreicht man neben der organischen auch die funktionelle und geistige Ebene, die Ebene des Verhaltens und Fühlens. Die Gleichzeitigkeit der Potenzen wirkt außerdem mildernd auf mögliche Überreaktionen im Sinne der Erstverschlimmerung.

Reflexzonen:
Reflexzonen sind „Landkarten" der Körpersysteme. In ihnen spiegeln sich alle Organe und Muskelgruppen: man findet das Große im Kleinen: am Fuß, an der Hand, am Ohr, in der Iris… Die Zonen können diagnostisch (Irisdiagnose, körperliche Befundaufnahme) und/oder therapeutisch genutzt werden (Einreibung, Massage, Akupunktur, Injektion).

Sechs-Phasen-Tabelle nach Dr. Reckeweg:
Die sogenannte Sechs-Phasen-Tabelle ermöglicht es, einzelne Erkrankungen auf der Schiene von Gesundheit zur Krankheit zu lokalisieren und in ihrem jeweiligen Stadium einzuordnen. Daraus ergeben sich nach den Regeln der Homotoxikologie Konsequenzen für die therapeutische Vorgehensweise. Von grundlegender Bedeutung ist der

„biologische Schnitt", den Reckeweg zwischen 3. und 4. Phase angesiedelt hat. Links davon ist das Fließgleichgewicht zwar gestört, aber der Körper kann die Situation durch selbstregulatorische Maßnahmen wie Ausscheidung, Entzündung und gutartige Ablagerung kompensieren. Es kommt zu Erkrankungen, die durch Selbstheilungskräfte und/oder therapeutische Reize eine günstige Prognose haben. Rechts des biologischen Schnittes ist die Störung so weit fortgeschritten, dass die Regulation erheblich erschwert, wenn nicht sogar unmöglich ist.

Sklerotom:
Ein Sklerotom ist die knöcherne (Knochen, Knorpel, Bänder) Entsprechung der segmental innervierten Abschnitte wie beim Myotom oder Dermatom.

Somatotop:
Ein Somatotop ist ein Areal, in dem sich der Körper als Ganzes im Kleinen darstellt. Der Begriff setzt sich zusammen aus soma (Körper) und topos (Ort).

Störfeld:
Bei Störfeldern handelt es sich um chronische Entzündungszustände, die den Gesamtorganismus durch energetische Schwächung stören. Dadurch kann es in allen Bereichen des Körpers zu Beschwerden kommen. Als häufigste Störfelder gelten Narben, Mandeln, Nasennebenhöhlen und Zahnherde.

Tenderpoints:
Wird als Synonym auch für Triggerpunkte verwendet. Die Tenderpoints finden sich vor allem im Bereich krankhaft veränderter Gelenke und Sehnenansätze. Ihre Ausdehnung ist flächenhaft bis punktuell, oft verbunden mit tastbaren Veränderungen der Bindegewebsstruktur. Sie wurden früher zur Diagnose von Fybromyalgien herangezogen, sind aber umstritten.

Triggerpunkte:
Triggerpunkte sind lokal begrenzte Muskelverhärtungen, die druckdolent sind und von denen übertragene Schmerzen ausgehen können.

Vikariation:
Vikariation sagt etwas über die Beziehungen von Krankheiten untereinander aus.
Im offenen biologischen System stehen alle Zellen miteinander in Verbindung. Homotoxische Einflüsse auf ein Gewebe ziehen Konsequenzen für andere Gewebe nach sich. So kann ein Wechsel von einer Phase zur anderen stattfinden, aber auch ein Gewebewechsel auftreten im Sinn einer Stellvertreterkrankheit. Reckeweg spricht hier von Vikariation. Es kann also zu einer Verschiebung und Verlagerung von Homotoxinen kommen, die sich dann in einer veränderten Krankheitssymptomatik äußern. Je nach Richtung der Verschiebung der Krankheitssymptome (nach rechts oder nach links)

kann man von einer Progression, einem Fortschreiten der Krankheit, oder von einer Regression, also von einer Verbesserung im Sinn der Phasenachse sprechen.

Vogler Punkt:
Vogler Punkte sind auf Druck schmerzhafte seichte Dellen an den Rippenbögen, die über das Periost segmentbezogene Erkrankungen von Magen, Galle und Herz signalisieren können.

Weihesche Druckpunkte:
Weihesche Druckpunkte sind bis zu 270 druckempfindliche Hautareale, die August Weihe (1886) in Verbindung brachte mit jeweils passenden homöopathischen Mitteln.

Zangenpalpation:
Mit Daumen und Zeigefinger wird ein Muskel, der im Verdacht steht, Symptome einer muskulären Schmerzprojektion zu erzeugen, wie mit einer Zange palpiert.

9.3 Literaturverzeichnis

Bierbach, E./Herzog, M. (Hrsg.): Handbuch für die Naturheilpraxis, Elsevier GmbH, München 2011

Bürgi: Die wissenschaftlichen Grundlagen der Kombinationstheorie, Med.-Biolog. Schriftenreihe, H. 4, S. 28, Radebeul/Dresden

Dejung, B./Gröbli, Ch./Colla, F./Weissmann, R.: Triggerpunkt-Therapie, Verlag Hans Huber, 2003

Dosch, M.: Atlas of Neural Therapy with Local Anesthetics, Thieme Verlag 2003

Frase, W./Bauer, G.: Band 1–4, Moderne Homöosiniatrie, Aurelia-Verlag, Baden-Baden 2002–2006

Geyer, E.: 100 wichtige Punkte der Akupunktur und Homöopathie, Sonntag Verlag, Stuttgart 1994

Gleditsch, J. M.: Reflexzonen und Somatotopien, 9. Aufl., Urban & Fischer 2005

Gleditsch, J. M.: Lehrbuch und Atlas der Mikroakupunktsysteme, 2. Aufl. KVM-Verlag, 2007

Gross, D.: Schmerz und vegetatives Nervensystem, Hippokrates Verlag, Stuttgart 1971

Heine, H.: Lehrbuch der biologischen Medizin, Karl F. Haug Verlag 2015

Heping, Y.: Chinesische Bauchakupunktur, Urban & Fischer 2008

Dosch, W.: Lehrbuch der Neuraltherapie nach Huneke, Haug Verlag 1996

Kaiser, H./Fischer, W.: Techniken der Injektion, Selecta Verlag, Planegg 1987

Kersschot, J.: Biopuncture, Thieme Verlag 2014

Kirsch, M. und H. B.: Akupunktur als Behandlungsprogramm, 4. Aufl. , Haug Verlag 1980

Kokemohr, H.: Praxis der therapeutischen Lokalanästhesie und Neuraltherapie, Springer Verlag 2000

Krautheimer, B.: Homöopunktur, Urban & Fischer München 2010

Krebs, H.: Praxis der Eigenbluttherapie. 5. Aufl., Elsevier, Urban & Fischer 2007

Kubina, G.: Chinesische Syndrome verstehen und verwenden, Maudrich, Wien 1996

Melzack, R. and Wall, P. D.: Pain mechanisms: a new theory. Science, 1965

Oudemans, E.: Akupunktur in der Alkohol- und Drogenentzugsbehandlung, Antilla Medizin Verlag, 1995

Papathanasiou, G. S.: Neuraltherapie: Von der Gate Contol Theorie zur Neuromatrix, Ganzheitsmedizin Heft 3, Jahrgang 19, 2006

Pothmann, R. (Hrsg.): Akupunktur in der Neurologie, Hippokrates Verlag Stuttgart 1994

Richter, P./Hebgen, E.: Triggerpunkte und Muskelfunktionsketten Thieme Verlag 2001

Ross, H. G./Winarto F. S.: Die Balance-Methode in der Akupunktur, Verlag Müller & Steinicke München 2. Auflage 2011

Schleip, R.: Lehrbuch Fascien: Grundlagen, Forschung, Behandlung, Uban & Fischer Verlag München 2014

Seiler, H.: Die Weiheschen Druckpunkte – Grundlagen und Praxis, Karl F. Haug Verlag 2001

Siener Rudolf Stiftung (Hrsg.): NPSO, 2. Aufl. 2009, Foitzick Verlag 2011

Smit, A., et al.: Introduction to Bioregulatory Medicine, Thieme Verlag 2009

Spranger, H. (Hrsg.): Das Medizinische Gesundheitsdesign, ML Verlag in der Mediengruppe Oberfranken, Kulmbach 2012

Steveling A./Hecker H. U./Peuker E. T.: Repetitorium Akupunktur, Hippokrates Verlag 2010

Strittmatter, B.: Das Störfeld in Diagnostik und Therapie, Hippokrates Verlag Stuttgart 1998

Ulusal, S.: Recht in der Naturheilpraxis, Haug Verlag Stuttgart 2011

Wancura-Kampik, I.: Segment-Anatomie 2. Aufl., Urban & Fischer 2010

Wander, R.: Neuraltherapie bei Kniegelenkserkrankungen, DZA 2004

Weber K. G.: Neuraltherapie in der Praxis, Sonntag Verlagsbuchhandlung 1988

Wertsch, G. I./Schrecke, B. D.: Ohrakupunktur für die Praxis, 10. Aufl., WBV-Verlagsgesellschaft 1991

Zeitler, H.: Einführung in die Schädelakupunktur, Haug Verlag Heidelberg 1977

9.4 Abbildungsverzeichnis

Kapitel 2

Kapitel 5

Kapitel 6

Kapitel 7

Kapitel 8

S. 96 oben © ag visuell / Fotolia
S. 96 mitte © ag visuell / Fotolia
S. 96 unten © ag visuell / Fotolia
S. 97 oben © ag visuell / Fotolia
S. 97 mitte © ag visuell / Fotolia
S. 97 unten © KAR fotolia.com
S. 98 oben © ag visuell / Fotolia
S. 98 mitte © ag visuell / Fotolia
S. 98 unten © ag visuell / Fotolia
S. 99 oben © ag visuell / Fotolia
S. 99 mitte © decade3d / Fotolia
S. 99 unten © ag visuell / Fotolia
S. 100 oben © ag visuell / Fotolia
S. 100 mitte © ag visuell / Fotolia
S. 100 unten © ag visuell / Fotolia
S. 101 oben © ag visuell / Fotolia
S. 101 mitte © KAR / Fotolia
S. 101 unten © ag visuell / Fotolia
S. 102 oben © decade3d / Fotolia
S. 102 mitte © ag visuell / Fotolia
S. 102 unten © KAR / Fotolia
S. 103 oben © ag visuell / Fotolia
S. 103 mitte © ag visuell / Fotolia
S. 103 unten © ag visuell / Fotolia
S. 104 oben © KAR / Fotolia
S. 104 mitte © ag visuell / Fotolia
S. 104 unten © ag visuell / Fotolia
S. 105 oben © ag visuell / Fotolia
S. 105 mitte © ag visuell / Fotolia
S. 105 unten © decade3d / Fotolia
S. 106 oben © ag visuell / Fotolia
S. 106 mitte © ag visuell / Fotolia
S. 106 unten © decade3d / Fotolia
S. 107 oben © ag visuell / Fotolia
S. 107 mitte © ag visuell / Fotolia
S. 107 unten 2 x © ag visuell / Fotolia
S. 108 oben © ag visuell / Fotolia
S. 108 mitte 2 x © ag visuell / Fotolia
S. 108 unten 2 x © ag visuell / Fotolia
S. 109 oben © ag visuell / Fotolia
S. 109 mitte © ag visuell / Fotolia
S. 109 unten © ag visuell / Fotolia
S. 110 oben 2 x © ag visuell / Fotolia
S. 110 mitte © ag visuell / Fotolia
S. 110 unten links © ag visuell / Fotolia
S. 110 unten rechts © KAR / Fotolia
S. 111 oben © ag visuell / Fotolia
S. 111 mitte © ag visuell / Fotolia
S. 111 unten © ag visuell / Fotolia
S. 112 oben © ag visuell / Fotolia
S. 112 mitte © ag visuell / Fotolia
S. 112 unten © KAR / Fotolia
S. 113 oben © ag visuell / Fotolia
S. 113 mitte © decade3d / Fotolia
S. 113 unten © KAR / Fotolia
S. 114 oben © ag visuell / Fotolia
S. 114 mitte © ag visuell / Fotolia
S. 114 unten © KAR / Fotolia
S. 115 oben © ag visuell / Fotolia
S. 115 mitte links © decade3d / Fotolia
S. 115 mitte rechts © ag visuell / Fotolia
S. 115 unten © ag visuell / Fotolia
S. 116 oben © ag visuell / Fotolia
S. 116 mitte © KAR / Fotolia
S. 116 unten © ag visuell / Fotolia
S. 117 oben © ag visuell / Fotolia
S. 117 mitte © KAR / Fotolia
S. 117 unten © ag visuell / Fotolia
S. 118 oben 2 x © ag visuell / Fotolia
S. 118 mitte © ag visuell / Fotolia
S. 118 unten © decade3d / Fotolia
S. 119 oben © decade3d / Fotolia
S. 119 mitte © decade3d / Fotolia
S. 119 unten © decade3d / Fotolia
S. 120 oben © decade3d / Fotolia
S. 120 mitte © KAR / Fotolia
S. 120 unten © decade3d / Fotolia
S. 121 oben © decade3d / Fotolia
S. 121 mitte © ag visuell / Fotolia
S. 121 unten © ag visuell / Fotolia
S. 122 oben © decade3d / Fotolia
S. 122 mitte © ag visuell / Fotolia
S. 122 unten © ag visuell / Fotolia
S. 123 oben © decade3d / Fotolia
S. 123 mitte © decade3d / Fotolia
S. 123 unten © ag visuell / Fotolia
S. 124 oben © ag visuell / Fotolia
S. 124 mitte 2 x © ag visuell / Fotolia
S. 124 unten © ag visuell / Fotolia
S. 125 oben © ag visuell / Fotolia
S. 125 mitte © decade3d / Fotolia
S. 125 unten 2 x © decade3d / Fotolia
S. 126 oben © ag visuell / Fotolia
S. 126 mitte ©ag visuell / Fotolia
S. 126 unten ©ag visuell / Fotolia
S. 127 oben ©ag visuell / Fotolia
S. 127 mitte © ag visuell / Fotolia
S. 127 unten © ag visuell / Fotolia
S. 128 oben © decade3d / Fotolia
S. 128 mitte © ag visuell / Fotolia
S. 128 unten © ag visuell / Fotolia
S. 129 oben © ag visuell / Fotolia
S. 129 mitte © ag visuell / Fotolia
S. 129 unten 2 x © ag visuell / Fotolia
S. 130 oben © ag visuell / Fotolia
S. 130 mitte © KAR / Fotolia

S. 130 unten 2 x © decade3d / Fotolia
S. 131 oben © Sebastian Kaulitzki / Fotolia
S. 131 mitte 2 x © decade3d / Fotolia
S. 131 unten © ag visuell / Fotolia
S. 132 oben © ag visuell / Fotolia
S. 132 mitte © ag visuell / Fotolia
S. 132 unten © ag visuell / Fotolia
S. 133 oben © ag visuell / Fotolia
S. 133 mitte © ag visuell / Fotolia
S. 133 unten © ag visuell / Fotolia
S. 134 oben © decade3d / Fotolia
S. 134 mitte © ag visuell / Fotolia
S. 134 unten © ag visuell / Fotolia
S. 135 oben © ag visuell / Fotolia
S. 135 mitte © decade3d / Fotolia
S. 135 unten © KAR / Fotolia
S. 136 oben links © decade3d / Fotolia
S. 136 oben rechts © ag visuell / Fotolia
S. 136 mitte © decade3d / Fotolia
S. 136 unten © ag visuell / Fotolia
S. 137 oben © ag visuell / Fotolia
S. 137 mitte © ag visuell / Fotolia
S. 137 unten © decade3d / Fotolia
S. 138 oben © ag visuell / Fotolia
S. 138 mitte links © decade3d / Fotolia
S. 139 mitte rechts © ag visuell / Fotolia
S. 138 unten © decade3d / Fotolia
S. 139 oben © ag visuell / Fotolia
S. 139 mitte © Andreas Johne
S. 139 unten © ag visuell / Fotolia
S. 140 oben © ag visuell / Fotolia
S. 140 mitte © ag visuell / Fotolia
S. 140 unten © ag visuell / Fotolia
S. 141 oben © ag visuell / Fotolia
S. 141 mitte © ag visuell / Fotolia
S. 141 unten © ag visuell / Fotolia
S. 142 oben © ag visuell / Fotolia
S. 142 mitte © decade3d / Fotolia
S. 142 unten © decade3d / Fotolia
S. 143 oben © ag visuell / Fotolia
S. 143 mitte © ag visuell / Fotolia
S. 143 unten © KAR / Fotolia
S. 144 oben © ag visuell / Fotolia
S. 144 mitte © ag visuell / Fotolia
S. 144 unten © ag visuell / Fotolia
S. 145 oben © ag visuell / Fotolia
S. 145 mitte © ag visuell / Fotolia
S. 145 unten © ag visuell / Fotolia
S. 146 oben © ag visuell / Fotolia
S. 146 mitte © ag visuell / Fotolia
S. 146 unten © ag visuell / Fotolia
S. 147 oben © ag visuell / Fotolia
S. 147 mitte © ag visuell / Fotolia
S. 147 unten © ag visuell / Fotolia
S. 148 oben links © Sebastian Kaulitzki / Fotolia
S. 148 oben rechts © decade3d / Fotolia
S. 148 mitte © ag visuell / Fotolia
S. 148 unten © KAR / Fotolia
S. 149 oben © decade3d / Fotolia
S. 149 mitte © ag visuell / Fotolia
S. 149 unten © decade3d / Fotolia

Kapitel 9

S. 152 © Ewald Kliegel
S. 153 © Ewald Kliegel
S. 154 © Ewald Kliegel
S. 155 © Ewald Kliegel
S. 156 © Ewald Kliegel
S. 157 © Ewald Kliegel
S. 158 © Ewald Kliegel
S. 159 © Ewald Kliegel
S. 160 © Ewald Kliegel

ML VERLAG

www.ml-buchverlag.de

Fundiertes Wissen für die tägliche Praxis!

In unserem Onlineshop www.ml-buchverlag.de bieten wir Ihnen ein breites Spektrum an wertvollen Fachbüchern zu vielfältigen Themen, wie z. B.:

- Homöopathie für Mensch und Tier
- Qigong
- Traditionelle Chinesische Medizin
- Dorn-Therapie
- Akupunktur
- Spagyrik
- Bewusstseinsmedizin
- Erste Hilfe und vieles mehr!

Viele Titel als E-Books erhältlich!

Mit wenigen Klicks zu wertvoller Fachliteratur – jetzt testen!

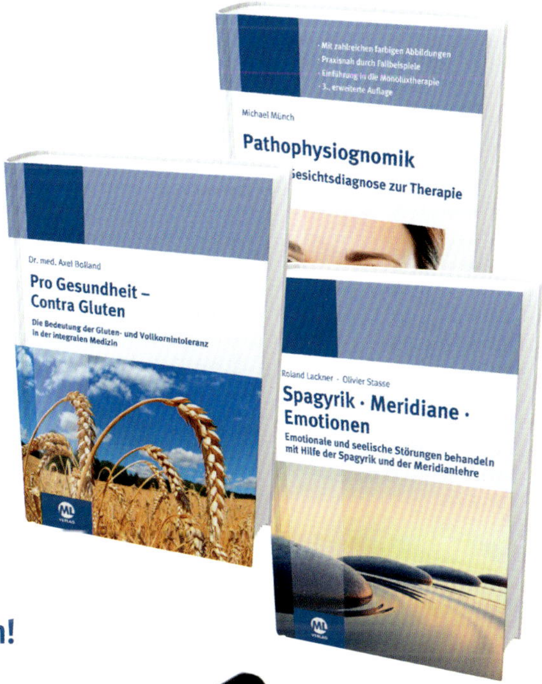

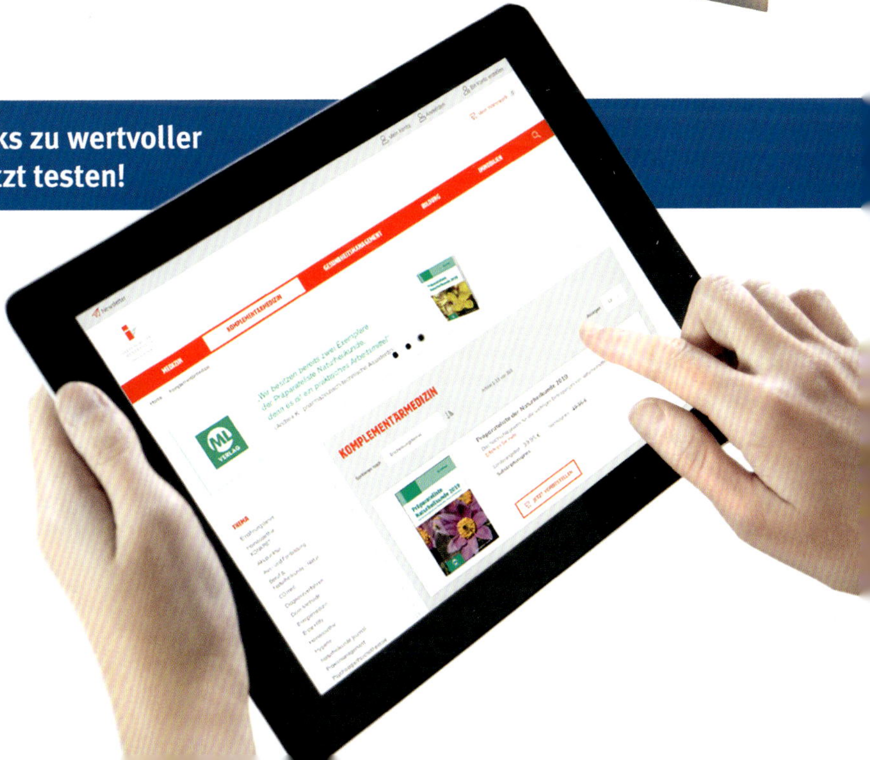